集人文社科之思　刊专业学术之声

集 刊 名：中医药文化研究

主管单位：四川省中医药管理局

主办单位：四川省中医药科学院
四川省中医药文化发展促进会

联办单位：北京中医药大学国学院
中医药文化研究与传播中心
国家中医药发展与战略研究院
中国传媒大学健康中国与中医药传播研究中心

RESEARCH ON TRADITIONAL CHINESE MEDICINE CULTURE

总第2辑

集刊序列号：PIJ-2024-514

中国集刊网：www.jikan.com.cn/ 中医药文化研究

集刊投约稿平台：www.iedol.cn

中醫藥文化研究

（2025 年第 1 辑 / 总第 2 辑）

主办：四川省中医药科学院　四川省中医药文化发展促进会

Research on TCM Culture *No.2*

毛嘉陵 / 主编

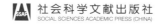
社会科学文献出版社
SOCIAL SCIENCES ACADEMIC PRESS (CHINA)

首刊致辞专稿

T1 张伯礼院士在《中医药文化研究》学术集刊首发式上的致辞

中国工程院院士　张伯礼

尊敬的毛嘉陵教授，尊敬的王永炎院士，尊敬的陈士林院士，尊敬的李昱主席、王国辰会长，尊敬的米局长、徐书记、何院长，各位同道朋友们：

大家好！

非常高兴参加此次大会。首先，谨对《中医药文化研究》学术集刊的创刊表示热烈祝贺！同时，也对毛嘉陵教授在中医药文化事业中取得的新成果致以诚挚祝贺。此次参会，既表达祝贺之情，亦向毛教授致以崇高的敬意。

毛教授是我的朋友，但平日交往不多，多以微信视频及书信交流。然而，他对于中医药文化事业的执着追求、无私奉献与敬业精神，令我深感钦佩。众所周知，许多川籍人士赴京后多选择留京发展，而毛教授却在退休后毅然返回四川。起初我对此感到困惑，但看到他在四川省中医药科学院内，在自己所热爱的事业中继续努力，才明白这一壮举实为深谋远虑。毛教授能够在四川这片中医药文化沃土上施展才华，发挥更大作用，也离不开四川省中医药科学院的大力支持，对此深表敬意和欣慰！

四川省提出中医药事业、产业、文化"三位一体"的发展战略，是卓有远见的。李强总理在政府工作报告中明确提出"推动中医药事业和产业高质量发展"。这一表述具有突破性意义。过往政策多聚焦于中医药事业发展，而此次将"事业"与"产业"并列提出，实际是扩大了中医药行业发展的领域。在20多年前，我国曾面临中医药产业管理体系重构的历史机遇，在当时中央部门职能调整过程中，就曾有将中医药产业整体划归国家中医药管理局的动议。而时至今日，国家要求中医药事业和产业一起抓，两手都要抓，两手都要硬，相互促进发展。这一政策导向具有划时代意义，是国家层面首次将二者并列提出，更提出了二者都要"高质量发展"的新任务。

什么是高质量发展？高质量发展就是新质生产力发展。它的特点是：创新、绿色、优质、高效。当前，不仅中医药事业需要高质量发展，产业同样需要实现高质量发展。而四川省在此基础上提出融入"文化"维度，这一提法具有重要的意义，要将文化融入中医药发展方向之中，事业产业的发展都离不开文化。正如毛教授所言，文化是中医药发展的根基。我多次讲道：文化虽然看不见、摸不着，它却融入每个人的骨髓当中，不显山、不露水，却在关键时刻能迸发出巨大的能量，抗疫就是一个例证。你承认也好，不承认也好，每个人的价值观和世界观无不受到文化的塑造与影响。

党的二十大提出的"两个结合"重大理论创新令人振奋——马克思主义既要同中国具体实际相结合，更要同中华优秀传统文化相结合。我作为二十大代表，在现场聆听习近平同志的报告时深感振奋。什么是优秀传统文化？为什么要结合？怎么结合？当时大家都展开讨论，很多家媒体也发表了很多好的意见。马克思主义与中华优秀传统文化都代表了最先进、最优秀的文化，二者结合的前提是彼此契合、相互成就。对我党来说，"两个结合"可以筑牢我们的道路之基，可以拓展我们的创新空间，特别是可以巩固我们的文化主体，增强文化自信。回首中国发展历程，如果说几十年前，甚至十几年前国内外对我国道路与制度尚有疑虑，那么在百年变局加速演进的今天，中国制度的优越性已得到充分印证。我国用几十年时间走完了发达国家几百年的发展历程，不仅实现了物质财富的快速增长，更在全国脱贫、科技进步、文化繁荣、区域协调、城乡均衡等方面取得举世瞩目的成就。从"一带一路"倡议到"和合共生"的全球治理理念，这些彰显天下大同理想的中国方案，在人类文明史上书写了独一无二的篇章。这一切成就的取得，既离不开党的坚强领导和人民的团结奋斗，更得益于中华文化赋予我们的精神力量与智慧源泉。

近年来，年轻一代对中医药文化的热情与日俱增。如今中医药元素已悄然融入年轻人的生活，中药代茶饮、陈皮咖啡、太极拳、八段锦、食疗药膳等受到群众欢迎。在抗击新冠疫情的战役中，中医药发挥了不可替代的作用。我国总结的"生命至上、举国同心、舍生忘死、尊重科学、命运与共"抗疫精神，正是中华文化精髓的生动体现。中医药文化是中华优秀传统文化的重要组成部分，其价值不仅体现在疾病诊疗技术上，更蕴含在数千年来历久弥新的健康维护智慧中。在当今世界倡导"预防为主"的健康理念下，中医药"让人不得病、晚得病、不得大病"的治未病思想愈加彰显其时代价值。中医药主张健康的生活方式，同时，中医的整体观念、辨证论治、综合治疗等理念同当代医学先进技术结合，也代表着未来医学发展的方向。中医药为人类健康服务是大势所趋，必将如此。

中医药为四川省经济社会的发展做出了重要贡献。其中药产业规模位居全国前列，中药材种植面积超过 900 万亩，年产值达 1200 亿 ~ 1300 亿元，不仅产量大、种类多，更以道地药材品质优良著称。这种产业优势为中医药文化研究提供了丰沃土壤，也是毛教授选择回到四川发展的重要原因吧。借四川省这块福地，我想《中医药文化研究》学术集刊的创刊一定能为四川中医药事业的创新发展注入新的活力，助推四川省经济社会的发展。

中医药文化具有传承性、创新性、统一性、包容性与和平性等特质，这些正是中华文明的本质特征。《中医药文化研究》学术集刊，首先应秉承这些优良传统，将中医药文化研究与时代发展紧密结合。

《中医药文化研究》学术集刊的发展要"顶天立地"。顶天，就是要深入挖掘中医药的哲学内涵；立地，就是要研究中医药治病的一般原理和养生保健的知识，同时还要面向大众做科普推广。作为全国人大代表，我提出将中医药文化纳入中小学教育体系的建议。该建议在提出之初曾引发一些质疑，部分人士担忧此举是要培养"小中医"。对此，我认为：中医药进校园的核心目标在于文化传承，旨在帮助青少年了解中华优秀传统文化，培养文化自信；普及健康的知识，为孩子的健康成长夯实基础。令人欣慰的是，该建议已获教育部采纳实施。目前，全国已有 20 余个省份将中医药文化纳入基础教育体系，四川省等地区更编制了系统的中医药文化教材，取得了显著成效。

《中医药文化研究》集刊发展还要与时俱进，推出中医文化数字版和视频，做一些文化创意产品。以成都出品的《哪吒 2》电影为例，其成功印证了传统文化创新表达的可行性。影片所展现的"我命由我不由天"的奋斗精神，让人感到振奋，富有正能量。这与中华文化蕴含的自强不息理念高度契合，这种精神内核的现代表达值得我们借鉴。

最后一点，就是希望中医药文化走出去。中医药文化不能强加于人，要靠潜移默化、润物无声。中医药文化的根基在中国，其首要任务是服务好国内民众的健康需求。只有在确保国内应用的基础上，才能有序推进国际传播。需要强调的是，中医药走向世界必须依靠确切的疗效和科技创新这两个"翅膀"。唯有夯实基础、练好内功，才能实现真正意义上的"走出去"。

抚今追昔，中医药历经沧桑而生生不息。我在担任中国中医科学院院长期间，主持编撰的《百年中医史》系统梳理了近代以来中医药的发展历程。得出一个结论：中医亡不了。历史证明，即便在民国时期废除中医案的严峻考验下，在新中国成立初期的质疑声中，中医药依然以其确切的疗效赢得了生存发展的空间。究其根本，在于中医药始终回应着人民群众的健康需求。所以我们说，中医药的生命力是无限的，我们这辈人是幸福的，有两种医学为我们的健康服务。我们自己作为中医药人，身在其中，乐得其成，也愿意为中医药传承创新发展做出新的贡献。

最后，祝《中医药文化研究》学术集刊，越办越好！

谢谢大家！

（本刊编辑部根据录音整理并经本人审核）

T2 王永炎院士在《中医药文化研究》学术集刊首发式上的致辞

中国工程院院士 王永炎

尊敬的毛嘉陵主编，各位中医药学界的学长们、各位同学们：

大家好！

欣闻《中医药文化研究》学术集刊在被誉为"中医之乡，中药之库"的四川创刊，我谨致以最热烈的祝贺！

四川省在建设国家中医药综合改革示范区和全面推进中医药事业、产业、文化"三位一体"高质量发展中，创办《中医药文化研究》学术集刊，不仅是四川中医药文化发展的一件大事，更是全国中医药文化高地建设的一项标志性成果，必将有力地推动中医药文化传承创新的发展。借此机会，我向集刊编委会和编辑部致以亲切的问候！下面谈几点思考与建议。

一 中医药传承创新必须做好研究工作

中医药文化是华夏文明的瑰宝，是中华民族生命、健康、防治疾病的智慧结晶。从《黄帝内经》"天人合德"的整体观，到张仲景"辨证论治"的方法论，从李时珍《本草纲目》的博物精神，到历代医家"大医精诚"的济世情怀，中医药不仅构建了具有本底特色的理论体系，更蕴含着深厚的哲学思想、伦理价值和人文精神。

今天，我们开展中医药文化研究，不仅是对中医药发展源流、历史经验教训、思想观念、思维模式和行为方式的梳理与总结，更是为人类医学健康事业的发展提供东方大成智慧的启迪。只有深入挖掘中医药文化的精髓，才能为中医药文化繁荣发展奠定坚实的学术基础，并以大科学大卫生中西医并重、双相挺立、互鉴共融的医药学体系，为当代健康问题和就医选择提供多元化的解决方案，为构建人类卫生健康共同体贡献中国方案。

二 深化中医药文化研究是时代赋予的历史使命

不同国家、民族、地域都有自己的文化和文明。中国传统文化历来倡导"和而不同"，平等对话，互学互鉴，各美其美，美美与共。文明是人类文化和社会发展达到一个高度的标志，中医药文明是中华文明宝库中的瑰宝，是一个具有中华民族优秀传统、全面系统继承而从未断裂的璀璨的医药文明。中医药体现了原象创生性实事求是的天性论，其核心在于"天人合一、形神合一、无我合一、知行合一"的整体观、"和谐共生"的生态观、"以人为本"的生命观、"治未病"的预防观，以及"医道同源""道术和合"的诊疗技术理念。它不仅指导着中医药的伟大实践，更是中华文明对全人类的重要贡献。

当前，中医药文化研究需要迈向高概念、大数据、系统科学的"中医药文明研究"，积极融入信息智能科技赋能的新时代。我们应当以更宏阔的视野，将中医药置于人类历史范畴科技与文明演进的坐标系中，既要重史源，追溯其与中华传统文化的交融互动，又要推动中医药与现代科技、人文社科的互融互鉴、多学科交叉整合发展。唯有如此，中医药文化才能真正成为历久弥新、富有生机活力的华夏文明。

三 学术集刊应当担当中医药传承传播之重任

《中医药文化研究》学术集刊的创刊，顺应了习近平总书记提出构建人类卫生健康共同体的倡议，又恰逢国家全面推进"健康中国"战略和实施中医药文化弘扬工程的重要历史机遇期，希望学术集刊在四川省中医药管理局、四川省中医药科学院的领导下，在社会科学文献出版社和相关大学的指导下，在毛嘉陵主编的带动下，努力做好三个"坚持"，为中医药学科建设事业产业文化繁荣发展做贡献、创伟业。

一要坚持学术高度。以严谨的文献考据为依据，展现文贤渊博的学识水平、体现学科建设成果的制高点，以理论创新、更深更高的理性思考和前瞻性为选题标准。

二要坚持问题导向。关注中医药文化在当代社会发展和国际化中所面临的实践困境与理论挑战，开展学术研究和学术争鸣，迎接中西医并重的春天。

三要坚持兼容开放。搭建多学科、多领域、多国别的学术对话平台，努力实现中医药文化的有效传播，不断增强中医药的话语权和学术影响力。

各位中医药界学长、同学们：

我们要充分认识开展中医药文化和中医药文明的研究是一项"究天人之际，通古今之变"的宏伟事业，也是造福人类健康的一大善举，投身其中，意义非凡，值得付出。

各位中医药界学长、同学们：

让我们共同肩负起中医药文明的传承传播、启迪未来的伟大使命，共同努力办好《中医药文化研究》学术集刊，让中医药文化和中医药文明的智慧之光，照亮人类追求健康福祉的共融之路！

最后，预祝《中医药文化研究》学术集刊越办越好，成为引领中医药发展的话语平台，提高学术影响力、开展中医药文化研究的学术新高地！

（本刊编辑部根据录音整理并经本人审核）

T3　陈士林院士在《中医药文化研究》学术集刊首发式上的致辞

尊敬的各位来宾：

　　大家下午好！

　　首先，我要衷心祝贺《中医药文化研究》学术集刊的创刊启航。这是一个具有重要意义的里程碑，它的诞生，标志着我们对中医药这一中华文明瑰宝的文化内涵挖掘、传承与创新发展，迈入了更为系统化、专业化的崭新阶段，也预示着中医药文化研究将进一步深化和发展。我相信，在四川省中医药科学院和四川省中医药文化发展促进会的支持下，特别是在毛嘉陵主编的领导下，这本集刊必将取得丰硕的成果，为中医药的发展注入更多的文化力量和科研动力。

　　中医药作为中国传统文化的重要组成部分，经历了数千年的临床试验和研究，积累了丰富的药物开发资源和治疗经验。它不仅仅是一种诊疗技术，更是一种蕴含着深厚哲学思想、生命智慧和人文关怀的文化现象，是中华民族的瑰宝，也是全人类的共同财富。在这个充满变革和创新的时代，随着全球对中医药的关注和认可，中医药正处于一个蓬勃发展的时期，基础研究也在不断转型和创新。我们需要将现代科学技术与传统中医药相结合，推动中医药的现代化发展。

　　在这一背景下，我的研究团队将基因组学和人工智能技术深度融合，以推动中医药的现代化发展。过去，评价中药材的有效性往往需要大量的提取和分离工作，可能只能对几十到几百个化合物进行评估，这种方式显然无法全面展现中药材的功效。如今，借助现代科技，我们能够从相同的药材中获取十万个甚至更多的化合物，并通过基因解析将其成分逐一推导和验证。这一转变使我们能够在更高的维度上评价中医药的有效性，极大地提高了研究的深度和广度。

我们的研究基于生物学中心法则的遗传规律，深度解析药用植物成分，将天然成分分为基因直接编码的成分（如核酸和多肽）和基因间接编码的成分（如初级代谢产物和次生代谢产物）。我们对全球八大权威药典中收载的 1037 个物种的核基因组及细胞器基因组进行了深入解析和注释，整合多维数据资源，构建了全球首个包含亿量级草药基因编码的天然多样性成分库（GNDC）。GNDC 收录了超过 2.34 亿个直接或间接编码的天然成分基因，划分为四个专业的子成分库：HerbalMDB（收录 232 万个次级代谢产物）、HerbalPDB（收录 2.29 亿个小肽）、HerbalRDB（收录 238 万个小 RNA）以及 HerbalCDB（收录 26 万个碳水化合物）。

传统的药物质量控制主要集中在次生代谢产物，往往难以全面反映药材的整体药效物质基础。中药材的药效是其所含多种活性成分协同作用的结果，单一或少数几类次生代谢物难以全面、精准地反映药材的整体品质、疗效及批次间一致性。GNDC 基于药材的基因组、转录组和代谢组等多组药学数据，可以解析出小肽、小 RNA、次级代谢产物和碳水化合物四类成分，为药材质量控制和道地性研究提供了更为全面的指标。

在中药新药发现领域，GNDC 提供的超过 2.34 亿个天然化合物正在重塑药物发现的范式。传统药物发现过程耗时耗力，成功率较低，而借助 GNDC，研究人员能够通过虚拟筛选技术迅速识别潜在的药物候选分子，从而大幅提高药物筛选的效率。此外，我们发现中药中的 miRNA 能够参与跨界调控，为代谢疾病和癌症等复杂疾病提供新的治疗策略，这为中医药的现代化发展增添了新的动力。此外，我们团队前期构建了全人类泛受体 GPCR 靶标库，与GNDC 亿量级的成分结合，将加速对中医药疗效机制的阐明和中药新药研发。

GNDC 的建立不仅是技术上的突破，更是对中医药文化的一次深刻反思与再造。这一数据库首次实现了基因组信息、成分信息与功能信息的整合，弥补了当前天然产物数据库在结构系统性与功能解析方面的不足。作为首个基于基因组信息实现"遗传基础—化学多样性"全面映射的开放获取综合性数据库，GNDC还集成了先进的人工智能分析工具，支持天然化合物多样性挖掘及潜在药学应用评估，为药物发现开拓了前所未有的巨大"化学空间"。这将有力推动药物发现模式从传统的"经验导向"向"大数据驱动"的根本性转变，给传统药研究带来颠覆性变革。

在中医药文化的发展过程中，GNDC不仅为研究者提供了丰富的研究资源，也为中医药的传承与创新提供了新的视角和动力。通过对中药材的全面解析，GNDC能够帮助研究者更好地理解中医药的文化内涵以及其在现代社会中的应用价值。这种文化与科学的结合，无疑将推动中医药的国际化进程，让中医药文化更加深入人心，获得更为广泛的认可和传播。

同时，GNDC的建立也为中医药文化的现代化发展提供了强有力的支持。随着大数据和人工智能技术的不断进步，GNDC为开发与天然产物相关的AI模型提供了理想的训练集，推动中医药研究从传统的实验试错向数据预测转变。这一转变为中医药的创新发展提供了新的机遇，使中医药更加适应现代社会的需求。

总的来说，GNDC作为一个集成了海量天然成分信息的数据库，其在新药发现、新靶点发现、传统医药质量控制等领域的应用潜力巨大，通过这些研究，我们不仅能挖掘和利用天然成分的生物活性，还能为中医药文化的传承与发展提供新的视角和动力。

我坚信，中医药的基础科研与中医药文化研究更好地结合，将为中医药的健康发展创造更广阔的空间。再次祝贺《中医药文化研究》学术集刊的创刊，并期待我们的研究能够为中医药的发展做出更多贡献。

谢谢大家！

（本刊编辑部根据录音整理并经本人审核）

文化发展

T4　中国式现代化视域下中医药文化的价值阐释与实践*

姜建明　刘　放　乔　芬**

摘　要　作为中国传统文化的重要载体与活态样本，中医药文化以其独特的康养理念、诊疗方技及思维模式，对中华民族产生了深刻影响。伴随中国式现代化命题的正式提出，中医药文化蕴含的生命力与助推潜能也亟待深入发掘与研究。本文立足于中国式现代化的本质要求，结合中医药文化内在的价值观属性，阐释了中医药文化在新时代新形势下显现的健康价值、文化价值及经济价值，突出了中医药文化对中国式现代化所具有的时代意义。

关键词　中国式现代化　中医药文化　现代科技　文化自信
中医药产业

习近平同志在党的二十大报告中强调"从现在起，中国共产党的中心任务就是团结带领全国各族人民全面建成社会主义现代化强国、实现第二个

---

　*　本文是教育部中华优秀传统文化专项课题（A 类）重大项目（尼山世界儒学中心/中国孔子基金会课题基金项目）"中医药文化创造性转化与创新性发展的历史贡献与基本经验研究"（项目编号：23JDTCZ003）的阶段性研究成果。

**　姜建明，河北医科大学教授，博士研究生导师，主要研究方向为中医情志病学、中国医学史；刘放，河北工程技术学院马克思主义学院讲师，主要研究方向为思想政治教育；乔芬（通讯作者），河北中医药大学马克思主义学院教授，主要研究方向为思想政治教育。

百年奋斗目标，以中国式现代化全面推进中华民族伟大复兴"①。中国式现代化的本质要求，根植于中华民族深厚的文化底蕴与时代精神之中，强调经济、政治、文化、社会、生态文明等多方面的协调发展与全面进步。在这一过程中，不仅追求科技创新、经济繁荣与国际影响力的提升，更重视文化自信与民族精神的弘扬，致力于构建人类命运共同体。在这一宏大的现代化进程中，中医药文化内涵的多元价值和社会功能与之相呼应，展现出了独特的魅力和时代意义。

中医药文化是中华优秀传统文化的重要组成部分，是中医药学发展过程中的物质财富和精神财富，是中华民族几千年来认识生命、维护健康、防治疾病的思想和方法体系，是中医药服务的内在精神和思想基础。② 作为中医药学的根基和灵魂，中医药文化不仅来源于医疗实践与医药事业，更是一种生活哲学和文化传承，既包括中医药治病救人的诊疗技术和方式方法，也包括对健康理念、医患关系、生活方式、人生意义等价值观、人生观、世界观问题所持有的观点和看法，其突出特点是以人文文化的形式反映科学文化的内容。近年来，工业化、城镇化、人口老龄化等社会问题并行凸显，人们生活方式和疾病谱出现了时代的跃迁，人民对美好生活的新需求与新愿景也呈现了崭新面貌。在中国式现代化建设的进程中，中医药文化不仅能够满足人民群众对于健康的多层次、多样化需求，还能够在增强文化自信、促进经济发展等方面发挥作用，助力实现中国特色社会主义现代化道路。

一 诊疗现代化：保障人民的身体健康，彰显重要的健康价值

（一）中医药"治未病"理念，提升了公众健康素养

中医药文化以"天人合一""阴阳平衡"的哲学理念为基础，主张"辨

---

① 习近平：《高举中国特色社会主义伟大旗帜 为全面建设社会主义现代化国家而团结奋斗——在中国共产党第二十次全国代表大会上的报告》，载《中国共产党第二十次全国代表大会文件汇编》，人民出版社，2022，第 18 页。

② 《中医药局关于印发〈中医医院中医药文化建设指南〉的通知》，《中华人民共和国国务院公报》2010 年第 10 号，第 58~64 页。

证论治"的防治原则，认为人体健康和自然环境及社会环境密切相关，倡导人与自然及社会和谐共处，秉持系统、整体的养生防病思想。这些思想是中医药"治未病"理念的理论基础，是中国健康文化的核心，其贯穿于整个中医发展史，始见于《黄帝内经》，发展于《伤寒杂病论》，完善于《温热论》①。

中医药"治未病"理念包含以下三层含义。第一，未病先防。指在疾病发生之前，采取各种预防措施，防止疾病的发生。这是"治未病"理念的首要环节，强调防病于未然。未病先防提倡注重日常生活中的合理膳食、适度运动、规律作息、调整情绪等，以增强体质，提高机体抵抗力；提倡及时避开外界不正常的气候和有害的致病因素，与外界环境保持协调一致；提倡必要的时候运用推拿、针灸、拔罐、艾灸等中医药理论和方法进行预防性干预。第二，既病防变。指在疾病已经发生的情况下，通过及时有效的治疗，防止病情进一步恶化或传变。既病防变提倡对疾病的早期诊断，以便在病情较轻时采取治疗措施，控制病情发展；提倡在疾病初发之时，及时进行治疗，防止病邪深入或传变至其他脏腑；提倡辨证施治，根据患者的具体病情、体质等因素，制定个性化的治疗方案进行针对性治疗。第三，病后防复。指在疾病治愈后，通过采取巩固性措施，防止旧病复发或产生后遗症。病后防复提倡在疾病初愈时，注意调理身体，增强机体抵抗力；提倡在康复过程中根据病情需要，继续进行一定时间的巩固治疗，以确保疾病彻底治愈；提倡在康复后要保持良好的生活习惯和心态，避免过度劳累和情志刺激，以防旧病复发。

中医药的"治未病"理念体现了中医预防医学的思想精髓，强调在疾病发生之前进行预防、在疾病发生时及时治疗并防止恶化、在疾病治愈后防止复发。这一理念不仅有助于培养健康的生活方式，还对提高全民健康素养及自我保健能力、减轻医疗负担具有重要意义。在现代化建设逐步走深进程

① 范延妮：《中医"治未病"思想对亚健康防治的启示》，《西部中医药》2014年第12期，第37~38页。

中，随着人们对健康需求的不断增加和医疗模式的转变，"治未病"理念将得到更加广泛的应用和发展。

（二）与现代科技相结合，提升了中医治疗效果

"一个国家走向现代化，既要遵循现代化一般规律，更要符合本国实际，具有本国特色。"① 中医诊疗方式是诞生于中国古代的医学体系和范式，拥有独特的保健治疗方式和鲜明的"中国特色"，并已广泛融入民众的日常生活之中。但同其他传统文化一样，中医药文化必然受到当时生产力发展状况、科技水平、民众思想认识等因素的影响。因此，推动中医药文化与现代科技相结合，进行"创造性转化、创新性发展"，是推动这一中华优秀传统文化从传统向现代转型的必由之路，也是提升中医药服务能力和水平的关键途径。中医药与现代科技相结合的主要表现如下。

1. 精准诊断与个性化治疗

利用大数据、云计算、人工智能等技术，中医药领域开发出了智能中医诊断系统。这些系统通过对海量中医临床数据的学习，能够提供精准的诊断建议和治疗方案，辅助医生进行决策。例如，智能中医体质辨识仪能够在短时间内完成中医体质辨识，提供个性化的养生攻略和中医药保健指导，显著提高服务效率。通过基因检测、蛋白质组学等手段，可以更准确地了解患者的生理状态和疾病特点，从而制定更加精准的治疗方案。

2. 创新治疗手段与设备

利用智能 AI 技术，通过深度学习和大数据分析，对海量的中医病案进行学习和模拟，实现对中医诊断的辅助。例如，华为"神农大脑"工程，通过数字化方式注入《黄帝内经》《伤寒杂病论》等万部中医古今典籍，整合其中的药方和病例数据，利用计算机技术和算法模型，实现中医智能诊断、智能开药、智能研发及规范生产等四诊合一、辨证施治的智能过程。中医智能医

① 本刊编辑部：《以中国式现代化全面推进中华民族伟大复兴》，《求是》2023 年第 16 期，第 9 页。

疗设备，如智能中药房、自动发药机等，能够自动完成中药的配制、煎煮和包装等流程，提高了工作效率和药物质量。再如，流动应急智能中药房集成了自动发药、饮水、应急供电等系统，能够在突发事件中迅速提供中医药服务。

3. 药物研发与质量控制

现代科技为中医药研发提供了新思路和新方法。首先，通过高通量筛选、分子生物学和基因组学等前沿技术，加速了对中药有效成分的发现和鉴定，推动了对新型中药制剂如中药配方颗粒、中药注射剂等的研发和应用。这些新型制剂不仅方便患者服用，还提高了药物的稳定性和生物利用度。其次，现代科技在中药质量控制方面也发挥了重要作用。通过 DNA 条形码技术、指纹图谱技术等手段，可以快速、准确地鉴定中草药物种和品质，确保中药的真实性和有效性。此外，还建立了一系列中药质量标准体系，包括国际标准化组织颁布的中药材及其制成品的国际质量标准，推动了中药产品的国际注册和质量控制。

4. 信息化与智能化建设

近年来，借助数字科技的快速发展，建立了中医药知识数据库和临床数据共享平台，整合了大量的中医药文献、方剂数据库、临床案例等信息资源，为中医师提供了全面而准确的诊疗参考；这些平台还开发了用于辅助中医传承与医案分析的信息系统，完成了对一批名老中医经验的整理和开发应用，提高了中医药挖掘和传承的数字化、信息化水平；推动智慧中医医院建设，实现公共卫生信息、健康档案和电子病历的互联互通。借助高效的人机对话系统，患者可以在线进行病症自查、咨询医生等操作，提高了就医的便捷性。同时，智慧中医医院还通过物联网、大数据等技术手段对中药药事服务进行全流程管理，提高了药物管理的效率和安全性。

综上所述，中医药与现代科技的结合在精准诊断、个性化治疗、创新治疗手段与设备、药物研发与质量控制以及信息化与智能化建设等方面取得了显著成效。这一结合不仅提升了中医药的服务能力和水平，还推动了中医药事业的现代化和国际化发展。

二 文化价值化：守正创新中华优秀传统文化，展示鲜明的文化作用

文化自信指一个国家或一个民族对自身文化强烈认同及对其创造力与发展前景始终坚信并执着追求所呈现的文化样态。[①] 中医药文化自信则指向对中医药应用价值的认同感、对中医药传播生命力的认可度及对中医药事业发展的确信力三位一体的文化信念。中医药文化融合了古代哲学、文学、历史等多个领域的知识，体现了中华民族对自然、生命和健康的独特认知和理解。这种综合性的知识体系，使得中医药文化在现代化发展进路中，不断吸收与融合新的文化元素，保持了其鲜活的生命力和时代感。

（一）为社会主义文化强国建设提供思想支撑

文化作为人类自身的精神产品，是衡量一个国家或社会发展程度的重要指标之一。文化兴则国运兴，文化强则民族强。新时代，文化需求是人民群众美好生活需要的一部分，而且是最高层次的需求。党的十八大以来，以习近平同志为核心的党中央，将中医药传承与创新上升为国家发展战略，将其视为中国特色社会主义事业发展的重要组成部分。党的十九届五中全会提出到 2035 年建成文化强国的远景目标，并强调在"十四五"时期推进社会主义文化强国建设，为建成文化强国制定了时间表和路线图。党的二十大强调"围绕举旗帜、聚民心、育新人、兴文化、展形象建设社会主义文化强国"[②]。2024 年 7 月 18 日，中国共产党第二十届中央委员会第三次全体会议指出"必须增强文化自信，发展社会主义先进文化，弘扬革命文化，传承

---

① 熊燕华：《文化强国视域下文化自信的内涵、价值及实践路向》，《湖南社会科学》2023 年第 2 期，第 36 页。

② 习近平：《高举中国特色社会主义伟大旗帜 为全面建设社会主义现代化国家而团结奋斗——在中国共产党第二十次全国代表大会上的报告》，《人民日报》2022 年 10 月 26 日，第 1 版。

中华优秀传统文化，加快适应信息技术迅猛发展新形势，培育形成规模宏大的优秀文化人才队伍，激发全民族文化创新创造活力"①。建设社会主义文化强国，不仅承载着对中华优秀传统文化的传承与发展，更关乎国家软实力的提升和国际影响力的增强，是实现中华民族伟大复兴中国梦的必由之路。

近年来，中医药文化在抗击新冠疫情中发挥了独有作用，在传播中华优秀传统文化中展示了历史作为，在人民群众心中美誉度逐步上升，中医药文化正在以前所未有的速度飞入寻常百姓家。未来，随着人民生活水平的不断提升，对中医药养生保健、康养旅游等文化的需求将会持续增长。因此，满足人民群众对中医药文化的需求，既是建设文化强国本身承担的重要任务之一，又能为建设文化强国凝聚起强大的思想力量。

（二）为培育和践行社会主义核心价值观提供文化底蕴

习近平总书记指出："核心价值观是文化软实力的灵魂、文化软实力建设的重点。这是决定文化性质和方向的最深层次要素。一个国家的文化软实力，从根本上说，取决于其核心价值观的生命力、凝聚力、感召力。"② 随着经济全球化与世界多极化的深入发展，众多国家纷纷将提升国家文化软实力视为关键的发展战略。为了充分发挥中国文化的引领作用，强化中国式现代化的成色和底色，必须致力于提升中国的文化软实力，并塑造更多深受世界认可的中华文化形象。

"仁、和、精、诚"作为中医药文化的核心价值观，与社会主义核心价值观之间存在深刻的内在联系和相互促进作用。深入挖掘和传承中医药文化的精髓，有助于更好地培育和践行社会主义核心价值观，为建设中国式现代化贡献思想力量。同时，社会主义核心价值观的弘扬也为中医药文化的传承和

---

① 《中共中央关于进一步全面深化改革　推进中国式现代化的决定》，中国政府网，https：//www.gov.cn/zhengce/202407/content_6963770.htm，2024 年 7 月 21 日。

② 习近平：《习近平谈治国理政》（第一卷），外文出版社，2018，第 163 页。

发展提供了坚强的底线保障和精神动力。"仁"在中医药文化中体现为医者的仁爱之心，即将病人视为亲人，以解除病人病痛为己任。这与社会主义核心价值观中的"友善"和"爱国"理念相契合，二者都强调人与人之间的关爱和对社会的责任感，倡导公民具备高尚的道德情操和良好的道德品质。"和"在中医药文化中强调人与自然和谐共生，以及人体内部的阴阳平衡。这与社会主义核心价值观中的"和谐"理念相一致，都追求社会的和谐稳定与可持续发展，体现了中华民族兼容并蓄的文化传统。"精"在中医药文化中表现为医者对医术的精湛追求和对患者的高度负责。这与社会主义核心价值观中的敬业精神相契合，都强调对工作的专注与投入以及对卓越品质的追求，共同推动了社会各行各业的专业化发展。"诚"在中医药文化中强调医者的诚信品质，即对待患者要真诚、守信、不欺瞒。这与社会主义核心价值观中的"诚信"理念完全一致，都强调诚信是做人做事的基本准则和道德底线，而在更广泛的社会层面，诚信则是构建和谐社会、推动经济社会发展的重要基石。

（三）为促进人类文明交流互鉴传播中国名片

文明交流互鉴是推动人类文明不断发展的动力，文明只有海纳百川、大气谦和方能生生不息。当今世界形势正在以前所未有之势发生着流转与变迁，世界范围内的话语交锋和文化碰撞较为激烈。然而，"文明冲突论"与"文明优越论"等观念沉渣泛起，给国际局势增添了复杂因素。个别国家以自身文明的"价值观"为借口，划分敌友、拉帮结派，导致不同意识形态之间的较量长期存在。这种状况给世界的和平与发展、繁荣与进步带来了巨大的阴影，加剧了不同文明之间的仇恨与隔阂，严重阻碍了国际社会的交流与合作，人类文明因此面临着前所未有的挑战。

在2023年6月召开的文化传承发展座谈会上，习近平总书记深入阐释中华文明具有突出的连续性、突出的创新性、突出的统一性、突出的包容性、突出的和平性。[①] 中医药文化正是中华文明突出的连续性、创新性、统

---

① 习近平：《在文化传承发展座谈会上的讲话》，《求是》2023年第17期，第5~6页。

一性、包容性、和平性的典型体现。中医药文化以兼容并蓄、有容乃大的胸怀看待世界，承认"阴阳平衡""辩证统一""调和致中"的和谐存在，成为世界各国民心相通的重要载体，是人类文明交流互鉴的重要途径。伴随中国古代封建王朝的文化兴盛并逐步向外拓展，中医药文化不仅曾影响朝鲜、韩国、日本、马来西亚、新加坡等周边国家，还通过移民、古代丝绸之路漂洋过海进入西亚、中东等地区。近代以来，随着"西学东渐"的影响，中医药文化的海外传播受到了极大的冲击。新中国成立后，确立了"打扫干净屋子再请客"等外交原则，并经过"三大改造"建立了社会主义制度，为中医药文化"走出去"提供了良好的社会条件。时至今日，中医药文化作为对外交流的一张名片，已经成为中华文化走出去的重要力量。通过国际合作、学术交流、药典认可和临床应用等多种途径，中医药的疗效和文化价值得到了国际社会的认可和推崇，中医药文化已在世界上近 200 个国家和地区传播，每年的 10 月 11 日为"世界中医药日"。中国式现代化是开放包容的现代化，随着共建"一带一路"的推进和人类命运共同体的构建，中医药文化将继续在世界范围内发挥重要作用，为人类健康事业做出更大贡献。

三　产业市场化：引领中医药产业发展，
具有显著的经济价值

文化对经济具有方向引导、力量汇聚、环境规范及科技支撑等多重功能。2016 年，国务院印发《中医药发展战略规划纲要（2016—2030 年）》，明确提出要发展中医药文化产业。现代化产业体系是现代化国家建设的物质根基，将中医药文化有机地融入产业体系之中，有助于推动第一产业、第二产业及第三产业的转型升级、产业链条延长，进而提升中药产业的整体价值与效能，在为人民群众提供多领域、多渠道、多层次、多元化的健康服务和健康产品的同时，创造更多价值，推动我国经济高质量发展。

（一）中医药上游产业

中医药上游产业即第一产业，主要包括中药材种植养殖生产和产地加工，其价值主要体现如下。

1. 为中药产业发展提供源头保障

中药材是中药产业链的源头，其中种植养殖生产和产地加工直接关系中药产品的质量和供应稳定性，是中医药产业发展的基础，对中药产业的整体发展至关重要。唐代以来，我国就开始了中医药的栽种实践，直至清代中医药材实现了规模化种植与经营。目前，中药材种植已进入多品种、集约化、产业化的栽培基地生产阶段，种植品种多达 200 余种，其中六七十种已形成较大的规模生产能力。不同品种的中药材市场需求和价格存在差异。一些传统名贵中药材如人参、鹿茸等仍然受到市场追捧，一些新兴品种如铁皮石斛等逐渐受到关注。进口方面，随着国内需求的增加和对海外资源的利用，中药材进口量稳步增长；出口方面，虽然面临国际贸易环境的不确定性，但中药材出口仍然保持了一定的增长势头，特别是在对中医药认可度高的国家和地区。

未来，随着中药材市场的不断扩大和消费者对中药材质量要求的提高，规范化种植将成为中药材市场的重要发展趋势。通过科学种植和标准化管理，中药材的产量和质量提高，满足市场需求；中药材产业链中的种植、加工、销售等多个环节也将不断延伸和完善，可以实现中药材资源的最大化利用和价值的最大化提升；中医药在国际市场影响力跃升，中药材市场与国际市场强化交流，可以推动中药材走向世界舞台，实现更广阔的发展前景，其经济价值也随之提升。

2. 促进农民增收和乡村振兴

中国式现代化的本质要求之一是实现全体人民共同富裕，因此国家加大了对乡村振兴的战略部署。中药材种植作为农业产业结构调整的重要方向之一，有助于推动乡村经济的多元化发展。通过发展中药材种植产业，可以优化乡村产业结构，提高农业附加值和市场竞争力；中药材种植产业的发展需要完善的基础设施支撑。随着中药材种植规模的扩大和产业链的延伸，乡村基础设施建设也得到了加强。例如，道路、水利、电力等基础设施的改善为中药材种植提供更好条件的同时，也方便了村民的生活；中药材种植产业的发展需要科学的管理和规范的运作。在推动中药材种植产业发展的过程中，乡村治理体系也得到了不断完善。通过建立健全合作社、家庭农场等新型农业经营主体的利益联结机制，实现了小农户和现代农业发展的有机衔接，推动了乡村治理的现代化进程；中药材种植强调绿色生态和可持续发展理念。通过推广有机种植、仿野生种植等绿色生态种植模式，有助于保护乡村生态环境和生物多样性。同时，中药材种植还可以与乡村旅游、康养等产业融合发展，推动乡村生态文明建设迈上新台阶。

综上所述，中药材种植养殖是农民增收和乡村振兴的重要途径之一。通过规模化、规范化的中药材种植和养殖，可以实现农业增效、农民增收和农村繁荣的目标，同时，中药材的产地加工也可以带动相关产业链的发展，为农村创造更多的就业机会，为乡村振兴战略的实施提供有力支撑。以山西五寨县为例进行分析，具体情况见表1。

表1 山西五寨县中药材种植养殖投入与产出效应

项目	数据	效应
中药材种植面积	中药材种植面积达5万余亩	显示了该县在中药材种植方面的较大规模和投入
生产加工企业与专业合作社数量	14个生产加工企业和专业合作社	表明该县在中药材的产后处理、加工和销售方面形成了较为完善的组织体系
中药材种植每亩纯收入	中药材种植每亩纯收入可达1800元以上	显示了中药材种植带来显著的经济效益
从事相关产业人数	6000余人从事中医药相关产业	表明中医药产业已成为当地重要的就业和经济增长点
国家中医药管理局帮扶资金	自2018年以来，国家中医药管理局先后投入1亿多元帮扶资金，用于五寨县中医药产业的多个方面，包括中医院扩建、中医药文化宣教基地建设、医疗设备捐赠等	显示了国家对五寨县中医药产业发展的重视和支持

续表

项目	数据	效应
康养与中医药融合发展	仅 2024 年，就有 7 家企业、2 家合作社在基地试验示范种植中药材 10566 亩，其中黄芪 5450 亩，党参、黄芩、板蓝根、防风、苦参、菊花等 5096 亩，并辅以多品种试验示范	依托丰富的自然资源，积极探索"康养＋中医药"融合发展新模式，致力于将五寨打造成知名康养目的地和中医药文化传承创新高地，表明五寨县在中医药产业的多元化发展方面有着新的规划和愿景

资料来源：《走进山西五寨：中医药助力乡村"五个振兴"》，新华网，https://www.xinhuanet.com/health/20240802/dd02cf2e6f68485fafc645acbf2cc70e/c.html；黄蓓、王青云、张霄：《芦芽山下，锻造中医药强县富民"五寨模式"——国家中医药管理局定点帮扶五寨县三十周年纪实》，《中国中医药报》2024 年 7 月 26 日，第 1 版。

（二）中医药中游产业

中医药中游产业即第二产业，指将上游供应的原材料经过一系列加工工序转化为可供直接消费的中药饮品和中成药等，是中医药文化产业链的核心部分。

1. 促进产业价值增值

中游产业将上游提供的中药材等原材料，通过一系列复杂的加工工序，如炮制、提取、制剂等，转化为中药饮片、中成药、配方颗粒等成品。这一过程不仅实现了原材料的转化，还通过技术处理显著提升了产品的附加值。例如，通过炮制工艺，中药材的药性得以增强，更便于临床使用；而通过现代化提取和制剂技术，可以生产出更加安全、有效、方便服用的中成药和配方颗粒；中游企业在生产过程中严格遵守国家药品生产质量管理规范，确保产品质量和安全。通过实施标准化生产，提高了产品的市场竞争力，为下游销售提供了有力保障。这种质量控制和标准化生产不仅提升了中医药产品的整体品质，也增强了消费者对中医药的信任度和接受度；中游产业与上游种植养殖、下游销售服务等环节紧密衔接，形成完整的产业链体系。通过协同合作，实现资源共享、优势互补，推动整个中医药产业的协同发展。例如，"企业＋合作社＋基地＋农户"的模式在中药材种植中得到了广泛应用，不仅保障了中药材的稳定供应，还带动了农民增收和乡村振兴。

2. 带动经济增长与就业

中医药中游产业的快速发展为经济增长提供了新的动力。随着中医药市场的不断扩大和消费者需求的增加，中游产业的市场规模持续扩大，成为推动地方经济发展的重要增长点。例如，一些中药材种植大省通过发展中药材加工产业，实现了农业产业的转型升级和经济发展方式的转变。从原材料采购、生产加工到质量控制、物流运输等环节，需要大量的人力资源支持。因此，中游产业的发展为社会提供了更多的就业机会，有助于缓解就业压力和提高居民收入水平。

3. 提升国际竞争力

随着中医药国际化进程的加快，中游产业积极参与国际市场竞争。通过加强品牌建设、提高产品质量和研发创新能力等措施，提升中医药产品的国际竞争力。例如，一些中药企业通过获得国际认证、参加国际展会等方式，积极拓展海外市场，推动中医药走向世界舞台。这不仅有助于提升中医药的国际影响力，还有助于促进中医药产业的可持续发展。

综上所述，中医药产业链中游产业在促进产业价值增值、推动产业创新与发展、带动经济增长与就业以及提升国际竞争力等方面具有重要的经济发展价值。这些价值共同构成了中医药产业的重要组成部分，对推动整个中医药行业的发展具有重要意义。

（三）中医药下游产业

中医药下游产业即第三产业，主要涉及中医药产品的流通与销售环节，涵盖了中医药批发、医药电商平台、各类中医医疗机构以及药店等多个领域。这一环节作为直接面向消费者的终端，是中医药产品最终实现其市场价值的场所。其经济价值主要体现如下。

1. 直接面向消费者，实现产品价值

通过医药流通、销售等下游产业环节，中医药产品能够到达医院、药店、医药电商等终端，满足消费者的健康需求，从而实现其市场价值。通过多元化的销售渠道和服务模式，有效促进了中医药产品的市场推广和销售，进一步推动了中医药市场的繁荣发展。中医药下游产业的发展不仅限于中医药产品本身，还带动了与之相关的医药流通、物流配送、电子商务等多个产业的发展。这些相关产业与中医药产业相互促进，为经济增长注入了新的活力。中医药下游产业的发展需要大量的人力资源支持，包括销售人员、物流配送人员、客服人员等。因此，该产业的发展为社会创造了大量的就业机会，有助于缓解就业压力。同时，随着销售规模的扩大和市场份额的提升，中医药下游产业也为相关企业带来了可观的经济收入。

2. 促进区域经济发展

通过建设中医药产业园区、发展中医药特色小镇等方式，可以吸引更多的投资和企业入驻，推动当地经济的发展。此外，中医药康养旅游、中医药文化体验等项目的开发也进一步丰富了当地的经济业态，促进了区域经济的多元化发展。中医药康养旅游是以中医药的文化、健康理念及养生、康复、医疗技术方法体验为核心，通过多种旅游活动的方式，达到健康促进、疾病防控、文化传播目的的专项旅游①。这一概念最早由王景明等于 2000 年提出，并以云南为例提出一些建议，后随着国务院发布的《关于促进旅游业改革发展的若干意见》等政策文件的推动，逐渐进入大众视野。近年来，随着人们健康意识的提升和康养旅游市场的扩大，中医药康养旅游迎来了快速发展期。多地纷纷依托自身中医药资源和旅游优势，开发中医药康养旅游产品，建设中医药康养旅游基地。例如，贵州省依托其特色森林、山地、温泉等优质自然资源，打造诸多"中医药+康养+旅游"多业态旅游文化品质路线；山西省也在推进中医与康养产业的融合发展，打造中医药康养旅游版图。中医药康养旅游将继续保持快速发展态势，产品形式将更加多样化，服务质量将不断提升。同时，随着科技的进步和互联网的发展，中医药康养

---

① 王景明、王景和：《对发展中医药旅游的思考与探索》，《经济问题探索》2000 年第 8 期，第 86 页。

旅游也将与数字化、智能化相结合，为游客提供更加便捷、个性化的服务体验。

总之，中国式现代化的本质要求与中医药文化内涵的多元价值和社会功能相呼应，两者相辅相成，共同推动中华民族在现代化道路上实现文化自信与民族复兴的伟大梦想。未来，中医药文化在中国式现代化战略全局中要进一步找准找好效能定位，通过深入挖掘和传承中医药文化的精髓，结合现代科技手段和管理理念，加快推动中医药创新发展、协调发展、绿色发展、开放发展、共享发展，不仅能够更好地满足人民群众的健康需求，也将为中国式现代化进程注入更加强劲的文化动力和精神支撑。

T5　新业态背景下中医药文化的传承与发展[*]

唐　剑　李思燕[**]

摘　要　中国传统医药作为中华文明的瑰宝之一，具有深厚的理论体系和悠久的实践基础，为世界医药事业做出了不可磨灭的贡献。新业态的加持，赋予中医药文化传承与发展以强大的内生动力，有助于推动中医药精神文化的赓续传承、促进中医药行为文化的推广传播、赋能中医药形象文化的创新优化。新业态在助推中医药文化的传承与发展过程中还面临着复合型人才资源欠缺、两者结合程度不够紧密、中医药文化资源开发力度有待加强、中医药文化传播方式亟待创新等问题，需要借助新业态培养复合型人才、借助新技术加强新业态与中医药文化的融合发展及加大保护性开发力度、利用新媒体新平台实现文化交流的双向互动，为实现中医药文化的高质量传承和可持续发展夯实基础。

关键词　中医药文化　新业态　文化传承　创新发展

---

[*]　本文是国家社科基金项目"四川民族地区铸牢中华民族共同体意识与中国式现代化协同推进机制研究"（项目编号：24XMZ009）、西南民族大学中央高校基本科研业务费专项基金项目"新质生产力赋能西南民族地区文旅产业高质量融合发展研究"（项目编号：2025SJL12）的阶段性成果。

[**]　唐剑，西南民族大学教授、博士生导师，经济学博士，民族学博士后，主要研究方向为民族经济与民族文化；李思燕，西南民族大学硕士研究生，主要研究方向为民族经济与民族文化，通讯作者。

　　以习近平同志为核心的党中央把中华传统医药的发展工作摆在突出位置，强调中医药是中华民族博大智慧的重要结晶，是中华文明不可或缺的瑰宝之一。《中医药振兴发展重大工程实施方案》中强调，中医药不仅是我国宝贵的卫生资源，还在经济、科技、文化及生态领域占据重要地位。在新时代中国特色社会主义事业的宏伟蓝图中，传承与创新发展中医药不仅是其中不可或缺的重要篇章，更是我们推动中华民族迈向伟大复兴征途上的关键举措。特别是在抗击新冠疫情的艰巨斗争中，中医药全面融入疫情防控与救治体系，发挥了不可磨灭的作用。但随着现代科学技术的发展普及，社会各界对中医药的需求和认可度有逐渐降低的趋势，中医药产业自身在人才培育、体系创新、产业迭代等方面面临一定的瓶颈，导致中医药文化存在知识流失、传承困难、创新不足、发展缓慢等问题。新质生产力作为新的生产方式、生产工具和技术手段对中医药材种植、药物生产、临床诊疗等方面的创新和进步有所帮助。新业态带来新的商业模式、市场形态和服务方式，带动了传统中医药产品的推广和普及，拓展了中医药的市场空间。两者相辅相成，就业态与中医药文化的有机结合，为中医药文化的传承开辟新的路径，为其发展开创新的模式，进一步促进中医药文化的繁荣，利用新业态的叠加效应，可激发中医药文化传承与发展的乘数效应，实现中医药文化的高质量传承与可持续发展。

一　新业态与中医药文化传承发展相融合的必要性

　　新业态已成为新时代经济体系优化的核心驱动力，并构筑起强大国内消费市场的重要战略支柱。学术界从不同视角对新业态的内涵、特征及类型进行了深入研究。胡春燕提出新业态根植于信息技术的迅猛发展及其广泛的产业化与市场化应用之中，并分为两大类：一类是由信息技术直接孕育的电子信息产业，它自身不仅成为新兴产业，更深刻地触发了传统产业的形态重塑与模式革新；另一类是信息技术与制造业的融合催生新业态①。随着技术的不断发展，张丽芬认为新业态是伴随着互联网、大数据、云计算等前沿网络信息技术的蓬勃发展而涌现的，它涵盖了行业内部的深度产业升级、跨行业边界的广泛融合创新，以及由此催生的一系列崭新组织形式、商业模式与产业生态的总称②。何永贵等认为新业态源自传统行业与现代元素的深度融合，通过技术创新、技术革新以及跨产业融合等方式，创造出全新的产业形态。根据当前产业结构的核心特征，新业态可细分为三大类：一是以农业为基础，融合服务业元素形成的新型农业服务业态；二是以工业为主导，融入工业设计服务、个性化定制服务等现代元素催生的新型工业业态；三是以服务业为核心，涵盖由技术创新驱动的移动互联网、大数据应用、共享经济、创客空间等，这些展现出鲜明现代服务业特征的新兴业态③。何苗等指出新业态是产业的数字化转型，其核心是数字技术创新在既有的经济活动领域内延伸出的新环节与形态。按照形成的机理不同，可将其划分为三种类型，即产业融合创新型、产业分化发展型、产业网络化发展型④。王林生分析了新业态呈现文化与科技融合发展的鲜明特征⑤，为新时代中医药文化的传承与发展提供了启示。

将新业态与中医药文化传承发展紧密融合，创新中医药文化传承与发展的科学理念，构建中医药文化与其他领域协同发展的格局，既是时代的需要，又是中国式现代化的重要组成部分，更是中华民族伟大复兴的必然要求。值得注意的是，中医药文化与其他领域协同发展的格局，并不是中医药

---

① 胡春燕：《基于信息技术革命的新业态和新模式演化机理及效应》，《上海经济研究》2013 年第 8 期，第 124~130 页。
② 张丽芬：《论新业态领域中的社会风险及其治理》，《北京社会科学》2021 年第 6 期，第 107~118 页。
③ 何永贵、姜莎莎：《基于新业态共享经济的企业人力资源管理模式研究》，《管理现代化》2020 年第 1 期，第 56~59 页。
④ 何苗、任保平：《数字经济时代我国新业态的形成机理与发展路径》，《经济体制改革》2022 年第 5 期，第 14~20 页。
⑤ 王林生：《"十四五"时期文化新业态发展的战略语境、历史机遇与行动路线》，《行政管理改革》2021 年第 8 期，第 48~56 页。

文化与其他领域进行简单的组合叠加，而是通过中医药文化的传承发展与数字经济、旅游经济及相关要素之间的整合重组，发掘中医药文化资源的多重价值属性，延伸中医药产业价值链，实现中医药文化与各行业各领域耦合交融、互动共生的动态优化。中医药文化的传承是中医药文化高质量发展的基础，中医药文化的发展又是中医药文化能永续传承的动力，新业态带来的发展契机就是立足于中医药文化底蕴，通过技术渗透、信息传播、功能组合等方式实现中医药知识、中医药文化、中医药人才等要素的集约化配置，创新发展中医药康养医养产业、中医药文旅产业、中医药研学、中医药产品等，以此助推中医药文化的传承与发展的协同共进，让中医药文化价值发挥到极致，实现现代中医药文化的永续传承与高质量发展体系的迭代升级。

二　新业态赋能中医药文化传承与发展的内在逻辑

中医药文化博大精深，融合了中华民族几千年自然科学和人文科学的精华，包括精神文化、行为文化、形象文化三个层面。新业态赋能中医药文化的传承与发展，是将中医药文化与文旅产业、康养医养、健康研学以及数字经济等进行双向深度融合，以新业态新技术拓展中医药文化传播与发展的多维渠道，释放新时代中医药文化的活力，为中医药文化传播与发展培育大量后备人才队伍，营造全民信中医、用中药的浓厚的文化生态，实现中医药文化的有效传承和高质量发展。

（一）新业态推动中医药精神文化的赓续传承

中医药精神文化主要是中医药的价值观念，包括中医学对生命、健康、疾病的认知观念、价值取向、思维方式，为医者的伦理道德，中医医院、中医药企业的宗旨、使命、愿景、经营理念等。新业态通过利用现代信息技术，如大数据、云计算等，建立中医药知识数据库和在线学习平台，使中医药知识更加普及和获取便捷，这些平台不仅提供了丰富的中医药学习资源，还促进了中医药知识的传播和交流，有助于中医药精神文化的传承。新业态的出现意味着新的商业模式、新的市场形态以及新的服务方式的诞生。新的商业模式让传统中医药产业充满更多活力、新的市场形态丰富了中医药精神文化的传播和发展渠道、新的服务方式满足了消费者多样化的需求，提升了服务质量和用户对中医药的体验，从而激发了中医药各行业内部的内生动力。利用虚拟现实（VR）、增强现实（AR）等新技术，新业态为中医药文化的传承提供了全新的视角和平台。通过构建中医药文化世界，以"时空穿越""古今对话"的形式，人们可以身临其境地感受不同朝代名医生活的环境，领略不同时期中医药精神文化的魅力，这种沉浸式体验大大增强了中医药文化的吸引力和影响力。

（二）新业态促进中医药行为文化的推广传播

中医药行为文化主要指中医药在实践过程中所形成的行为模式、诊疗方法、养生习惯等。中医药文化的传承与发展要以其拥有的行为文化底蕴为驱动力，借助新业态深挖中医药的医疗保健价值以及养生益寿价值等。新业态从多方面促进了中医药行为文化的推广传播。首先，互联网和移动设备为中医药行为文化的推广传播提供高效平台，通过新媒体平台制作短视频、动漫、纪录片等影像作品，推广远程医疗、科研互动等，让更多的人深切感受到中医药在健康保健、疾病防治等方面的独特价值。其次，利用人工智能、大数据等突破中医药学的发展困境，科技创新以及新技术的应用加速了中医药药效及其作用机制的研究，提高了中医药的临床效果和安全性，使中医能更广泛地被大众所信赖。最后，新业态的多种形式推动了中医药行为文化的推广与传播，中医药文化与旅游结合，可以发展文化旅游产品和健康养生体验项目，让游客切实体会到中医药的康养魅力；中医药与其他行业进行跨界合作，如中医药与美容、中医药与健康食品等，不仅丰富了中医药产品，更能让中医药涉及我们更多的生活领域，无形中助推中医药行为文化的传承与发展。

（三）新业态赋能中医药形象文化的创新优化

中医药形象文化主要是指中医药在公众心目中的形象和影响力，包括中医药的品牌形象、文化内涵、社会认知度，以及中医医院的环境形象，中医药企业的标识、品牌等。新业态赋予中医药形象文化的创新优化以强大的内生动力。底蕴丰厚的中医药文化资源是中华传统医药产业能实现高质量发展的基础，也是中医药文化自身可持续传承与发展的前提条件。当前，中医药形象文化的创新优化内生动力疲软的重要原因就在于缺乏理念创新、路径创新和模式创新，难以实现中医药文化资源价值的正外部效应。而打造多种形态和多种样式的中医药产品，可使中医药产品的消费者多维度体验中医药及中医药文化的魅力。与此同时，新业态的市场营销策略和创新模式可以塑造独特的中医药文化形象，提高中医药产品的知名度和影响力，增加外界对中医药文化的认同感，提升中医药在国际市场上的竞争力。通过大数据、区块链、人工智能等新技术手段，加强中医药的品牌保护工作，建立完善的政策机制保障品牌商标，激励企业提高产品和服务质量，加大打击商标侵权工作力度，维护中医药品牌的合法权益和良好形象，进而推动中医药文化的高效率传承和高质量发展。

三　新业态背景下中医药文化传承与发展面临的机遇

（一）政策环境持续利好

党的十八大以来，党中央、国务院对中医药文化的传承与发展给予了高度重视，并深入研究了符合当前时代需求的政策措施，制定了一系列旨在促进中医药文化传承与发展的战略规划与文件，为中医药文化的持续繁荣奠定了坚实基础。2016 年，中共中央、国务院发布了《"健康中国 2030"规划纲要》，明确将中医药深度融入健康中国建设的宏伟蓝图，为中医药康养旅游的蓬勃发展指明道路。同年，《中华人民共和国中医药法》[①] 的颁布，则强调中

---

①　全国人大常委会办公厅：《中华人民共和国中医药法》，中国民主法制出版社，2016，第 10 页。

医药专业人士应利用新媒体平台普及中医药知识，进一步拓宽中医药文化传播的渠道。2021 年，《推进中医药高质量融入共建"一带一路"发展规划（2021—2025 年）》提出，利用数字技术促进中医药的全球共享与跨境电子商务的开展，旨在推动中医药领域的国际化进程与谱写对外开放新篇章。2022年以来，国务院办公厅连续出台两大重要文件，分别针对中医药行业的未来发展进行了全面规划与部署。《"十四五"中医药发展规划》着重强调了加强中医药事业数字化建设的紧迫性，旨在通过数字技术赋能中医药的现代化转型。《中医药振兴发展重大工程实施方案》则提出建设数字中医药博物馆、探索中医药外贸新业态新模式、提升中医药国际影响力以及推进智慧中医医院建设等一系列创新举措，为中医药的全面振兴与国际化发展注入了强劲动力。

（二）市场环境逐渐优化

当前，我国居民的平均预期寿命已达到 76.7 岁，意味着人民群众的健康意识显著提高。伴随而来的是，健康消费模式的迅速升级与健康市场需求的快速增加，这为中医药健康服务领域带来了前所未有的发展空间和潜力①。与此同时，新业态为中医药的发展带来了新一轮的机遇，成为推动我国中医药各领域快速发展、提高中医药文化传播效率、提升中医药文化创新发展的重要力量。截至 2020 年底，我国注册的中医药康养医疗平台超过 500 家，平台用户总数量超过 1 亿，同比增长超过 30%；中医药健康管理 App 的用户数量超过 2 亿，同比增长近 50%。随着中医药康疗平台及用户人数不断攀升，我国中医药保健品在电商平台上的销售额超过 500 亿元、中医药保健服务平台的用户数量超过 5000 万、线上中医药教育平台的注册学员数量超过 3000 万。②我国中医药借新业态这股东风不断蓬勃向上发展，同时在政府各方面的支持下，市场环境逐渐优化，这也为中医药文化的传承与发展营造了良好环境。

---

① 严军、刘红宁：《中医药资源优势转化为发展优势路径探析》，《江西中医药大学学报》2020 年第 5 期，第 108~111 页。

② 中国互联网协会：《中国互联网发展报告（2021）》，https：//www.isc.org.cn/article/40203.html，2021 年 7 月 13 日。

（三）技术环境不断改善

在传承与发展中医药文化过程中，搭乘新业态的顺风车，将能够达到事半功倍的效果。一方面，数字经济、电子商务、新媒体等为传统中医药文化的传承与发展提供了有力的技术支撑，使得中医药文化在保持原有传播基础上，再通过与现代通信技术、科学技术的有效结合创造了新的价值和加倍的传播效果。例如，一篇关于中医药文化的高质量微信公众号推文，其阅读量与转发量甚至能超越某些传统媒体数年的累积发行量。另一方面，人工智能和大数据等技术诞生了互联网医院、健康管理 App 等，通过互联网技术实现了在线医疗咨询、远程医疗、智慧医疗等中医药的新服务模式。借助数字技术和网络技术，以多种样式和形态呈现的中医药文化，使拥有 2000 年历史的传统中医药文化在传承与发展上具有了智能化特色。

四　新业态背景下中医药文化资源传承与发展面临的问题

（一）中医药文化传承与发展缺乏复合型人才

当前，我国中医药高层次人才队伍建设已取得了长足进步，其中设立中医学专业的高校共 66 所，设立中药学专业的高校共 127 所，截至 2023 年底我国高等中医院校共 44 所，中医药专业在校总数达 75.2 万人，并形成了本硕博多层次、多规格、多形式的人才培养体系。① 然而，我国权威中医药专家和学者往往将中医药人才培养的重心聚焦专业课程配置比例、临床教学实践时间、教学质量等方面，忽视了现代医学、信息技术等相关课程在中医药人才培养中的重要性，从而导致大部分学生在毕业后应用现代科技的能力不

---

① 国家中医药管理局：《2020 年中医药事业发展统计提要报告》，http：//www. natcm. gov. cn/guicaisi/gongzuodongtai/2022-01-20/24293. html，2022 年 1 月 20 日；国务院新闻办：《中国的中医药》白皮书，https：//www. gov. cn/xinwen/2016 - 12/06/content _ 5144024. htm，2016 年 12 月 6 日。

足。虽然在中医药文化传承发展过程中固本尤为重要，但是随着新行业、新技术的兴起，如果将人才培养局限于传统文化传承、专业技能培训等方面，容易使得中医药人才培养囿于单向思维和行业藩篱，难以发挥最大的人才效应。仅有不到 20% 的中医药院校开设了数字化教育项目，无法满足日益增长的学习需求。[①] 中医药缺乏具有数字化技能、创新意识、跨学科知识等方面的复合型人才，影响了中医药人才在当代大环境背景下的适应能力。

（二）新业态与中医药文化传承发展的结合有待加强

当前，中医药文化传承与发展正面临着新业态融合不足的挑战。随着数字化技术的飞速发展、新商业模式的涌现，中医药产业面临着转型升级的压力和机遇。传统中医药文化传承与新业态发展之间的结合度不够，导致传统文化资源无法充分整合与利用。仅有不到 20% 的中医药从业机构拥有完善的数字化技术支持，中医药服务的推广和传播受到了限制，无法与新兴的商业模式和市场需求相适应。许多传统中医药机构和药店也并未充分利用现有的社交媒体平台进行数字营销，只有不到 30% 的中医药机构在社交媒体上开展宣传活动。此外，中医药机构缺乏对数字化营销数据的分析和利用能力，超过 50% 的中医药机构没有建立完善的数字化营销数据分析系统，因此无法深入了解用户行为和需求，也无法有效地调整营销策略。[②]

（三）中医药文化资源的保护性开发力度欠缺

中医药作为我国传统医学的重要组成部分，拥有悠久的历史和深厚的文

---

① 《浙江中医药大学发起成立全国中医药数字化教学联盟》，中国新闻网，https://news. zcmu. edu. cn/info/1010/51492. htm，2023 年 12 月 16 日。

② 国家卫生健康委：《2022 年我国卫生健康事业发展统计公报》，https://ws. zibo. gov. cn/art/2023/10/13/art_812_2752208. html，2023 年 10 月 13 日；国家中医药管理局：《"十四五"中医药信息化发展规划》，https://www. gov. cn/zhengce/zhengceku/2022－12/06/content_5730292. htm，2022 年 12 月 6 日；《2023 年全国中医药行业新媒体研究报告》，中国中医药新闻信息网，https://www. cnta-gov. cn/industrynews/843. html，2024 年 1 月 23 日。

化底蕴。然而，中医药文化资源未能得到有效地保护和开发利用。许多中医药文化博物馆拥有丰富的文物和资料，但只有少数中医药文化博物馆将文物和资料进行数字化并在线展示，未能实现让更多人能够远程欣赏和学习中医药文化，限制了中医药文化资源的利用。中医药文化节作为中医药行业内最受欢迎的节庆活动之一，是传播中医学、药学、针灸学等方面的重要手段，却仅有约40％的中医药文化节庆活动利用数字化渠道进行宣传和推广。传统医方、古籍典籍等中医药文化资源，未能利用新技术确保这些宝贵资源的长久保存和传承。目前，仅有不到30％的中医药文化资源被数字化保护和存档，面临着被破坏和流失的风险。此外，中医药文化资源的商业化开发不充分。中医药文化作为一种独特的文化产品具有巨大的市场潜力。企业和机构最常见的手段只是开展中医药健康产品、中药材种植、中医诊疗服务等业务，将中医药文化资源转化为经济价值，中医药文化未能全面发挥其文化价值、社会价值以及经济价值。

（四）传播形式单调导致互动体验感不足

长期以来，在传播方式上，中医药文化多为由上至下政府主导的单方面推动，缺乏政府、高等院校、企业界以及社会公众的双向或多向互动，导致形成了一种较为封闭的传播格局①。传统的中医药文化以口耳相传、文献传承等方式已经不能适应时代发展②。中医药线上教育平台多采用传统的单向知识传授模式，缺乏互动性和参与感。学习者只能被动地接收信息，无法进行实时互动和讨论。中医药从业者或机构在社交媒体上进行单向的信息推送容易使受众对内容产生审美疲劳，影响中医药文化信息传播的效果。中医药博物馆虽然开始采用线上展示，但只有少部分中医药文化博物馆采用线上VR全景馆云游参观，实现从旁观者变成参与者。多数中医药博物馆还是以

---

① 陶林、张宗明：《论中医文化传播的困境与突围》，《理论月刊》2015年第3期，第70～73页。

② 崔为：《新媒体环境下中医药文化传播体系的重构》，《社会科学战线》2021年第12期，第25～32页。

传统静态展览为主，观众在参观时只实现了"可见""可听"而没有达到"可触""可感""可互动"。参观者对中医药文化的体验没有做到真正的"感同身受"，使得参展观众共情不足难以引起深入的关注，传播效果不佳。此外，在国际市场上，有许多与中医药相关的网站、应用程序和社交媒体平台，这些平台提供了丰富的中医药知识和信息，吸引了国外用户的关注。然而，这些资源大多由中国机构或个人创建和维护，海外中医药从业者很少有类似的平台用于传播他们的观点和经验，导致中医药文化在国际上的传播呈现单向性，缺乏与其他文化和医学体系的交流和互动。

五 新业态助推中医药文化传承与发展的对策建议

（一）加大对中医药复合型人才培养力度

目前，新一代信息技术正在与我国各领域融合，社会对中医药人才需求也正在发生变化。中医药文化的传承发展既离不开扎实的实践基础，也离不开数字信息、互联网技术对其的扶持。一方面，应优化中医药人才培养课程体系。数字经济时代，要加强对中医药专业学生的数字素养、数字技术以及数字化学习能力的培养，增加信息技术通识课程，增加新媒体用户分析、网络与新媒体应用模式等方面的课程，增设电子商务、数字贸易等方面的课程。培养具有数字素养、新媒体运营以及互联网思维的中医药新型复合型人才。另一方面，加强中医药与其他行业的融合发展。建立中医药与信息技术、大数据、人工智能、新媒体、数字出版、新零售等各行业优秀人士的交流合作平台，培养中医药人才的多维度思考意识和创新发展能力，共同探索中医药与其他行业的更多结合点，推动中医药的行业创新和市场应用，实现更加全面和持续的发展。

（二）加强新业态与中医药文化的融合发展

随着社会的变化和科技的进步、传统中医药行业与新业态相结合，是中医药适应现代社会的需求和发展趋势。新业态不仅为中医药文化的传承提供了新的平台和机会，还为中医药产业的发展带来了创新和活力。因此，应推动中医药产业转型升级，实现传统中医药文化与现代数字化发展的有机结合，提升中医药服务的质量和影响力。要鼓励中医药从业机构建立数字化档案、开发中医药 App、建设在线诊疗平台等数字化技术的应用。支持中医药各行各业建立完善的数字化营销数据分析系统，通过对用户行为和需求数据的深入分析，调整营销策略，提升市场竞争力。加强中医药从业者的数字化技术培训，提升他们对数字化营销工具和数据分析的认知与应用能力，以适应新业态发展的需求。加快中医药行业与科技企业、数字化营销公司等跨界合作的进程，共同探索中医药与新技术的结合，促进中医药文化与新业态的融合发展。

（三）加大对中医药文化资源的保护性开发力度

中医药文化资源的开发不仅需要深挖中医药文化在内容上的深度，还需要拓宽在形式上的广度。因此，应在保护中医药文化的基础上，利用新业态加大对中医药文化资源的开发力度。其一，积极采用新技术实现对中医药文化资源的全面监测、管理和保护，帮助识别文化遗产的潜在风险，并提供定制化的保护方案。同时，借助前沿技术融合虚拟现实与增强现实，构建沉浸式的中医药文化体验环境，使用户仿佛置身于其中，深切领略中医药文化的独特魅力进而推动其传承与广泛交流。其二，融合发展中医药文化与旅游的新业态，激发中医药文化资源的资本属性。将重要的中医药文化遗址、博物馆、体验中心等纳入旅游线路，打造一站式旅游服务。聘请权威专家、影响力人物等采用图文、短视频、微信公众号等形式进行流量推广，增加旅游景点的曝光度。并结合线上线下建立反馈机制，通过数据分析工具进行量化评估，收集游客年龄段、性别，以及游客在旅游过程中的体验感等信息，从而为后续的改进优化提供参考和借鉴。

（四）建立双向互动式的中医药文化交流体验模式

参观中医药文化博物馆展览的观众不再满足于传统的参观模式，而是更加追求参观过程中个性和情感需求的满足，汲取物质现象背后的文化精神，观众对于"感觉"和"情感"的关注度日益增加，科技的进步给新的展览形式的诞生创造了良好的条件。因此，要鼓励中医药文化博物馆积极在线上线下应用全息投影、多媒体触摸屏、传感器、互动游戏、虚拟现实等技术，实现"交互式体验""沉浸式体验"等展览效果。要积极使用数字化技术、新媒体等平台拓宽中医药文化交流的渠道，实现数字信息与知识内容的"实时对接"，弥补传统媒体单向传播而导致互动性不足的缺陷，为中医药文化在国内和国际上的双向互动式交流提供渠道。同时，利用互联网技术设计具有社交化特点的中医药文化国际交流平台，并入驻权威专家为国内外用户提供中医药知识、案例分享、疾病预防保健、康养常识、方剂介绍等方面的信息，以此构建多种互动关系，促进专家之间、专家与用户之间、用户之间的交流与合作，形成良性的中医药文化交流社区。

医学哲学

T6　中西医学术并重，须突破西医病名"壁垒"

倪淑芳　曹晓芸　曹东义　张培红　卢青玉*

摘　要　中医与西医在疾病观上的认识是不同的。西方医学"结构决定功能的构成论医学"，忽略了生命结构的"细胞核同质化"，以及细胞网状结构不稳定的暂时性，而且"碎片化"的疾病名称，必然带来"全身靶点"的灾难性后果。它过分强调疾病的排他性和永久性，只看明物质之"有"，看不到疾病的"有"生于"无"。中医的疾病名称，虽然大部分建立于人体自我感觉的基础之上，强调痛苦就是疾病，不太重视疾病的"病理结构"，但立足于疾病的暂时性和可转化性，是生成论的世界观、疾病观，以"无"为本。中西医并重要求中医卓然自立。

关键词　中医　西医　疾病观

西方医学"结构决定功能的构成论医学"，忽略了生命结构的"细胞核同质化"，以及细胞网状结构不稳定的暂时性，而且"碎片化"的疾病名

---

*　倪淑芳，河北中医药大学第四附属医院，河北省第六批名老中医经验传承人，师从曹东义教授；曹晓芸，河北医科大学第三医院副主任医师，研究方向为中医史学及中医治疗外感热病、风湿病等内科疾病；曹东义，河北中医药大学第四附属医院、河北中医药大学扁鹊文化研究院主任中医师，教授，主要研究方向为中医临床和中医史学；张培红，河北中医药大学第四附属医院针灸科主任，河北中医药大学扁鹊文化研究院副院长，中西医结合副主任医师，主要研究方向为中西医结合临床及中医史文化；卢青玉，河北中医药大学第四附属医院主治中医师，河北省第六批名老中医经验传承人，师从曹东义教授，主要研究方向为中医药治疗妇科疾病。

称，必然带来"全身靶点"的灾难性后果①。它过分强调疾病的排他性和永久性，只看明物质之"有"，看不到疾病的"有"生于"无"。

中医的疾病名称，虽然大部分建立于人体自我感觉的基础之上，强调痛苦就是疾病，不太重视疾病的"病理结构"，但是立足于疾病的暂时性和可转化性，是生成论的世界观、疾病观，以"无"为本②。

一 中医病名的独立性与必须性

在中西医共存的现实背景下，中医不可能否定和取消西医"构成论"的疾病名称，但是可以吸纳、包容西医的疾病名称，而不是在西医病名之下辨证论治。过去强调辨病与辨证相结合，有人就简单化为在西医疾病名称之下"分型治疗"，一个疾病分几个型，每个证型之下对应一个方剂，然后就说这是中西医结合的成功模式。其实，这个西医疾病名称之下的"分型治疗"，是为了去掉中医的"辨"和"论"，只要"型"和"方"；这样做的结果，就让中医发现不了疾病，也评价不了效果，严重背离了辨证论治的精髓，丢弃了中医治病"活的灵魂"，是跟在西医后边不能自立的"二级医学"。

60 年前，近代杰出的中医临床家、革新家，上海著名医家章次公先生，曾担任卫生部中医顾问、北京医院中医科主任等职③，主张"发皇古义，融会新知"的治学思想④，并提出"欲求融合，必先求我之卓然自立"，如果长期在西医病名之下"分型治疗"，则"自立已不能"，如何谈"卓然"，如何实现"中西医并重"？

在走向"中医卓然自立"的时候，应该在理论上依靠生成包容构成、

---

① 曹东义：《中西医对健康的不同认识》，《中医健康养生》2016 年第 7 期，第 74~75 页。

② 曹东义：《坚持中医病名，中医才能"卓然而立"》，《中医药通报》2016 年第 1 期，第 1~2 页。

③ 张存悌：《名人与中医（23）》，《辽宁中医药大学学报》2009 年第 11 期，第 171~173 页。

④ 周晴、杨悦娅、余恒先等：《论章次公先生"发皇古义，融会新知"的治学思想》，《世界中西医结合杂志》2013 年第 11 期，第 1094~1096 页。

关系包容结构、状态包容形态、多元包容单一、转化包容对抗的学术原理，用中医药的疾病理论可以超越和包容西医的疾病名称；治疗上通过调整状态而改变形态，以稳态包容极限，用向内求正气包容拯救式的介入治疗，用丰富的治疗手段"杂合以治""心身同调"等，彰显环保、生态治疗的优秀特质，化解构成论、还原论医学造成的世界性医学难题，实现可持续发展的宏伟目标。

人们一贯认为，西医的疾病名称是实证的"白箱"，中医的疾病名称属于"黑箱"，其实，这样的看法不准确。人体的结构有层次，从器官组织到细胞逐渐变细微、再到细胞内的核酸等，各有不同的功能。

中医似乎是用望远镜看世界，而西医则用显微镜看世界，都是从肉眼可见出发，中医重视"象"，取象，用象；西医"破象"，不信任"象"，认为需要抛开象，打开微观结构，看里边的内容。所以，中医的研究被称为"黑箱方法"，而西医则属于"白箱方法"。一般认为黑箱方法不需要了解内部结构，或者无法了解内部结构，而白箱方法则要求了解研究对象的内部结构和逻辑。

关于疾病的认识，人们也用黑箱与白箱的不同方法，来区分中医与西医的疾病概念，认为冠心病、肝癌之类的诊断属于白箱，而中医的胸痹、癥瘕积聚则为黑箱。其实严格说来，冠心病、肝癌也不是完全的"白箱"，还没有达到物理学所说的精确度，没有细微到分子水平。

如果用冠心病的所谓白箱作模型，中医药用什么理论指导来治疗冠心病？所谓"活血"的药物是抑制血小板聚集，还是对抗内皮素？哪个成分对抗，用多少含量的中药成分对抗？

这样一来，中医就发现不了疾病，也评价不了结果，只能是西医疾病观下面的补充治疗方法，背离了中西医并重的基本方针。因此，中医传承发展，必须坚持自己固有的理论，超越或者包容西医，而不是在西医疾病名称之下分型治疗。

二　中医病名的传承发展体现理论自信

中医几千年，关键在于有传承。如何认识健康，怎样诊治疾病，中医药有很丰富的理论指导，也有很丰富的技术内容，是一个道术并重的学术体系。

有人说肝癌这个病，中医按胁痛治疗就是延误治疗。这是按西医标准说话，根本不考虑中医特色，中医的话语权被剥夺了。肝癌出现"胁痛"时多属晚期，即使西医诊断清楚了，也不可能用手术切除了；即使是可以切除，也不能保证消除复发的问题；如果不手术切除而是用放疗、化疗加支持疗法，也不能是"根治"措施，很多治疗目的是延长生存期。

如果中医不知道病人是肝癌，按照"胁痛"治疗，内服扶正祛邪中药，针灸按摩贴敷等外治，可以畅通气血，还可配合食疗养生和气功锻炼，这样综合起来"杂合以治"，有可能延长病人生存期，大幅度降低治疗费。因此说中医虽没有"确诊"其为肝癌，但患者痛苦减少，更有尊严，与换肝、放疗、化疗相比，差别应该是巨大的。

中医药治疗，有助于缓解看病贵、看病难，可以有效防止因病致贫。然而，现在的环境下，医疗市场化，病员就是资源，中医被西医病名的技术壁垒所阻碍，难有施展技术的机会。并且按照西医的疾病标准，很容易认为中医误诊，因而吃官司、接受处罚，严重阻碍中医发展。中医争取治疗权，才能有临床实践的机会，否则治疗已无权，更难以谈中医的优势和发展。因此，不能说按胁痛治疗就属于误诊误治。西医的诊断，只是西医进行治疗的雷达，不是中医诊疗的指南针。

在现代医学的诊疗活动中，虽然似乎是依据白箱的结构诊断，但是治疗依然是随机的"或然结果"，这是生命自主性原理决定的，不是简单的结构修补，生命是自然整体生成的，而不是由原件混搭组成的。人的生老病死，都有自身的规律，医学的功能只能是帮助，而不是拯救。

现实生活中，人们往往不需要"白箱操作"，而是运用黑箱方法。比如用电脑时，虽然知道它由"0"与"1"二进制源代码构成，但人们都不用其编程序，而是在各种"区块链"的操作平台黑箱操作。我们的手机不能正常使用的时候，一定不能拆开修，而是应该"重启动"，或者输入杀毒程序，也就是"内病外治"，而不是给手机"做手术"改造硬件。老子说"大制不割"，手机的修理尚且如此，生命的精密性远远超越了手机，我们更应该"道法自然"，帮助患者自我修复，而不是动不动就手术切除或者用异物在体内植入或者"介入"。中医药很多治疗措施，都是重视转化，化毒为药，变废为宝，借助自然的机理，如同浇花种草，而不是拔苗助长，或者李代桃僵。

人们评价西瓜的好坏，即使知道了西瓜有哪些化学成分，但都不用切开的"白箱"去挑西瓜。评酒师评价白酒的质量优劣，不是简单用酒精含量做标准。每个人进食的情况，不是按照营养师计算出的毫克、微克的营养"白箱"进食，而是要一日三餐丰俭由己。再精确的手术切除，也可能会伤害正常细胞；"靶向"的化疗药物，再精确也没有达到"有益无害"。

有资料显示，只有30%的西医现行常规治疗措施，是有循证医学依据的，需要重新评价的治疗措施高达70%以上。[①] 西医是一个需要不断提高的过程，不是最高境界、最佳水平，更不能要求中医也必须用西医的标准说话。

三　中医证候体现中医之道

废止中医的余云岫，攻击中医理论，污蔑称其"陈腐玄虚"，张功耀等主张取消中医，要"废医验药"，用西医的理论衡量中医[②]。如果取消了中医的指导理论，中医就成为零散的知识或者经验，就不是一个理法方药的完

---

① 余云岫、恽铁樵：《灵素商兑与群经见智录》，学苑出版社，2007。
② 曹东义：《反中医思潮为何沉渣泛起》，《新起点　新征程——中华中医药学会继续教育分会成立大会暨首届中医药继续教育论坛文集》，2007，第70~76页。

整理论体系了，被肢解则中医就逐渐消失了。

另外，中医的临床疗效，即使是不相信中医理论的人，也无法否定这样的事实。关键是如何解释这种疗效，依靠哪种理论来解释。古人认识中药是一个不断实践、总结提高的过程，有历代的本草和方剂著作。天地精华聚成药，四气五味入脏腑。中医疗效的认识过程和古人对认识食物有某些相似，瓜果蔬菜都有脾性，五谷六畜各不一样，有的疗虚抗寒，有的清火泻实；即使属于相同的食材，用不同的火候、烹饪手法，再加上"适量""少许"的作料，就可以搭配不同的口味，变成丰富的菜系，条条是道，屡试不爽，绝对不是仅仅靠营养元素可以"一言以蔽之"。

经过数千年的反复检验，中医药的安全性和有效性，绝对不是毫无规律可言的瞎猜，其中的道理很深奥。

中医以生成论为指导，病名立足于暂时性和可转化性，有无相生"以无为本"，"立"病名是为了"破"病名，消除这个危害①。辨证论治的"证"，虽然不是理想的功能表现，更不是理想的形态病灶，但是临床上，临床症状与形态病灶之间有联系，也有分离。形态病灶不是决定症状的唯一依据，只是一个影响症状的因素。因此有一些慢性肝硬化、无症状型心肌梗死患者，还有一些慢性肾衰患者，病人没有相关病史。大约75%的人群在医院，用很多的仪器检查确无阳性结果，被称为亚健康，却有身体和心理的严重不适。

因此，如果不伴随复杂的微观改变，病灶就像陈旧的疤痕，不能说明多少问题。

在代谢过程之中，身体有很多细胞与细胞间质，不仅细胞内部保持平衡，细胞之间也需要相互和谐配合，才能对外交换物质，以及维持细胞内部稳定和基本形态，这是生命赖以存在的条件。细胞既受体外环境制约，也受体内环境调控。细胞还会启动自我摧毁机制，这是因为当缺乏生存条件、发

---

① 曹东义：《坚持中医病名，中医才能"卓然而立"》，《中医药通报》2016 年第 1 期，第 1~2 页。

生凋亡时，各种内容物被包裹起来，形成数个凋亡小体，再释放到组织中时，不产生白细胞趋化，而由巨噬细胞等进行清除。这个细胞凋亡的过程，也不发生炎症反应。细胞的变性坏死与此不同，因为细胞膜破裂，没有形成"凋亡小体"，溢出于组织之中的细胞内容物质，引发白细胞趋化，比如大量的白介素、分解酶、自由基等致炎物质大量释放，机体在清除感染时，各种细胞因子"呼吸爆发"，非典、新冠病情突然加重就是这样，加重机体组织损害。

在动物造模的时候，急性肺损伤的模型，就由破碎的细胞作为损害因素，而不一定是外来微生物感染。这个情况与经典的认识不谋而合，五脏六腑皆能令人咳嗽，"非独肺也"。细胞基因转录、合成蛋白，都是许多因素调控，不是单一因素的作用，是整体协作的结果，这与中医所说的人与天地万物相关道理一样。因此，基因组学、蛋白组学不与天地万物联系，也说明不了生命的复杂性。

身体出现某证，都有复杂的分子机制。即使外伤创疾，也可以很快产生"证"。所谓"神经反射"是简单的概括因果关系，许多复杂环节被忽略了，刺激形成化学信号，经传导到中枢，经过复杂整合后才能形成感觉，病人然后能形成主诉。也就是说，某些症状从病人口里说出来，传递到医生的耳朵里，把这个过程的细节写成程序，将会产生海量数据，比如具体到参与的组织与细胞，每个细胞的靶点、其作用机制的互相影响，信号的汇总分析、形成判断，都需要一系列的过程，有大量数据。有了某证候的概念，机体把它送出来，表述出头晕、心悸、腹胀、乏力、气短等症状，也不知要经过多少复杂而微妙的环节。人体很快完成的结论来得"太容易"了，有人怀疑其"客观性"。症状"黑箱"的背后微观变化，只有"科研价值"却没有临床意义。

大道从简，执简驭繁，中医治疗疾病，对于很多"证"，用某个方药，或者外治方法，证候就消失了。也就是在临床上，中医依靠自身理论完成辨证论治的复杂任务，看似"比较简单"，却具有复杂的机理。简便廉验的中医特色，是一种大智慧。我们不管其背后的"分子机制"多么复杂，也不需要各种检查，就可以及时去处置病人，这才是中医现实作用和巨大的未来价值。

中医有独特的世界观，只要患者表现出来"证候""候之所始，道之所生"，就能帮助其恢复健康。我们只要依靠患者经过微观整合之后的证候，就与分子机制互动起来。中医施之于外，患者神应于中，内外相关，整体互动。中医传统病证的学术原理，依靠来源于微观整合的机制，比依靠有形的病灶更可靠。

坚持传统不是倒退，而是守正创新。传统所以成为传统，一定有它的客观依据，这依据未必是病灶。

四 中医之道符合生物进化的科学规律

尽管显微镜、望远镜看到的东西，被认为属于科学发现，但是不能否认肉眼观察的真理性。

从单细胞开始进化，到脊索脊椎动物，逐渐进化到灵长类，人类是漫长历史过程的进化成果。单细胞的控制比较简单，内环境稳定，适应周围环境，就能繁衍后代。生物研究大多来源于对大肠杆菌的研究，虽然它结构简单，但是其"中心法则"的基因转录、蛋白合成与高等生物完全一致。

多细胞生命需要细胞之间进行协调，使各细胞合成为整体并不断繁衍。早期的阶段没有神经，以体液调节为主，后来的高级生物分化出神经组织，不断进化、分化的神经与体液调节互相配合，分化后的细胞，不再"全方位"应对环境，分工为消化、循环、呼吸等组织细胞，其整体功能如同《内经》所说："人始生，先成精，精成而脑髓生，骨为干，脉为营，筋为刚，肉为墙，皮肤坚而毛发长，谷入于胃，脉道以通，血气乃行。"

尽管每个细胞都带着全部的遗传信息，但是大部分基因的功能关闭着，只有一小部分活动着，细胞分化后，细胞所具有的特殊功能，是细胞都选择了一个角色；处于"待业状态"的细胞，被西医称为"多能干细胞"。

生物进化是进化了细胞的联系与调控，不是进化了细胞的结构。另外，人类的思维与语言等高级生命活动，是生物进化的最高成果。正如《内经》所说："五脏已成，神气舍心，魂魄毕具，乃成为人。"人的可贵就在于有精气神，所以需要"上守神"。

另外一个成果，是人类的皮肤不再有浓厚的毛，却产生了大量的汗腺和皮脂腺，被古人称为"裸虫"。中医的四诊，都是依靠人类进化所产生的精气神和皮肤，取得了巨大的成果，古人概括为"人贵有知之明"，所以中医不把患者的感觉作为表象，而是非常重视这些整体反应。

五　中医证候体现复杂微观变化

我们经常见到同一种病灶，出现在不同患者身上，其证候却不同，可分成几个"证型"。是什么原因让人体呈现不同"体质"？体质背后有一系列微观的基础条件，也就是海量数据。

微观世界的各种基本物质差异，庞杂纷乱。但是，宇宙有规律，微观世界也不是毫无规律可言。西医认为症状很肤浅，不了解它是人体微观复杂变化的整合，人有自知之明。物理化学生物的各种变化信号传向中枢，形成复杂的海量微观信号，通过自我判断是否属于健康状态，因此才有了疼痛、无力、恶心、腹痛等主观感觉的表述。尽管微观世界复杂多变，但并非不可捉摸，一旦有了恶心厌食、头痛头晕、倦怠乏力、胸闷心悸、腹胀气短等症状，就是动物无法模拟的"客观"现实，属于整体反应，是可靠的临床状态，也是状态的"疾病本质"，不是形态的病灶。

病灶是相对不变的，所以有"确诊"与"误诊"之说；微观变化不定的症状，随时可能发生变化，也就不需要"确诊"的标准，中医"随症治之"是一种大智慧，而不是只针对表浅症状，不联系疾病本质。

中医依靠的症状，是病人对微观整合后形成临床依据或证据，中医把最突出、最痛苦的症状（证候）作为病名，对患者全部的证候加以分析，可以概括为病人的"证型"，而不是抛开症候到体内找病灶。因此，医圣张仲景提出辨证论治的法则，《金匮》之中的腹满、咳嗽等都是病，根据不同的证候，命名疾病，对应不同的方药，都可以取得相应的好效果。这套原理经过千百年的反复演练，行之有效，安全可靠，十分珍贵。这是任何动物实验不可代替的，任何动物不仅难以进行望诊和切脉，更不可能告诉医生自己的感觉。

患者复杂微观变化之后的证候，只要认真检查都可以被医生把握，中医还需要根据病症的变化随时调整诊疗措施，不是守株待兔，也不是打靶式攻其一点不及其余，不仅不存在"误诊"与"确诊"，而且要随时修正诊治方案，就像老鹰抓兔子，通过不断变化的行进路径，才能达到想要的目的。中医划分"病"与"证"，都是结合体征、状态，某个病名之下，可再分为若干证候，比如伤寒病下边还有六经病，六经病下边还有经病与腑病，是一个病证结合、分层诊疗的体系。不仅疾病可以分层，"证"下也还可以有"证"，比如"但见一证便是"的小柴胡汤证。治疗之后消失一"证"，再治疗的方法就有所不同，随时调方，不必等到疾病彻底消除，因此"随症治之"是一个活法巧治的智慧。有形的积聚痞块，变化相对很慢，可以勉强看作病灶，但是这些疾病名称，当然是为了突出其可以变化与治疗后的可转化，与西医重视病灶形态结构的疾病观不一样。

因此，中医与西医的疾病观不同，中医看重的是复杂微观变化，出现在有形病灶之下；西医往往是忽略微观变化而强调病灶的排他性和永久性。

中医治疗，无论是中药还是外治，都必须从改变微观着眼，而不是通过异物介入、手术切除治疗。中医改变形态的病灶，必须通过改变患者的微观来实现。

西医强调诊断与鉴别诊断，突出形态病灶的"永久性"；中医看重状态的复杂变化，对于形态病灶也认为存在可转化的"暂时性"，所以中医常用消积、软坚、散结、活血化瘀、行气化痰等来概括治疗的原则，这是中医的特点。

临床上，中医对于症状观察十分细致，比如对于出汗，可划分为表证汗、自汗、盗汗、里证汗。

癌症病灶虽需重视，但临床问题绝不局限于病灶，也不是只有消除病灶才是唯一正确的治疗。每个人甚至每个细胞上都有"癌症基因"，这个基因是关闭休眠状态，还是开放活跃状态，不是由病灶决定的，病灶只是结果，而不是原因。

因此，过去很多"手术根治"之后，还有"超根治手术"，即伤及无辜而效果并不像预想的根治。放疗、化疗有可能是"致癌"的元凶。如果癌症患者微观领域的紊乱状态被纠正，病灶也可能不切除而自行消失，患者达到临床自愈。中医善于调整病人微观领域，助其健康转化。

微观失调状态得到纠正的表现，是证候改善与消失。假如有人经期乳房胀痛，无论是增生还是肿瘤早期，经过中医疏肝散结治疗，症状消失就可能消灭了未来的癌症。治未病"兵不血刃"应该是更优秀的结果。不可轻易地把症状看作假象，人群的"亚健康"，因为没有"固定不变的病灶"，更容易恢复其本来的健康状态。这是中医"治未病""救其未萌"等先进医学思想的体现。

总之，中西医并重绝非简单的技术叠加，而是医学认知的革命性跃迁。在"扶正祛邪"理论指导下，中医可以有效诊治传染病；在慢病管理方面，西医的指标控制与中医的体质调理融合，可以形成"生命周期健康管理模式"。这种未来协同、包容的医学模式，既能使医疗费用降低，也可以使患者满意度提高。

实现真正的中西医并重，需要完成从"病证结合"到"理论互鉴"的跨越。正如国医大师邓铁涛所言："中西医应是共攀医学高峰的同盟军，而非非此即彼的竞争对手。"当中医突破病名壁垒，建立起既能保持特色又能国际对话的学术体系时，必将为人类健康贡献独特的中国智慧。

T7 "治未病"思想影响下城市封闭社区抗疫的社会价值分析*

李颖丽 龚玉霞**

摘　要　中医"治未病"理论源远流长，在指导我国各类疾病的治疗中发挥着重要作用。经过历代医家的不断发展、完善和总结，"治未病"理论主要包括"未病先防、欲病救萌、既病防变、瘥后防复"4个范畴。2020年初，新冠疫情出现，严重威胁了人类的健康和财产安全。在当时尚无特效药和疫苗尚未普及的背景下，"封闭社区"在新冠疫情防控中的现实价值凸显。本文主要论述封闭社区在"治未病"思想影响下，有效防止了疫情的迅速传变、改善感染患者预后，以期从祖国医学角度分析封闭社区对现代流行性传染病防治的现实意义，为健全我国公共卫生应急治理体系提供参考。

关键词　治未病　新冠疫情　封闭社区

引　言

新型冠状病毒感染疫情（简称新冠疫情）是一次全球性的突发公共卫

---

* 本文为2020年度国家社会科学基金西部项目"基于价值共生理论的现代城市封闭社区内部治理研究"（项目编号：20XSH028）的阶段性研究成果。

** 李颖丽，博士，中共四川省委党校社会和文化教研部讲师，主要研究方向为人口社会学、城市社区治理；龚玉霞，成都中医药大学临床医学院在读医学硕士，主要研究方向为中医内科研究。

生事件，严重威胁了人们的健康和财产安全。新冠疫情出现后，各国政府在面对新冠病毒这种传染性极强、缺乏特效药及疫苗尚未普及的情况下，优先采取非药物干预的疫情防控政策①②。特别是，中国政府采取了最全面、最严格、最彻底的防控举措。31 个省区市（不含港澳台）先后启动重大突发公共卫生事件一级响应，停止群众性活动、加强健康监测、强化人员管理，实施严格的"封闭政策"。封闭社区作为我国城镇居民主要的居住模式，对各城市"封闭政策"的规模化开展、减少群众的抗拒心理，发挥了积极的支撑作用。习近平总书记指出："疫情，社区是联防联控的第一线，也是外防出入、内防扩散的基础防线。"③ 中医"治未病"理论不仅体现了中医药在治未病方面的独特优势，在防治急性传染病中同样强调社区作为防控第一站的重要作用，强调其以社区为范围，以人的健康为中心，通过预防保健防止疾病的发生、发展与传变。借助全科诊疗流程结合中医"治未病"思维，可以在社区层面有效地进行疾病的预防和控制，从而在源头上减少疾病的发生和传播。

一　概念厘定

（一）封闭社区的概念

封闭社区作为一个全球性的现象，概念源自美国 20 世纪七八十年代的可防卫居住模式，即"门禁社区"。布莱克利（Blakely）和施耐德（Snyder）在 1997 年正式提出了封闭社区的概念，将其定义为被栅栏或围墙

---

① 李成、钟杨、武依等：《新型冠状病毒肺炎疫情非药物干预措施研究现状及展望》，《现代预防医学》2021 年第 3 期，第 385~388 页。

② Kim Hyun Kyung、Min KyungDuk、Cho SungIl：Analysis of the Effectiveness of Non - Pharmaceutical Interventions on Influenza During the Coronavirus Disease 2019 Pandemic by Time-Series Forecasting［J］，"*BMC Infectious Diseases*" 2023（1）.

③ 习近平总书记 2020 年 2 月 10 日在北京市调研指导新冠肺炎疫情防控工作中的讲话。

包围，限制他人进入并将空间私有化的居住区。①② 随着研究者们对封闭社区的关注，学术界对于封闭社区的概念理解也逐渐达成共识，主要包括三个方面：一是住宅区域通过门禁系统和围墙或绿化带隔离起来，由警卫和摄像监控等作为安全措施，并通过通道控制人和车辆的进入；二是社区内部有由社区成员共同遵守的规章制度；三是社区内业主共同享受公共空间和设施，同时需要共同承担公共服务和公共物品费用。

我国古代的城门围墙、护城河、四合院等，已有上千年的历史，具有封闭和围合空间的双重特点，与"封闭社区"的特点相类似。从我国悠久的发展历史来看，其在维护国家安全和应对自然灾害、流行疾病、社会治安等领域发挥了重要作用。因此，我国民众对于封闭社区的空间围合性具有高度心理认同感。据统计，目前我国约 80% 的城镇居民生活在封闭社区③，突如其来的新冠疫情，更进一步使得"封闭社区"兴起。

本文所指的封闭社区是指在中国高速发展的城市化背景下，随着传统熟人社区生活模式的消失，人们为了追求安全、安静的居住环境，由围墙、绿化带或者其他物理屏障所包围起来的房屋群。社区大门通过安保、门禁系统等精准化控制人员和车辆的进入，全体社区居民共同享有公共区域和设施的使用权，并共同遵守社区内部运行规则，是我国城市居民的一种主要居住形式和基本生活单元，也是城市基层治理的重要载体④。

---

① Pompe Jeffrey J.、Rinehart James R.："Fortress America：Gated Communities in the United States"（书评），［J］，"*Southern Economic Journal*" 1998（1）。

② Blakely Edward J.、Snyder Mary Gail："Fortress America：Gated Communities in the United States"，华盛顿：布鲁金斯学会出版社，1997 年（转引自《Choice Reviews Online》1998 年第 35 卷第 8 期）。

③ Wu Xiaolin、Li Haoxu：Gated Communities and Market – Dominated Governance in Urban China，［J］，"*Journal of Urban Planning and Development*" 2020（3）.

④ 《中共中央国务院关于进一步加强城市规划建设管理工作的若干意见》，《工程建设标准化》2016 年第 5 期，第 2 页。

（二）中医"疫病"及"治未病"理论

中医"疫病"是指具有流行性、传染性的疾病[①]。与现代医学中的"急性传染病"概念相近，如《素问遗篇·刺法论》中所述："五疫之至，皆相染易，无问大小，病状相似。"这表明疫病能够迅速传播，感染不分年龄大小的人群，且症状相似。"五疫"是指按照五运之气将疾病分为的"木疫、火疫、土疫、金疫、水疫"，皆因"三虚相合"而为病。《素问遗篇·刺法论》指出：人体五脏的某一脏之气不足，此乃一虚；又遇与该脏五行属性相同的司天之气所致的异常气候，此乃二虚；在人气虚与天气虚的基础上，合并有情志过激或饮食起居失节或过劳或外感等，此为三虚。

中医在长期与疫病的斗争中，形成了自己独特的防疫和治疗方法，如以毒攻毒的思想，即通过有限度的主动感染方式使人体对某种传染病产生特异性免疫功能，从而避免疫病的发生。这种思想在东晋葛洪的《肘后方》中有所记载，体现了古代人们对疫病防治的探索和尝试。此外，中医对疫病的认识不仅局限于治疗，还包括对疫病传播途径的理解。例如，《伤寒总病论》和《温热暑疫全书》中提到的通过空气与接触传染的方式，与现代医学观点多相吻合，对后世处理传染病的隔离、预防、空气消毒有很大意义。这进一步证明了中医对疫病的研究和认识，不仅在治疗方法上，也在疾病传播和预防方面有着深刻的见解。

"治未病"思想的萌芽最早可追溯至殷商时代，这一时期的思想和观念为"治未病"的形成奠定了基础。《商书·说命中》曰："惟事事，乃其有备，有备无患"。这种注重预防的哲学思想逐渐影响到医学界，医家开始意识到疾病应早发现、早治疗的重要性，也为中医的预防医学理念奠定了基础。《淮南子·说山训》曰："良医者，常治无病之病，故无病；圣人者，常治无患之患，故无患也。"《素问·四气调神大论》进一步确立了"治未

---

① 江泳：《中医疫病概念考》，《中国中医基础医学杂志》2011年第10期，第1060~1062页。

病"思想，曰："是故圣人不治已病治未病，不治已乱治未乱，此之谓也。夫病已成而后药之，乱已成而后治之，譬犹渴而穿井，斗而铸锥，不亦晚乎！"

（三）中医"治未病"的预防学理论

经历代著名医家的不断实践与完善，以及当代医家、学者的梳理、总结与发展，将"治未病"概括为"未病先防、欲病救萌、既病防变、愈后防复"4 个范畴①，形成了以"治未病"思想为核心和特色的中医预防学理论体系。

1. 未病先防

《素问遗篇·刺法论》提出："不相染者，正气存内，邪不可干，避其毒气，天牝从来，复得其往，气出于脑，即不邪干。"故在防治方面强调以人为本、调神顾护正气和避免与邪气接触。在调神顾护人体正气的基础上强调避开具有传染性的邪气。据《汉书·平帝纪》记载："民疾疫者，舍空邸第，为置医药。"我国在防治"疫病"的历史中，采取了"离间"之法。一是收容式隔离，在寺庙及空旷之所等专门开设"疫人坊"，收治传染病患者；二是强制性隔离，官方或地方在疫情区封锁各进出道路，并派官兵镇守，"焚烧衣物"以阻断疫病的进一步传播，防止更多的人被感染。同时，强调"以人为本"以扶助正气，如《黄帝内经·素问·四气调神大论篇第二》曰："夫四时阴阳者，万物之根本也。所以圣人春夏养阳，秋冬养阴，以从其根，故与万物沉浮于生长之门。逆其根，则伐其本，坏其真亦。故阴阳四时者，万物之始终也，死生之本也。逆之则灾害生，从之则苛疾不起，是谓得道。道者，圣人行之，愚者背之。"可见，在"未病先防"理论的指导下，"封闭、隔离"理念在我国古代就已经被提出并广泛应用于防治传染病上，具有"内调外防"的特点，取得了较好的效果并沿用至今。

---

① 申俊龙、马洪瑶、徐浩等：《中医"治未病"研究述略与展望》，《时珍国医国药》2014 年第 6 期，第 1468~1470 页。

2. "欲病救萌"与"既病防变"

叶天士在《温热论》中指出："若斑出热不解者，胃津亡也，主以甘寒，重则如玉女煎，轻则如梨皮、蔗浆之类。或其人肾水素亏，虽未及下焦，先自彷徨矣。必验之于舌，如甘寒之中加入咸寒，务在先安未受邪之地，恐其陷入易易耳"①。即了解温病传变规律并在疾病进一步演变之前对其进行合理的干预，迅速驱邪外出，有效防止疾病的发生、发展，体现出"欲病救萌、防微杜渐"的特点。这与张仲景提出的"夫治未病者，见肝之病，知肝传脾，当先实脾"和《素问·刺热》载："肝热病者左颊先赤，心热病者颜先赤，脾热病者鼻先赤，肺热病者右颊先赤，肾热病者颐先赤。病虽未发，见赤色者刺之，名曰治未病。""既病防变"理念相顺承，并广泛应用于实践，如其在《伤寒论》中提到"伤寒五六日，中风，往来寒热，胸胁苦满，嘿嘿不欲饮食，心烦喜呕，或胸中烦而不呕……小柴胡汤主之"②，在疾病进一步变化以前对其进行治疗截断。

3. 瘥后防复

古代医家在对抗"疫病"的过程中发现疾病初愈到完全恢复正常仍需要一段时间的调护。因此在传染病临床症状得到控制后，不可忽视后期的调护，仍需要进一步加强恢复期的防护，积极采取措施干预机体，使得机体正气得到充分恢复，消除疾病可能的后遗症或者复发可能③。《素问·热论》曰："热病少愈，食肉则复，多食则遗，此其禁也"，提出疾病在恢复期间需要注意饮食的调护，清淡营养饮食，同时配合导引、按跷、五禽戏、太极拳等传统运动提高人体正气并帮助人群消除焦虑恐惧、保持积极的情绪和健康的心态，以促进身体的快速恢复。实现"精神内守，病安从来"的防疫目的。

---

① 吴嫣然、齐海军、姜淑君等：《玉屏风散预防新型冠状病毒肺炎的可行性》，《中国老年学杂志》2020 年第 8 期，第 1769~1772 页。

② 唐国顺：《玉屏风散防治"非典"机理探讨》，《中医文献杂志》2003 年第 3 期，第 35~37 页。

③ 张雪：《新冠病毒感染后遗症及症状负担的队列研究》，中国人民解放军陆军军医大学硕士学位论文，2023。

二　封闭社区的防疫机理

封闭社区的防疫效能主要取决于社区内部的空间区域阻断能力、管理的颗粒化程度以及所用技术或手段的渗透能力。其本质是通过运用各种手段和措施有效降低社区内人员的短期流动频次，形成传播链断裂，为实现精准防控提供窗口期。

新冠疫情出现之初，中国积极应对，通过采取社区封闭、出行管制以及对感染病人强制隔离等一系列措施，疫情在发生之初便得到了有效控制。据统计，截至 2022 年 5 月，全国超过 90% 的城市社区实施过阶段性封闭管理，成功将疫情传播系数（Rt 值）控制在 0.3~0.5 区间[1]。而封闭社区在这一过程中发挥了不可或缺的重要作用。封闭社区在阻断病毒传播链、优化社会防疫资源配置以及形成社会动员等方面优势显著。

（一）利于形成物理隔离的空间基础

新型冠状病毒作为一种通过空气和接触性传播的病毒源，其传播和扩散对物理空间具有高度依赖性。封闭社区通过门禁、安保等制度，可以采取出入登记、发放进出卡等措施限制社区内的人员流动；同时面对不同的人群，通过划分"封控区""管控区""防范区"等不同的区域等级分类管理，有效组织了特定时期、特定人群的接触和交流，尽可能地将病毒传播压缩至最小范围。通过管控，封闭社区可以形成对病毒在时间和空间两个层面的双重阻断。以此次疫情防控为例，武汉市某小区实施封闭管控后，单日外来病例从 12 例降低到 0 例[2]，说明实施区域封闭、通过空间隔离的方式对于延缓或阻断病毒的代际传播具有积极作用，可以为下一步工作的开展争取到关键的时间窗口。

---

[1]　《2022 年我国卫生健康事业发展统计公报》，国家卫生健康委网站，2023 年 10 月 13 日，https://ws.zibo.gov.cn/art/2023/10/13/art_812_2752208.html。

[2]　数据来源：笔者调研数据。

（二）利于形成资源整合的协同机制

美团研究院的一项研究数据显示：封闭社区的团购平台覆盖率可达到98%；其在物资配送环节实行的"网格化+数字化"的精准化物资投递管理方式，相较于开放社区，最快可以将物资配送时效提升8小时。这种快速、精准的配送方式，在保障小区内居民基本生活需求的同时，可以减少采购频次，进而有利于降低交叉感染的风险。同时，伴随着医疗服务资源的分级下沉，一些社区已经建立了"社区医生+三甲医院"的远程会诊系统，对社区内慢性病群众的用药配送时效提升了将近一倍，从而实现了区域内医疗服务资源的"存量优化"和"精准投放"的目标融合。封闭社区的这种资源整合能力和机制的建立，让其在面对疫情时实施管控成为可能并可行。

（三）利于开展社会动员和行为调控

一方面，封闭社区在开展社区治理工作中，已然形成了包括居民自治组织（如楼栋长）和志愿者队伍等在内的较为完善的自治组织体系。面对疫情，自治组织通过数字化监督，将居民个人的疫情防控行为变为区域内的集体行为规范，形成自我监督为主、邻里互助为辅、社区管控协调的三级防控链条。另一方面，相较于开放社区，封闭社区内部信息传播速度更快，有利于防疫知识的宣传和普及，进而有利于群众正确理解和对待疫情以及疫情防控工作，从而在一定程度上缓解和降低群众与焦虑情绪相关的疾病的发生。

三 中医"治未病"理论在封闭社区疫情防控中的具体运用

在此次新冠疫情防控中，封闭社区在中医学"治未病"理念的指导下积极作为，贯彻预防为主、防治结合的工作方针，发挥其作为抗疫第二战场的关键作用。社区防控战场的社区工作者和志愿者队伍，与救护战场的医护工作者、防疫工作者并肩作战，在切断传染源、防止疫情扩散和促进机体恢复等方面共同构成了疫情防控的两大战场。

（一）"封闭政策"中的"外防内调"

新冠疫情出现后由于新冠病毒的致病性、流行性极强，初期感染人员众多，一方面，医疗物资、医务人员缺乏，医院负荷过重，容量不足，众多无症状感染者或轻症人员无法被收治；另一方面，不断上涨的感染人数让民众缺乏安全感，这给我们带来了巨大的挑战。在中医"治未病"理论指导下，国家相继出台"封闭"政策，社区作为国家治理的基本单元和关键环节①，各省区市相继实行小区的"封闭管理"，对于外来人员或外市、外省返乡人员进行定点或居家隔离，对其所带回的外来物品进行消毒和对社区定期进行消杀；出入小区时需要门禁认证、错时出入小区以控制人流量，对社区人员进行新冠病毒检测、消毒。同时，利用现代信息技术对新冠未感染者、新冠转阴者是否去过疫情高危地区进行梳理，并通过数字追踪（基于手机应用程序）和人员追踪（封闭社区相关人员电话随访）对潜在感染人群和接触者进行监测追踪；对无症状感染者、新冠暴露者、新冠感染者等疑似病例进行对症治疗及定点封闭隔离等。这些都与《黄帝内经》的"皆谓之虚邪贼风，避之有时"的"外防"理念相一致。城乡社区"封闭"政策的规模化开展使得国内疫情很快得到了控制，传播人数迅速下降。

（二）针对新冠"暴露者"的"欲病救萌"

清代医家程国彭《医学心悟》曰："见微知著，弥患于未萌，是为上工。"即倘若疾病处于萌芽状态，应及早治疗，防微杜渐，以防止疾病发作。对于COVID-19潜伏期的病人或者无症状感染者，说明人体正气尚充足，邪气亦旺盛，邪正相争激烈，此时要主动出击增强人体正气与祛邪并

---

① 霍伟桦：《中国封闭小区治理的经验和逻辑》，《内蒙古大学学报》（哲学社会科学版）2018年第5期，第75~82页。

重，早隔离、早治疗。新冠疫情暴发后，各个地区在驱邪方面强调分层封闭和隔离，对于轻症或无症状感染者进行宣教、居家隔离或社区定点隔离。对潜在感染人群进行跟踪随访，封闭期间社区每户人派代表定时进行物资采购，或后期物资团队为各个封闭社区定点输送日常、食用物资以满足居民的生活需要，并减少人员流动。这正符合了《素问·藏气法时论》"五谷为养，五果为助，五畜为益，五菜为充，气味合则服之，以补精益气"的治疗理念。同时各地区相继以封闭社区为单位提供"防疫汤"以提高人体免疫力和防御能力，使"正气存内，邪不可干"，对减少感染人数及延缓病程起到了重要作用。

（三）针对新冠感染者的"既病防变"

《医学源流论·防微论》："病之始生浅，则易治；久而深入，则难治"，指在疾病发生以后，应及时早期介入，以减轻病情，防止疾病的进一步发展与传变。由于"五脏相通，移皆有次，五脏有病，则各传其所胜"，故根据其传变规律，可实施预见性治疗，以控制其病理传变。这对指导封闭社区的隔离政策具有重要价值。封闭期间的社区"封闭"管理模式更易于应对重大突发公共事件，有助于把握社区的各种注意事项。以社区为单位定期进行检测核酸，对已感染患者及时进行干预治疗，对感染轻症和重症进行有效分类、隔离和治疗，防止病情由普通型、轻型向重型、危重型进一步发展[1]。

（四）针对新冠转阴者的"瘥后防复"

吴又可《瘟疫论》："疫邪已退，脉证俱平，但元气未复，或因梳洗沐浴，或因多言妄动，遂至发热，前证复起。"即疫病虽已逐步好转，症状已有所缓解，但距离机体完全恢复正常仍需要一段时间，在此期间，需要调养元气，促进机体恢复，防其复发，减少疾病后遗症。此次新冠病毒感染具有

---

[1] 倪思洁：《新冠肺炎疫情加重全球疟疾负担》，《中国科学报》2021 年 12 月 10 日，第 1 版。

"湿、毒、浊"特点，而"湿为阴邪，湿性黏滞"，因此也决定了该病病程缠绵，易生后遗症。《黄帝内经》曰："病热少愈，食肉则复，多食则遗，此其禁也。"社区工作人员通过网络、公共区域的宣传栏积极开展新冠知识健康教育。社区定向为社区居民提供中药汤剂进行预防，并配以中医艾灸、穴位按摩、八段锦等传统外治法，不仅能提振人体正气，亦是帮助人群消除焦虑恐惧、保持积极情绪和健康心态的有效措施，实现"精神内守，病安从来"的综合防疫目的。同时，为减少新冠患者的二次感染及防止新冠并发症的发生，封闭社区积极开展对于康复人员行动轨迹的追踪。对于新冠感染转阴逐步恢复的病人，社区开展各种活动积极防止复发，如采用合理饮食、养生操、音乐、经穴按摩等方法，促进患者康复，截断复发源头。同时各个社区遵循"天人相应，冬病夏治"理论积极开展"三伏贴"以改善预后防止复发。

四　封闭社区参与抗疫的实践价值

面对此次疫情，封闭社区在疫情溯源、重点人群追踪监控等方面发挥了重要作用，防控成效显著，成为基层风险防控的重要场域和"靓丽"防线。习近平总书记指出：社区是疫情防控的第一线，也是外防输入、内防扩散的最有效防线①。

（一）封闭社区更利于把握疫情防控的规律性特征

社区防疫工作开展得高效与否，取决于社区对不同疫情的特征、传播途径以及传播规律等情况的理解和认识程度。若认识不到位，则可能出现防疫过度或防疫不当。因此，社区防疫工作的开展应制定专业的、科学的以及可行的实施方案。以新型冠状病毒感染为例，2020 年《关于加强新型冠状病

---

① 《强调社区是防控第一线 外防输入 内防扩散》，大公网，https：//www.takungpao.com/news/232108/2020/0211/414681.html，2020 年 2 月 11 日。

毒感染的肺炎疫情社区防控工作的通知》等文件为社区精准把握防疫事项提供了依据。社区防疫主要包括外防输入、内部消杀、危险人群和康复人群追踪以及疑似病例转移等工作。相较于开放社区，封闭社区基于门禁和安保管理等制度，物理空间具有相对独立性，人员流动相对简单，使得其在疫情防控过程中，可以更精准把握社区需要应对的各种事项，有利于基层政府和社区制定更加精准、有效的防疫方案。

（二）封闭社区有利于形成疫情防控的精细化治理模式

目前，我国城市社区按住房类型大致可以分为商品房社区、单位社区、混合式社区、过渡型社区（包括"城中村"社区、"村改居"社区和城乡接合部社区）等几种类型[①]。每一种社区又均内置封闭型社区。事实证明，这些封闭型社区已然成为基层面对疫情防控工作的重要主体，也是我们建设韧性社区的重要主体。面对各类风险及疫情防控工作，开放式社区显露出组织薄弱、动员能力差、凝聚力不强等诸多问题，社区难以回应辖区内居民的多样化需求，只能进行"选择性"服务。封闭型社区在弥补开放型社区不足的同时，通过网格划分、漏洞管理、点对点追踪等形式更有利于对社区内进行精细化管理，这在面对疫情防控和各类突发事件时展现了强大的风险抵御能力，也更具有现实意义。

五　结语

中医"治未病"理论，经过历代医家对其的不断探索、运用、补充和发展，逐步形成了具有深刻内涵的理论体系。在此次新冠疫情中，"封闭社区"作为抗击疫情的重要战场，与中医"治未病"理论相结合，促进医疗救助取得良好效果。"封闭社区"呈现以下几点优势：一是中医防治措施配

---

① 原珂：《中国特大城市社区类型及其特征探究》，《学习论坛》2019 年第 2 期，第 71~76 页。

合下的封闭社区有利于安抚居民恐慌情绪，减少新冠病毒感染人数，建立社区居民防疫信心，提高居民共同应对不确定社会风险的能力；二是在疫情突发时可快速反应，有效阻断病毒的传播链条；三是疫情期间可最大限度地利用公共空间进行临时设施安置、物资发放、临时隔离、测温、消杀；四是可有效缓解轻症患者大量涌入医院导致医院容量负荷过重的问题。

T8　民国时期六经实质新诠释学术状态的研究*

课题组**

摘　要　研究目的：系统梳理并分析民国期刊中"六经实质"相关研究观点，总结这一时期的研究特色，探求其对中医学术发展的意义。方法：基于文献挖掘技术，在"晚清民国期刊"数据库、《中国近代中医药期刊汇编》中检索并筛选关于"六经实质"的文章，进行内容分析和归纳。结果：民国医家对"六经实质"观点不一，存在至少10种观点，其中以"六经病证说"为主流。部分医家存在认同或融合两种观点的现象。结论：民国医家对"六经实质"的研究在继承经典的基础上有所创新，具有明确六经实质研究重要性、应用新学研究六经实质等特点，为现代六经实质研究提供了有价值的参考。

关键词　六经实质　近代期刊　西学东渐

张仲景所著的《伤寒论》以三阴三阳脉证并治为疾病总纲，创立了一

---

*　本文为上海中医药大学科创项目（项目编号：SHUTCM2023007）、上海市教育科学研究项目（项目编号：C2022222）的阶段性研究成果。

**　朱诺佳，上海中医药大学附属龙华临床医学院在读学生，主要研究方向为中医药防治皮肤病与海派中医流派；赵心华（通讯作者），中医学博士，美国加州大学博士后，复旦大学访问学者，上海中医药大学中医学院副教授，主要研究方向为中医基础理论和中医文化的教学；李欣悦，上海中医药大学附属曙光临床医学院在读学生，主要研究方向为中医药治疗妇科内分泌疾病；徐静薇，上海中医药大学康复医学院在读学生，主要研究方向为中医康复治疗与中医文献学；高琪，上海中医药大学附属龙华临床医学院在读学生，主要研究方向为中西医结合危重疾病诊治；阿丽代姆·迪力穆拉提，上海中医药大学附属龙华临床医学院在读学生，主要研究方向为中医药防治呼吸系统疾病。

套理法方药兼备的辨证论治体系，后世称"六经辨证"①。

清代伤寒家柯韵伯有言，"仲景为百病立法，伤寒杂病治无二理，咸归六经节制。"强调了"六经"在临床辨证中提纲挈领的作用。然而《伤寒论》每病诊治纲领中其实并无"经"字。直到宋金时期，"六经"一词方被用于指代《伤寒论》中的三阴三阳②。因此，"六经"所指含义在《伤寒论》中并不明确。而关于六经实质的讨论也从宋金时期延续至今。截至1997 年，六经实质的观点至少有 41 种之多③。

民国是"六经实质"这一学术问题的重要发展时期，随着中医期刊的兴办，不同学术背景的医家得以在期刊上发表、交流自己对伤寒六经的认识。由于存在学术背景的差异，民国医家中不仅有继承发展明清六经实质观点的传统派，在西学东渐的影响下，也涌现了一批应用当时前沿的西方科学研究方法解释六经实质的革新派。此前，由于民国中医期刊资料的缺乏，民国六经研究主要以名家专著为研究对象，缺少对期刊的关注。最近，随着民国中医期刊被进一步整理与数字化，学界得以基于期刊内容，一窥民国时期"六经实质"问题的缩影。

本研究基于"晚清民国期刊"数据库及《中国近代中医药期刊汇编》两大资料库，采用"六经"或"六经实质"作为关键词进行文献检索，共搜集到相关论文 58 篇。经过严谨的人工筛选与审阅，最终选定 24 篇以"六经实质"为核心研究主题的论文进行深入分析。本文旨在系统梳理民国时期期刊中关于"六经实质"的研究视角与观点，归纳该时期学术研讨的主要特征，从而为民国期刊中对"六经实质"研究领域的深入探讨提供参考与启示。

---

① 武冰、郝万山：《〈伤寒论〉六经辨证体系与〈黄帝内经〉五脏阴阳理论的关系》，《北京中医药大学学报》2007 年第 12 期，第 802~804 页。
② 肖元宇：《张仲景六经辨证体系中医内涵浅析》，《中医临床研究》2016 年第 4 期，第6~8 页。
③ 王庆国、李宇航、王震：《〈伤寒论〉六经研究 41 说》，《北京中医药大学学报》1997 年第 4 期，第 23~30 页。

一　六经实质不同观点的分析

（一）分类依据

笔者研究发现，在民国期刊中存在同一医家同时认可多种六经实质学说的现象。故本研究采取频次统计分析方法对期刊中出现的六经实质观点进行量化处理。在确立纳入标准和观点分类体系时，主要借鉴了既有六经实质分类研究的框架。通过对相关文献的细致梳理，构建了一套基于现有学术共识的分类体系，以系统性地归纳和比较不同六经实质观点差异。

（二）统计结果

民国时期，期刊中有关六经实质的观点频次统计如表 1 所示。

表 1　民国期刊六经实质观点频次

六经实质观点	出现频次（首次）	占比（%）
六经病证说	9	32.2
六经八纲说	4	14.3
六经阶段说	3	10.7
六经气化说	3	10.7
六经地面说	2	7.1
六经解剖说	2	7.1
六经界限说	2	7.1
六经层次说	1	3.6
六经经络说	1	3.6
六经六爻说	1	3.6
总计	28	100

（三）结果分析

根据文献分析，28 篇期刊文章中共有 10 种六经实质观点，种类多样。

其中病证、八纲说主要从疾病所表现的证候层面认识六经。阶段、界限、层次说主要从疾病的发生发展角度认识六经。气化、地面、解剖、经络说主要从内在生理功能的角度认识六经。六爻说则是以象思维认识六经。所有观点中以"六经病证说"为主流，共出现 9 次，占比 32%。值得注意的是，尽管医家往往对六经实质问题持唯一观点，但民国期刊中存在认同或试图融合两种观点解释六经问题的现象（见表 2）。

表 2　多种学说解释六经实质汇总表

文章	作者	期刊名称	六经实质学说
《六经管见》	袁复初	《三三医报》	六经六爻说/六经解剖说
《六经究竟是何物》	朱我樵	《国医杂志》	六经地面说/六经气化说
《六经浅释》	蔡陆仙	《中国医学》	六经界限说/六经气化说
《伤寒论理的六经》	巢亚丰	《复兴中医》	六经病证说/六经八纲说

二　六经实质探究的特点

明确六经实质对于系统理解《伤寒论》具有重要的意义。六经实质的观点受时代思想变化的影响，经历了不同的发展阶段。最初，宋金时期的医家基于《内经》对人体的认识，提出了六经经络、脏腑经络说，认为"六经病"的实质是对应的经络脏腑的病变[1]。随着对六经病的进一步观察，明清发展出重视六经生理功能的气化说，以及扩大六经经络范围的地面说。近代，基于现代科学技术的发展，产生了从生物学、信息科学等角度解释六经实质的观点。

在纳入的 58 篇民国期刊中，有 28 篇以讨论六经实质为主题。基于以上材料，笔者归纳民国期刊中六经实质研究主要有以下三种特点。

---

[1]　朱鹏飞：《对六经实质研究的认识》，《天津中医学院学报》1984 年第 1 期，第 29 ~ 32 页。

（一）以"归纳"释六经

民国作为中医学术变迁的重要节点，有其鲜明的时代特色。随着现代解剖与生理学的发展，民国期刊的六经研究很少将"六经"视作一种实体，更多的医家将其视作对临床疾病特征的"归纳"。基于对归纳方式的不同认识，又包含三种主要观点，分别是六经病证说、六经八纲说与六经阶段说。

六经病证说认为六经的实质是疾病不同证候的代名词。张治河[1]在《六经新解》一文中写道"仲圣乃从杂乱无序之中，立成六种大纲，将一切病状相同者，各归其类，颇合现代科学归纳方法……"闵望岐[2]对六经做出如下定义"故每叙述每一经病证之际，又常言其变，要之，六经者，证候群之代名词也。"巢亚丰[3]也定义六经为"包含若干证候的集群的记号。"郑石天[4]认为"太阳病三字，乃太阳病中诸证候之代名"。医者如张照鳞[5]、潘澄濂[6]、郑明扬[7]在此基础上，强调以六经提纲证作为基本的证候。张照鳞认为"伤寒论立与六经之名，以划分各病之所属……余无所悟之，悟于其提纲挈领，不言伤寒，先举病状，不举名称，而曰'之为'，其'之为'二字之意义，大有凡发现此病状，不问其为何病即知其属斯经。"潘澄濂也认为："假如在疾病经过中，发现'脉浮，头项强痛而恶寒'的症状，那么便可称它为太阳病。"相较于六经八纲说，六经病证说更重视六经作为一种特定符号的指代意义。如朱春庐[8]认为："近贤释伤寒六经，但分阴阳，不及太少阴厥等字，如逐字诛求。"

六经八纲说认为六经的实质是归纳疾病表里寒热虚实等属性的代名词。

---

① 张治河：《六经新解》，《国医公报（南京）》1935年第4期，第70~75页。

② 闵望岐：《伤寒论之六经底论究》，《吴兴医药》1937年第7期，第5~7页。

③ 巢亚丰：《伤寒论理的六经》，《复兴中医》1941年第4期，第50~56页。

④ 郑石天：《介绍与批评：请"伤寒六经新解说略"与"细菌原虫与六气"书后》，《广东医药旬刊》1942年第6期，第31~33页。

⑤ 张照鳞：《研究丛集：对于伤寒六经的二个识见》，《医学杂志》1937年第93期，第57~59页。

⑥ 潘澄濂：《伤寒六经新研究》，《明日医药》1937年第6期，第481~486页。

⑦ 郑明扬：《伤寒六经如是我观》，《健康医报》1947年第24~25期，第1页。

⑧ 朱春庐：《新释伤寒六经》，《吴江国医学报》1936年第2期，第8~11页。

民国持此观点的医家受到了日本医家喜多村直宽《金匮要略疏义》一书的影响。恽铁樵[①]在《伤寒论六经》一文中引用多村之言"日本经无六经字面，所谓三阴三阳，不过假以标表里寒热虚实之义"，赞其为"言六经极明白了当，为我国注家所未能言者……亦他山之助也"。章太炎在后文评到"喜多村之言，可谓深切着明"。恽铁樵亦认同喜多村"太阳虚即是少阴，少阴实即是太阳……"的观点。其他医家如巢亚丰，认同六经作为证候集群的符号的同时，也认同"（六经）乃仲圣假以示病之表里、寒热、虚实、深浅、前后"。民国期刊中持此观点的还有张型[②]、卫勤贤[③]等，将六经与现代医理结合，指出三阳为新陈代谢机能亢进、三阴为新陈代谢机能衰弱。

六经阶段说认为六经是归纳疾病行进阶段、正气盛衰的代名词。持此观点的代表医家是祝味菊等[④]。祝味菊提出"仲景所说六经，原以代表正气盛衰，病变程序。论中所言一是时皆以人身抵抗力为准，并不若后人所谓太阳经病如何，少阳经病如何……"在此基础上，他结合现代医学概述了六经病如何对应抵抗力的不同阶段。祝味菊认为太阳病为"放温机能受阻"；少阳病为"人身抵抗不及，淋巴环流壅滞，病势机转表里之候"；阳明病为"抵抗有余，胃肠充实之候"；太阴病为"抵抗力不足，生温低降，水谷失化，小肠吸收官能薄弱"；少阴病为"抵抗力完全衰弱，即心脏衰弱"；厥阴病为"出生入死之候，如其人抵抗力渐回复者生，反之，了无抵抗者死也"。持相同观点的还有田修德[⑤]、王辉萍[⑥]。

（二）发展融合传统六经实质假说

1. 批判与发挥六经经络说

六经经络说最早由北宋朱肱提出，他以六经经络病释三阴三阳病，伤寒

① 恽铁樵：《伤寒论六经》，《国医文献》1936 年第 1 期，第 134~139 页。
② 张型：《医学研究：伤寒六经之新研究》，《中医科学》1937 年第 8 期，第 531~533 页。
③ 卫勤贤：《研究伤寒论六经之价值》，《国医杂志》1934 年第 3 期，第 34~36 页。
④ 祝味菊、郑邦达、李顺卿：《伤寒六经的认识》，《光华医药杂志》1936 年第 4 期，第 21~28 页。
⑤ 田修德：《伤寒六经证治浅释》，《医药之声》1940 年第 3 期，第 6 页。
⑥ 王辉萍：《伤寒六经病纲要》，《神霄医刊》1949 年第 8 期，第 7~8 页。

六经经络之辨自此倡言①。此说在后世经由历代伤寒、温病学家的进一步探讨与发展，名家如成无己、汪琥、程门雪等皆从此说。在被纳入的民国期刊中，全篇讨论六经经络说的仅有张锡纯②所发表一篇答人问"六经入手不入足"的文章。他提出虽然以内经之例推之伤寒，六经经络当指足六经，但十二经"无处不相贯通"的观点，与其一贯的学术思想相符③。

值得注意的是，在讨论六经实质时批判六经经络说的现象在期刊中十分普遍，出现了6次。批判依据主要有几种：其一，医家如恽铁樵、温碧泉等从六经病理的角度出发，认为六经病的发病部位与经络循行不符；其二，从古籍源流上，朱春庐等认为伤寒六经与内经六经本非一种，仅仅是借用内经六经之名；其三，巢亚丰认为从现代医学意义上讲，解剖学不见六经。

2. 融六经地面说与六经气化说于一炉

六经地面说由柯琴在《伤寒论翼》中首先提出，划分六经地面范围，并且通过此范围来确定疾病发生的位置④。六经气化说由清代张志聪首先提出，此说以五运六气、标本中气之理阐释"六经"实质，应用内经运气理论释伤寒，自成一派⑤。

在民国期刊中，朱我樵⑥、蔡陆仙⑦提出了将两者结合的观点，并应用现代科学理论进行解释。朱我樵《六经究竟是何物?》一文中借用现代地理学理论，将六经的气化功能比作地球寒温热三代，六经地面支配范围比作河流灌溉土地，构建了一个人体"地球"环境系统，指出仲景之法是

① 尚力、戴铭编《中医各家学说》，中国中医药出版社，2021，第49页。
② 张锡纯：《学说：答人问伤寒以六经分篇末言手经足经及后世论温病者言入手经不入足经且谓温病不宜发汗之质疑》，《三三医报》1926年第31期，第5~8页。
③ 翁銮坤：《关于张锡纯伤寒学术思想的整理与探讨》，《中医药学刊》2006年第7期，第1263~1265页。
④ 程鲁娟、李凯、王瑾：《〈伤寒论〉六经溯源与理论浅析》，《基层中医药》2022年第4期，第1~6页。
⑤ 杨茹芸、姚鹏宇：《〈伤寒论〉"六经气化"说探析》，《陕西中医药大学学报》2017年第3期，第82~85页。
⑥ 朱我樵：《六经究竟是何物?》，《国医杂志》1935年第14期，第29~32页。
⑦ 蔡陆仙：《六经浅释》，《中国医学》1941年第3期，第40~42页。

"调节身体内气候"。以此为依据，批驳西医不解细菌所处环境、见菌杀菌的治法。

（三）物理与传统哲学结合释"六经"

除了主流六经实质学说外，民国期刊中还有从物理与传统哲学角度解释六经实质的观点。袁复初①②先后于《三三医报》与《医学杂志》期刊上发表了从解剖与周易六爻、天文学与电磁学角度解释六经的两篇文章，提出了"六经犹六爻也""六经是西医解剖意义上的分泌神经"等创新的观点。

三　六经实质研究的学术价值

（一）明确六经实质研究的重要性

陆渊雷谓："中医胜于西医在治疗，治疗莫善于仲景，仲景书但据证候用药，直捷了当，未尝杂以阴阳家言。"《伤寒论》是我国第一部理法方药齐备、理论与实践相结合的临床著作。因此，研究《伤寒论》是民国中医界以实效求存的选择。据统计，民国时期国内先后出现的各种医学报刊有500 多种，绝大部分不同程度地刊载过关于《伤寒论》的研究性文章③。然而《伤寒论》最基本的"六经"概念却受到当时西医的质疑。《余氏医述》云："伤寒论中最无理者，莫如六经。最无谓者，莫如六经。"

在此背景下，民国的《伤寒论》研究者深深认识到明确六经实质对于"中医存废"的重要性。从研究的数量来看，期刊中六经实质的研究占六经相关研究的半数以上。从具体内容来看，诸多医家在文章中开宗明义，强调弄清六经实质的重要性。祝味菊在《伤寒六经的认识》一文中指出，虽然

---

①　袁复初：《医药学术：六经六气》，《医学杂志》1934 年第 77 期，第 14 页。
②　袁复初：《学说：六经管见》，《三三医报》1926 年第 31 期，第 8 页。
③　王春颖、叶进：《近二十年对民国时期医家研究〈伤寒论〉状况之概述》，《中医文献杂志》2019 年第 4 期，第 67~70 页。

中医对治疗伤寒有把握，但对治疗的原理不明。因此"欲研究中医之根本学术，就非有根本之认识不可。"恽铁樵也曾提出"伤寒论第一重要之处为六经，而第一难解之处亦为六经"。更有医家如闵望岐强调六经是"研究伤寒论之第一步，亦为清澈明了伤寒论整个学说之最要工作也"。

尽管历代医家对六经实质的理解不同，但将六经实质上升为《伤寒论》"第一重要"的研究主题，似乎是近现代才发生的。黄煌认为《伤寒论》研究史上曾出现过三次高潮，第三次即发生在 20 世纪初中叶，以"强调《伤寒论》的科学性"为特点①。民国期刊文章明确了六经实质研究的重要性，也深深影响了后世《伤寒论》研究方向。目前六经实质的 41 种学说中，有多达 30 余种为近现代医家所提出。

（二）应用新学研究六经实质

在"西学东渐"背景下，民国中医被推到新旧文化冲突的风口浪尖，甚至面临废止的境地②。值此救亡图存之际，将时新的西学应用于中医研究是这一时期的学术特点。在被纳入的期刊文献中，以"新"为题的六经研究共有 8 篇，如"六经新解""新诠""新解释"。除前文所讨论六经实质研究，民国期刊医家还尝试从西医学角度，具体讨论六经病的生理、病理机制，以补充对六经实质的认识。有的医家根据对六经病发热状况的观察，提出六经病的生理基础可能是人体体温功用之变化③。也有相当一部分医家从病理学出发，认为六经病的不同症状可能是由细菌种类不同，或入侵人体方式不同引起的④⑤。值得注意的是，除西医学外，医家们还将西方哲学、物理学乃至气象学等现代科学应用到六经实质的解释中。

---

① 黄煌：《〈伤寒论〉研究史上的三次高潮》，《中医杂志》1989 年第 11 期，第 10~13 页。
② 段逸山：《民国时期中医药期刊历史价值论》，载《中华中医药学会医古文分会成立 30 周年暨第二十次学术交流会论文集》，中华中医药学会医古文分会，2011，第 8 页。
③ 时逸人：《六经与营卫气血》，《神州国医学报》1932 年第 2 期，第 2~4 页。
④ 潘澄濂：《伤寒六经新研究》，《明日医药》1937 年第 6 期，第 481~486 页。
⑤ 张型：《医学研究：伤寒六经之新研究》，《中医科学》1937 年第 8 期，第 531~533 页。

民国医家将各类新学应用到六经实质的研究中，虽然是时代背景下的"无奈之举"，但也为后世开拓了六经实质研究的新思路。民国前对于六经实质的创新主要源于对《内》《难》等经典的挖掘与再发挥。近现代六经实质的研究随着时代发展，融合了更多的新兴学科，如现代神经病理学、控制论、信息论等①，为《伤寒论》六经问题的研究注入了新的活力。

---

① 王庆国、李宇航、王震：《〈伤寒论〉六经研究 41 说》，《北京中医药大学学报》1977 年第 4 期，第 23~30 页。

医 史 文 博

T9　中医药非物质文化遗产代表性项目现实传承窘境与法治破解路径研究

邓　勇　高薇涵*

摘　要　传统医药类非物质文化遗产作为中华民族文化基因库中的核心构成要素，承载着深邃的文化意蕴与科学底蕴。其内涵呈现多维复合特征：既涵盖精神文化层面的传承积淀，又涉及医学技术领域的实践智慧，更兼具历史文脉考证、科研创新启示及社会经济开发等多重价值维度。在全球化和现代化的大背景下，中医药非物质文化遗产受到的冲击不可避免地越来越大，"十一五"以来，我国传统医药非物质文化遗产保护从无到有，取得了丰硕的成果，但中医药非物质文化遗产代表性项目在现实传承中面临的窘境同样不可忽略。相较东亚近邻日韩等国，中国本土的非物质文化遗产法律保护十分欠缺。因此，保护中医药非物质文化遗产需要运用法治手段，并从立法、执法、司法、守法等多个方面入手，为中医药非物质文化遗产的传承、创新与发展建立系统、全面、有力的法治保障体系，构建中医药非物质文化遗产法治保障机制。

关键词　中医药　非物质文化遗产保护　传承与创新　法治保障

---

* 邓勇，北京中医药大学教授，博士生导师，主要研究方向为医药政策与法规、医药卫生法学、药企合规风控；高薇涵，北京中医药大学硕士研究生，主要研究方向为医药政策与法规、医药卫生法学。

近年来，党和国家持续强化对传统医药文化遗产的战略性保护，将中医药学视为"中华民族的伟大创造，是中国古代科学的瑰宝，也是打开中华文明宝库的钥匙"。[①] 2022 年 3 月国务院办公厅印发的《"十四五"中医药发展规划》明确提出，要加大对传统医药类非物质文化遗产代表性项目的保护传承力度。通过强化对此类文化遗产的抢救性保护与活态传承，不仅能够促进不同文明体系间的医学智慧对话，更在维护人类健康福祉、推动生命科学研究技术创新等方面具有深远的战略价值。中医药非物质文化遗产是中华优秀传统文化的重要组成部分，但在全球化和现代化的大背景下，中医药非物质文化遗产受到的冲击不可避免地越来越大，中医药非物质文化遗产代表性项目的现实传承面临窘境。因此，通过行之有效的法治手段来保障新时代下中医药非物质文化遗产代表性项目的传承、创新与发展，从而达到保护的目的，是一项迫切而又任重道远的系统化工程。

一　中医药非物质文化遗产的概念与内涵

（一）中医药非物质文化遗产的概念

非物质文化遗产是人们通过口传心授而世代相传、无形、活态流变的文化遗产，2003 年联合国颁布的《保护非物质文化遗产公约》对"非物质文化遗产"的概念从国际准则的角度进行了全面、科学的界定：非物质文化遗产指被各群体、团体乃至个人视为其文化遗产的各种实践、表演、表现形式、知识体系和技能及有关的工具、实物、工艺品和文化场所。根据上述定义，《公约》又明确指出"非物质文化遗产"具体包括以下几个方面："①口头传统和表现形式，包括作为非物质文化遗产媒介的语言；②表演艺术；③社会实践、仪式、节庆活动；④有关自然界和宇宙的知识和实践；

---

① 《习近平致中国中医科学院成立 60 周年贺信》，中国政府网，（2015-12-22）［2025-02-05］，https：//www.gov.cn/xinwen/2015-12/22/content_5026645.htm。

⑤传统手工艺"。^①

根据上述定义，一般认为中医药符合《保护非物质文化遗产公约》中规定的第四类，即"有关自然界和宇宙的知识和实践"，应当属于非物质文化遗产范畴。传统中医药学作为具有完整知识体系的生命科学系统，历经数千年演进形成了多维度的文化积淀。具体而言，该体系在思想理论传承维度形成了对生命本质与疾病机理的独特阐释框架，在技术实践维度构建了四诊合参的诊断技术集群、辨证施治的干预方案体系，以及涵盖中药炮制工艺、复方配伍原理、养生保健智慧与传统卫生习俗等在内的技术实现路径。这些要素共同构成了传统医药非物质文化遗产的核心知识图谱与技术传承谱系，展现出中医药文化作为活态文明遗产的完整性和系统性特征。^②

当前学术界对于"中医药非物质文化遗产"尚未形成标准化界定，理论研究多采纳广义范畴的认知框架。以沈劼等学者的研究为例，该领域核心内涵被阐释为：中华民族在文明进程中积淀形成的所有关于人体生命健康和疾病防治的知识和实践。其中包含中国传统医学大量的实践观察方法、临床技术、中药炮制工艺、组方配伍等理论知识和实践技能。这种广义界定突破了单一技术要素的局限，将理论认知、实践智慧与文化表征有机整合，构建出具有完整知识谱系的技术文明传承体系。鉴于此，我们对中医药非物质文化遗产可以做如下定义："中华民族在长期历史发展中形成的，以维护生命健康、防治疾病为核心目标，通过代际传承保留下来的系统性知识体系与实践经验总和。"中医药非物质文化遗产不仅是代代相传的历史遗产，更是具有顽强生命力的宝贵财富，是"活"遗产，为中华民族以及世界人民都做出了巨大贡献。^③

---

① UnitedNations，保护非物质文化遗产公约［EB/OL］，（2006-04-20）［2025-02-05］，https：//www.un.org/zh/documents/treaty/ich。

② 宋歌、柳长华、李君：《中医药的非物质文化遗产学分析》，《中华中医药杂志》2014年第6期，第1761~1763页。

③ 沈劼：《试论中医药非物质文化遗产及其保护》，《南京中医药大学学报》（社会科学版）2007年第4期，第201~204页。

（二）深入理解中医药非物质文化遗产的内涵

从文化存续层面考察，传统医药非遗彰显着动态演化的活态文明特征。区别于静态物质文化遗产的固化形态，非物质文化遗产本质是通过代际传递实现永续发展的生命体，这种流动性特质在医学领域体现为：中医学、民族医学及民间疗法体系历经千百年临床实证，经由传承人群体持续的知识更新与技术进步，跟随社会、经济、历史、文化的步伐，所不断深入的健康观、疾病观、诊断观与治疗观。这种文化适应性不仅印证了传统医学的哲学文化深度，更彰显其穿越时空的生命力。[①]

从知识生产层面审视，传统医药非遗构成了独特的医学技术知识体系。相较于其他非遗门类侧重精神审美价值，传统医药非遗凸显鲜明的实践理性特质——既包含对生命本质的形而上的精神层面的思考，更强调技术实践层面的疗效导向。其知识体系既涵盖中药炮制工艺、方剂配伍原理等经验技术，又整合了辨证施治的临床智慧与养生防病的生活智慧。这种科学性与实用性的双重属性，使传统医药非遗在非物质文化遗产谱系中呈现独特的复合价值。[②]

二 中医药非物质文化遗产的保护

（一）中医药非物质文化遗产保护价值

中医药非物质文化遗产兼具多重价值，它不仅是珍贵的历史文化遗产，承载着深厚的民族情感和民族精神，还蕴含着科学研究与推动社会经济发展的潜力。系统挖掘与学术研究传统医药非遗资源，其传承价值具有双重维

---

① 李玉茹：《广州市中医药非物质文化遗产保护现状及对策研究》，广州中医药大学硕士学位论文，2015。

② 魏一苇、何清湖：《基于"中医+"思维的湖湘传统医药类非物质文化遗产的传承与创新》，《湖南中医药大学学报》2016 年第 9 期，第 60~64 页。

度：既承载着维系人类健康福祉的医疗技术智慧，也凝结着"生生不息，以生立意"的中医药文化核心价值，[①] 更在治病救人中彰显中医药文化的核心价值，增强了民族认同感和自豪感。同时，中医药非遗项目在市场经济条件下，通过生产性开发能形成产业链，促进中医药资源的保护、研发与合理利用，进而发挥其经济价值和社会价值，为百姓谋福祉。一些濒临消亡的宝贵非遗项目，甚至关乎国家安全，其保护意义重大。因此，国家应加大财政支持，推动中医药非物质文化遗产的传承与发展，以充分挖掘其潜在价值，为地域、群体乃至国家带来巨大经济效益，同时彰显中华文明的博大精深与团结力量。

（二）中医药非物质文化遗产保护的政策及法律文件

中医药作为打开中华文明宝库的钥匙，[②] 其存续发展始终受到国家战略层面的高度重视。近年来，为支持中医药非物质文化遗产代表性项目的发展，国家和各地都出台了一系列的法律法规和指导性文件。

我国传统医药文化遗产保护体系的制度化进程呈现清晰的阶段性特征。2004 年 12 月缔约国身份的确立，标志着国家正式接入联合国《保护非物质文化遗产公约》框架，随之启动全国性文化遗产的系统性普查与抢救性保护工程。次年 4 月，国务院颁布《关于加强非物质文化遗产保护工作的指导意见》，构建了"政府主导、社会参与"的政策导向机制，同步确立"国家级名录"申报评审制度《国家级非物质文化遗产代表作申报评定暂行办法》，以及由原文化部（现文化和旅游部）等 9 个部门协同管理的部际联席会议机制。

2009 年《关于扶持和促进中医药事业发展的若干意见》明确提出双重战略：既将中医药文化纳入国家文化发展规划体系，又专项强调对国家级非

---

① 诸国本：《传统医药与非物质文化遗产保护》，《中央民族大学学报》（自然科学版）2011 年第 3 期，第 48~53 页。

② 《中共中央国务院关于促进中医药传承创新发展的意见》，《人民日报》2019 年 10 月 7 日，第 1 版。

遗项目的重点保护，要求建立关于传承人传习活动的制度性保障框架。2011年《非物质文化遗产法》的颁布实施，构建了文化遗产保护的法律保障体系，首次以国家立法形式明确传统医药的非遗属性，为中医养生智慧、炮制技艺等活态传承提供了法理依据。

"十二五"期间的文化建设规划将非遗保护列为中医药发展首要工程，设定了"双轨申报"的战略目标：推动 20~30 项中医技艺进入国家级名录，遴选 2~3 项具有突出普遍价值的项目冲刺联合国非遗名录及世界记忆遗产。2017 年《中医药法》的施行具有里程碑意义，该法作为我国首部传统医药领域专门法，从立法层面确立"传承精华、守正创新"的发展原则，构建了涵盖人才培养、技术创新、文化传播的完整制度框架。

2019 年《促进中医药传承创新发展的意见》进一步深化保护机制，要求建立中医药传统知识保护专项法规，通过活态传承模式维系知识体系的完整性。各地据此制定配套政策，形成了中央立法与地方细则相衔接的法治化保护网络，为中医非遗的可持续发展奠定了制度基础。这一系列的政策演进，既体现了文化遗产保护理念的持续深化，也展现出中医药作为中华文明标识性文化符号的战略价值。

（三）中医药非物质文化遗产保护取得的阶段性成果

在国家和地方政府的鼎力支持下，中医药非物质文化遗产保护迈入新阶段。我国加入《保护非物质文化遗产公约》后，将非遗保护纳入国家战略。自 2005 年非遗普查启动，全国文化系统积极参与，摸清了非遗资源家底。[①] 2006 年，国家中医药管理局组建专项工作机构——"中国传统医药申报世界文化遗产委员会"，专职承担非物质文化遗产领域传统医药项目的申报管理与保护实施职能。"十一五"以来，传统医药非遗保护工作全面展开，成果丰硕，中医药非遗项目的申请、研究及传承发展迎来难得机遇。

---

① 何天祥、何浚治：《抢救保护非物质文化遗产惠泽传统中医药学》，《中华文化论坛》2011 年第 4 期，第 51~52 页。

1. 中医项目申报联合国教科文组织非物质文化遗产保护名录工作

联合国教科文组织设立的"人类非物质文化遗产代表作名录"作为国际文化保护机制的核心载体，构建起对人类珍贵非遗资源的权威认定体系。我国申遗办成立后，便开始系统推进中医药项目进入该名录的申报进程，通过整合跨领域研究资料、构建多维度的文化价值阐释框架、组织多轮专家论证会议，并与国家文化主管部门建立长效协同机制，形成项目申报工作的科学化推进模式。

2010 年 11 月，"中医针灸"作为传统医学实践类项目的典范，成功入选联合国教科文组织"人类非物质文化遗产代表作名录"，实现中医药文化在国际非遗保护领域的重大突破；2018 年 11 月，"藏医药浴法——中国藏族传统生命认知与疾病防治体系"再获殊荣，成绩斐然。这一系列里程碑式成就，既展现了中医药文化的独特理论价值与实践智慧，也彰显了我国作为《保护非物质文化遗产公约》缔约国在履约实践中的责任担当与文化自信，为构建人类健康命运共同体提供了具有东方智慧的非遗保护范例。

2. 传统医药项目申报国家级非物质文化遗产保护名录工作

我国国家级非物质文化遗产保护名录的申报工作由申遗办统筹推进，与联合国非遗申报形成双轨并行机制。2006 年 5 月，文化部公布首批国家级名录，其中传统医药作为独立大类位列第九，涵盖包括中医生命与疾病认知方法、中医诊法、中医炮制技术、中医传统制剂方法、针灸、正骨疗法、同仁堂中医药文化、胡庆余堂中药文化、藏医药 9 个项目。经过系统性保护机制建设，截至当前保护周期，国务院已分五批次累计认定 182 项传统医药技艺进入国家级名录，同步确认 5 批次共 132 位代表性传承人，构建起"国—省—市—县"四级名录保护体系。

该体系通过制度性保障措施，有效促进了三个维度的发展：其一，形成对中医药理论传承与技术实践的全链条保护；其二，建立濒危技艺的抢救性保护机制；其三，获得学术界与公众的双重价值认同。这种分层保护模式不仅为中医养生智慧、民族医药经验等活态传承提供了制度保障，更通过地方保护名录的扩展延伸，使数百项区域性中医药知识得到系统性整理，彰显了文化遗产保护国家战略的实践深度。

3. 对非遗传承人认定和资助工作

非物质文化遗产传承人保护机制建设包含系统性制度设计。国家文化主管部门自2007年起启动非遗传承人评审认定机制，通过"地方推荐—专家评审—社会公示—行政确认"的四阶程序，分六个批次完成认定流程，最终确认132位传统医药领域国家级代表性传承人。

为构建可持续的传承生态，各级政府文化管理部门对于已经认定公布的国家级中医药非物质文化遗产代表性项目实施多项支持措施：建立传承人传习活动专项资助基金，配置标准化传习活动场所及设施设备，支持开展师徒传承、技艺研修等人才培养活动；搭建区域性传承人交流平台，通过学术研讨、技艺展示、科普传播等形式提升传承效能。省级层面同步建立传承人认定体系，细化制定包括传承计划管理、绩效考核评估在内的制度规范，形成"国家认定标准+地方特色细则"的政策衔接机制，有效激活非遗传承的内生动力。

三　中医药非物质文化遗产法治保障存在的问题与困境

我国传统医药非物质文化遗产保护实践正逐步迈向法律规制体系化与发展路径可持续化。文化遗产保护机制的介入，虽在一定程度上改善了公众对传统医药文化的认知缺失，但鉴于我国文化遗产保护实践起步较晚、基础积累相对薄弱，同时考虑到传统医药特有的知识体系与技艺传承规律，当前该领域保护仍面临制度性挑战：尚未构建起完备的法律保障体系，管理制度框架亦需完善，导致保护效能尚未充分释放。这种制度性滞后既体现在专项法规的缺位，也反映在跨部门协同机制的磨合不足，更深层制约着保护工作的系统深化。

（一）非遗权属主体不明确，传统医药知识产权保护等方面存在法律空白

立法层面未明确界定其权利客体究竟归属公共领域还是私有范畴，导致理论界与实务界对该类文化资源的权益属性存在根本性认知分歧。权利属性的法律界定缺失，直接制约保护模式与路径的制度设计，当前学界关于非物质文化遗产保护模式的多元主张，本质上正源于立法对权利客体定位的模糊性。这种制度性滞后不仅影响保护机制的效能发挥，更折射出传统文化资源在现代法治框架下的权利配置困境。[1]

当前我国对传统医药的保护以行政保护（公法保护）为主，知识产权保护（司法保护）不足。[2] 这主要源于传统医药特点与现有知识产权制度的冲突。一方面，传统医药的权利主体复杂难定。其发展初期可能源自个人发明，但经世代传承，权利主体已扩展至家族、部落、民族乃至国家，主体认定困难直接影响权利实现与救济。[3] 另一方面，知识产权制度具有鲜明的私权排他性特征，而传统医药知识体系本质上是特定群体在历史长河中形成的共有文化资产，其权利主体呈现集体性特征，这导致权利归属认定上存在先天困难，易引发公共财产与私人权利的冲突。这种私权属性与集体共有权之间的制度性错位，容易导致公共领域文化资源和私有权利主张的边界模糊，进而引发权益配置矛盾。同时，传统医药的历史传承性也构成障碍。知识产权制度旨在以"有限的垄断权"换取知识公开，主要保护新生及改进的知识或技术。而传统医药源自世代传承，起点与更新难以界定，不符合知识产权的"新颖性"要求，难以获得法律保护。[4]

---

① 辛纪元、吴大华、吴纪树：《我国非物质文化遗产法律保护的不足及完善》，《贵州社会科学》2014 年第 9 期，第 82~86 页。

② 杨永苹：《我国传统医药知识产权保护的若干问题探讨》，中央民族大学硕士学位论文，2007。

③ 胡潇潇、谌玲：《论传统医药的知识产权保护》，《黑龙江医学》2019 年第 10 期，第 1227~1230 页。

④ 刘煜靖、尹梅、闫冠韫：《从知识产权的体系化看对中医药的法律保护》，《医学与法学》2021 年第 1 期，第 69~75 页。

目前我国的知识产权制度主要针对现代医药，现行的专利法、商标法、著作权法等法律对传统医药知识产权保护的特殊性基本没有体现，难以提供有效的保护，这在一定程度上削弱了传统医药非遗项目持有人的权利，非遗权利主体合法权益未能落到实处。尤为值得关注的是，一些国际主体利用我国文化遗产保护领域的制度空隙，通过商标权抢注、专利布局形成事实性权利壁垒，攫取商业利益。此类行为不仅严重挫伤非遗权利主体保护和发展非遗的积极性，对我国中医药非物质文化遗产的可持续发展及法治建设也会产生不利影响。

（二）当前法律制度与政策环境制约中医药非物质文化遗产保护事业发展

长期以来，西方现代医学在我国广泛渗透，逐渐压缩了传统医药的存续空间。传统医药作为非主流知识系统，在官方制度认可度和法律法规制定方面处于劣势地位。制度性约束对传统医药传承生态的双向影响呈现多重特征。

一方面，现行医疗监管体系的高标准准入机制与传统医药生存需求存在显著错位。"与西方现代医学配套的医师准入制度的施行，使传统医药主体难以进入国家医疗体制内，传统医药的存续空间不断被压缩，逐渐失去昔日的主导地位。"[1] 这种制度性门槛与传统医药存续需求的结构性矛盾，构成了传统医药文化传承的重要阻力。

另一方面，现行医疗卫生法律体系以西医药为模板构建的监管范式，未能充分考虑中医药等传统医学的特殊性。以药品管理法规为例，其基于化学成分分析的质量控制标准，与传统中药复方配伍理论及炮制工艺存在认知鸿沟，导致大量经典名方因不符合现行规范而面临传承危机。这种制度设计上的范式错位，不仅难以实现有效保护，反而可能形成制度性制约。

---

[1] 车越川：《融入日常生活：传统医药知识的活态利用》，《铜仁学院学报》2022 年第 6 期，第 119~125 页。

同时，这些法律法规更多侧重于规范和管制，缺乏有效的保护和发展措施，[①] 特别是在中医药非遗保护领域，至今尚未出台专门法律法规及实施细则，配套法律制度缺失，导致我国中医药非物质文化遗产法律保护制度框架略显单薄。具体而言，目前在中医药非遗项目评审规则、代表性传承人认定方法及相配套的流程、时限等方面存在立法空白。此外，中医药非遗保护发展出现一系列新变化，如非遗名录制度建设加速、系统化保护评估机制构建等，现行法律保护制度未能及时跟进，亟须立法上的呼应。

此外，制度层面针对中医药非遗项目的保障机制相对滞后，相关制度衔接不够完善，各保护主体间权责划分不明晰。文化遗产保护领域的制度化建设进程呈现滞后性特征，具体表现为技术支撑体系、管理运行框架及社会认知基础尚待完善。我国在该领域实践历程较短，导致公众对民族文化资源的价值认知与保护自觉尚未充分形成。作为兼具人文属性与自然科学属性的特殊遗产类型，传统医药类非物质文化遗产的跨学科特性，使其核心概念的学术界定与实践应用存在认知差异，进而造成传承发展过程中的权责配置模糊化问题。例如，一些民间医生自制的丸散膏丹、偏方、验方等尚未纳入卫生部门的基本诊疗范围，其管理制度与药品监督、卫生执法等相关规章制度缺乏有效衔接。部分医术精湛的"民间医师"因现行制度局限而难以符合执业医师要求，面临"无证行医"尴尬局面，传统医药类非遗传承受限。

同时，传统医药类非物质文化遗产保护实践涉及多类治理主体，涵盖国家中医药管理部门、国务院文化行政部门非物质文化遗产司、国家药品监管机构、市场监督机构及传统医药行业从业者、非遗代表性传承人等多元参与方。但现阶段各治理主体间的权责配置机制尚未健全，职能边界存在交叉与模糊。为有效提升保护效能，需建立跨领域协同治理框架，在统一的价值认同基础上完善协商机制，形成政策制定、执行监督、资源调配的联动效应，构建符合传统医药特殊性的保护模式。这种系统性制度设计既需考量文化传

---

① 杜海岚：《传统医药申遗立法保护先行》，《法制日报》2006 年 3 月 22 日，第 3 版。

承规律，又需兼顾行业监管要求，通过权责法定原则明确各主体职能定位，形成保护合力。

（三）我国对中医药非遗重要性和紧迫性认识不足，部分优秀资源被他国异化

我国对中医药非遗的保护工作面临重要性和紧迫性认识不足的问题。部分行政部门在非遗保护上观念滞后，仅满足于完成任务，缺乏主动性和有效方法。同时，具体负责传承和保护的单位也缺乏紧迫感和责任感，社会各界虽对非遗保护持积极态度，但普遍认为应由政府全面主导，非遗代表性传承人及普通民众保护非遗参与感不足，积极性不高，缺乏对文化多样性的认识和本土文化保护的自觉性，容易造成"重申报、轻保护"的局面。①

在对外政策方面，我国对中医药非遗的保护不够积极主动。当中医药非遗因经济利益有限而被忽视时，其他国家特别是同文化圈的日本、韩国等却深入挖掘其文化底蕴和商业价值。日、韩传统医药的发展大多发源于中国的传统中医药文化，而相对发达的经济使它们更有能力保护传统文化。21 世纪以来，日本和韩国日益重视非遗保护，我国的中医药等非遗项目即被他们大肆宣传和利用：② 日本将中药称为"汉方药"，大量注册中药配方专利，占据全球中药专利 70%的份额，还收购了一些我国历史悠久的中药企业。韩国更是在 2009 年就将《东医宝鉴》申遗成功，而该书中 90%的内容来自《伤寒杂病论》《黄帝内经》《素问》等中医古典著作。日本"汉方药"、韩国"韩药"在国际上积极主张地位，对中医药传统知识构成了很大威胁，更会削弱中国传统中医药文化在全球的影响力。

---

① 刘瑞、赵云海：《域外非物质文化遗产保护的法律机制考察及其启示》，《长治学院学报》2022 年第 3 期，第 50~57 页。

② 吕慧敏：《文化安全视野下非物质文化遗产的保护与传承》，《广州大学学报》（社会科学版）2015 年第 10 期，第 46~51 页。

（四）中医药非遗传承后继乏人，民间传统医药严重濒危

保护非物质文化遗产工作的核心是传承，而非遗传承后继乏人是目前全国保护工作都普遍存在的现象。在现代化、国际化、医疗保健多样化等背景下，民间传统医药常遭轻视或舍弃。口传心授是中医药非遗传承的重要途径，然而当前传承人老龄化现象严重，年轻人不愿学习传统医药知识，导致代际传承困难，许多宝贵诊疗技术面临失传。

以甘肃省为例，该省 82 项民间医药项目全部濒危，传承人数量少且年老体弱。受传统观念制约，有的老艺人无传承人导致技艺失传。由于民间医药大多通过家庭承袭、师徒相授等方式传承，且部分受"传男不传女"制约，一些民间老中医没有继承人，因此，"人亡艺绝"的现象时有发生。甘肃传统医药代表性传承人中，60 岁以上者超六成，部分已无法履行传承义务。[①] 从传承人的年龄来看，中医药传承面临青黄不接、后继乏人的困难。

文化和旅游部虽已出台《国家级非物质文化遗产项目代表性传承人认定与管理暂行办法》，但现行制度在权利义务关系界定、资格认证标准体系及待遇保障细则等方面仍存在细化完善空间。各地方在传承人保护机制建设上存在制度性短板，具体表现为激励措施缺乏梯度设计、监督机制尚未形成动态反馈，尤其体现在人才培养领域，规范化培养体系缺失导致传承梯队断层风险加剧。同时，现代医学体系扩张引发的市场替代效应，进一步压缩了民间传统医药的发展空间。民间医药服务市场持续萎缩与从业者收入水平低位徘徊形成恶性循环，部分传承人因生计压力被迫转行，加剧了传统医药知识体系代际传承的结构性危机。

（五）中医药非物质文化遗产的数字化保护遭遇困境与挑战

数字技术应用已成为非物质文化遗产保护领域的主流方式，尤其在中医

---

① 雒庆娇：《甘肃传统医药非物质文化遗产的保护与开发》，《卫生职业教育》2014 年第 12 期，第 153~155 页。

药传统文化资源存续中发挥关键作用。该技术通过现代信息科技手段，对中医药文化资源进行系统化采集与科学整理，构建多维度数字档案库，并在此基础上开展创新性转化路径探索。这种保护模式不仅拓展了中医药学术研究的认知边界，更为非遗资源的传播、开发、利用及价值转化提供了技术支撑平台。然而，伴随社会转型进程加速，中医药文化原生态空间遭遇结构性冲击，而数字化保护效能尚未充分释放，导致部分珍贵中医药非遗资源面临存续危机。技术保护力度与文化遗产脆弱性之间的失衡，暴露出当前数字技术应用在非遗保护领域的深层困境。

在数字化保护过程中，存在诸多挑战。首先，数字化技术标准难以统一，信息壁垒客观存在，目前全国各地建立的中医药非遗数据库缺乏统一管理，各个数据库的技术目标、技术标准、技术管理不一致，造成人力资源和数据资源的大量浪费。[①] 其次，数字化采集、储存、复原和再现技术难以满足保护需求，且缺乏与数字化技术相关的法律保障。不容忽视的是，数字化技术虽然提升了人们对数据价值的认识，但同时也带来了隐私和数据权益保护的问题。

当前，技术层面存在数据共享安全与隐私防护的协同难题，尚未构建起安全开放与权益保护之间的二元平衡机制。在法律规制层面，数据权益归属机制、流通监管框架及分级管理体系的制度性规范尚待完善，导致个人信息被非法获取、隐私数据地下交易等违法现象屡治不绝。这种制度性缺失不仅削弱了数据持有主体的共享意愿，更成为中医药非遗数字化技术产业规范化发展的制度性掣肘，暴露出数据安全治理体系与文化遗产数字化保护需求之间的深刻矛盾。

---

① 严令耕：《中医药非物质文化遗产的数字化保护研究》，《经济研究导刊》2020 年第 24 期，第 26～28、52 页。

四 中医药非物质文化遗产法治破解路径探究

保护中医药非物质文化遗产，需要运用法治手段，从立法、执法、司法、数字化保障等多个方面入手，为中医药非物质文化遗产的传承、创新与发展建立系统、全面、有力的法治保障体系，具体如下。

（一）完善中医药非物质文化遗产保护方面立法工作

1. 完善知识产权保护

（1）为中医药传统知识赋予权利

法律作为社会利益调节机制的核心功能在于平衡多元社会主体诉求，构建制度化的权益分配框架。[①] 我国 2017 年颁布实施的《中医药法》第四十三条第二款通过立法形式创设了中医药传统知识持有人的传承使用权、知情同意权及利益分享权，属于典型的积极赋权保护，[②] 然而检视当前保护实践困境可见，该制度运行的核心障碍在于权利主体制度性确认机制的缺失——民族、群体及传承共同体的法律主体地位未获明确承认，导致集体性文化权益难以通过既有法律框架获得有效保障。

因此，中医药传统知识权益保障机制的完善路径，不应局限于既有权利条款的文本诠释，而需通过三个维度实现制度创新：其一，构建传统知识权利主体资格确认制度，明确族群、社群及传承群体的法律地位；其二，建立差异化的权益分配机制，平衡个体创新贡献与集体文化基因的关系；其三，制定具有可操作性的配套实施细则，将原则性规定转化为可执行的程序规范。这种系统性制度重构，既是文化遗产法制保护的理论突破，也是实现传统文化可持续传承的实践必需。

---

① 马治国：《中医药非物质文化遗产保护的政策法律措施》，《南京中医药大学学报》（社会科学版）2007 年第 4 期，第 192～197 页。
② 宋健、宋晓亭：《中医药传统知识的防御性保护探究》，《中国卫生法制》2021 年第 1 期，第 6～10 页。

（2）构建中医药传统知识专项法规保障体系

现行中医药传统知识法律保护机制过度依赖知识产权制度框架，通过专利法、商标法及著作权法实施间接保护。然而实证研究表明，这种保护模式对于中医药传统知识而言存在显著制度性缺陷：专利制度虽在创新性药物制剂及药品生产工艺保护方面发挥一定作用，但其保护范围难以覆盖中医药传统知识体系的整体存续需求。作为活态传承的文化遗产，大量中医药传统知识以非物化形式存续，其权利主体具有集体性和流动性特征，难以与现行知识产权制度的个体化确权规则形成有效对接，导致制度性保护效能严重受限。

建立专项法规保障体系成为破解中医药传统知识保护困局的必然选择。该体系构建应遵循三重原则：其一，引入中医药领域专家智库参与立法过程，确保制度设计符合学科发展规律；其二，以传统知识产权理论为立法前提，构建集体权益保障机制，通过权利主体资格认证制度明确族群、社群及传承群体的法律地位；其三，建立与既有知识产权制度的衔接机制，对符合现行法规范要求的客体继续适用专利、商标等保护手段，形成多层次立体保护格局。这种立法策略既避免制度重复建设，又通过专项立法填补文化遗产保护领域的关键制度空白，为中医药传统知识创造可持续传承的制度环境。

2. 通过立法确定中医药非遗代表性传承人认定的标准

非物质文化遗产保护名录体系与传承人认证制度需构建制度性关联机制，形成项目存续与主体传承的系统映射关系。建立非遗项目与代表性传承人的配套衔接机制，是落实文化传承主体责任的关键路径。针对濒危程度高、传承谱系残缺的非遗项目，应优先实施抢救性保护工程，通过政策扶持培育新生代传承人群体，确保每项文化遗产均具备代表性的活态传承载体。[①]

在中医药非遗代表性传承人认证程序中，需依据法定程序建立多维评价

---

① 陈文兴、张富利：《文化生态视域下的精英流动与非物质文化遗产保护研究》，《广州大学学报》（社会科学版）2017 年第 8 期，第 90~96 页。

体系，涵盖技艺传承能力、文化阐释水平及行业贡献度等核心指标。现行法规虽规定了非物质文化遗产代表性传承人命名条件，但存在标准模糊、操作性不足的结构性缺陷。应通过专项立法明确三级认证标准：基础层设定文化传承年限与技艺掌握程度门槛，进阶层考核知识体系的完整传承能力，核心层评估创新转化与社会贡献价值。立法应同步建立传承人认定动态调整机制，对认证结果进行公示并设置异议复核程序，形成"认证—公示—反馈—复核"的闭环管理流程。此制度设计既强化法律规范的刚性约束，又保持文化评价的弹性空间，通过标准化流程与专业化评估的有机结合，确保非遗保护工作的系统性与有效性。这种立法完善不仅为行政认定提供了法定依据，更通过明确保护对象、责任主体及其职责边界，形成了文化遗产保护领域中各要素相互衔接的完整治理框架。

3. 构建传承人权利义务法定化保障机制

非物质文化遗产传承困境的核心症结在于传承主体激励机制的制度性缺失。借鉴日韩"人间国宝"认证制度经验，[①] 可创设具有中国特色的传统医药传承大师制度，通过立法构建多维权利保障体系。对于通过认证的国家级中医药非遗代表性传承人，除享有基础性传承权益外，还可建立职称破格晋升机制，经专项评审委员会认定后授予副高级专业技术资格，配套实施与职称等级相匹配的薪酬保障和医疗福利制度。同时，政府应当设立"传统医药传承创新基金"等专项文化遗产补贴，通过项目制形式对诊疗技艺传承、学术流派整理等给予专项资助，形成"荣誉授予—职称晋升—经费支持"的立体化激励机制。

在权利赋予的同时，应构建对等性义务约束机制。立法需明确传承人三重核心责任：其一，文化基因守护责任，要求完整保持传统医药理论体系的本真性与完整性；其二，技艺传承责任，建立学徒培养档案制度和传承成效评估体系；其三，创新发展责任，鼓励在保持文化内核基础上开展技术创新

---

① 刘瑞、赵云海：《域外非物质文化遗产保护的法律机制考察及其启示》，《长治学院学报》2022 年第 3 期，第 50~57 页。

与转化应用。建立传承人履约动态评估机制，将评估结果与政策支持挂钩。

此制度设计通过法定形式确立传承人主体地位，既解决文化传承的后顾之忧，又构建文化传承的法治框架，形成政府引导、社会参与、主体尽责的非遗保护新格局。这种权利义务的制度化平衡，既体现文化权益保障理念，又彰显文化传承的公共属性，为非遗活态传承提供可持续的制度支撑。

4. 构建系统化的中医药非遗保护法制体系

我国现行中医药非遗保护法制框架以《非物质文化遗产法》与《中医药法》为核心，但尚需通过精细化立法完善制度供给。鉴于此，应着重推进三个层级的法治建设：其一，制定《中医药非物质文化遗产保护法》等专项法律法规，系统界定保护对象内涵、范围、权利主体构成及实施路径，构建具有中国特色的传统医药法律保护范式；其二，配套出台实施细则与司法解释，针对濒危项目抢救、活态传承保障等实践难题建立可操作规范，形成"总则—分则—细则"的立体化规范体系；其三，建立立法动态调适机制，根据文化传承形态演变与社会发展需求，定期评估既有法规适用性，通过修订案或补充条款实现制度更新。

在法治协调层面，需建立三重衔接机制：首先，强化部门法间的规范协同，确保非遗保护法与知识产权法、文物保护法等形成制度合力；其次，构建行政法与民事保护规范的互补机制，通过行政确认与民事救济相结合保障传承人权益；最后，建立案例指导与司法解释的联动制度，针对新型法律问题通过分析典型案例形成裁判规则，弥补成文法滞后性缺陷。

（二）加大对中医药非物质文化遗产保护的执法力度

1. 构建中医药非遗保护的体系化治理框架

近年来，国家出台了一系列政策、法规和条例，逐步形成了具有中国特色的非物质文化遗产保护制度，各级政府应高度重视中医药非物质文化遗产的保护工作，落实相应的具体政策法规措施。但是中医药非物质文化遗产包含的内容非常丰富，因此其保护工作是一项复杂的系统工程，需要各级政府的高度重视，在已经形成的非物质文化遗产保护制度基础上，建立系统的专门的中医药非物质文化遗产保护管理体制。

近年来，国家通过政策矩阵与法规集群建设，初步构建了具有中国特色的非遗保护制度网络。各级政府需将中医药非遗保护纳入文化治理的核心议程，在既有制度架构基础上，创新建立专业化管理体系。鉴于中医药非遗保护客体的特殊性与复杂性，应当构建多维协同治理机制。具体而言，需在三个维度实现制度创新：其一，建立国家—省—市三级垂直管理体系，明确各级文化主管部门的权责边界；其二，设立中医药非遗保护专家委员会，为中医药非遗项目的保护提供专业咨询与评估支持；其三，构建政府主导、行业自律、社会监督的协同治理模式。通过制度性安排，将非遗保护从项目申报管理转向文化传承生态系统建设，重点强化传承载体保护、活态传承机制创新及文化生态空间维护等关键环节。

2. 建立健全中医药非遗代表性传承人群体的保护激励机制

中医药非遗的永续传承有赖于传承群体的代际传递与受众培育的双向互动。作为活态文化遗产，其传承谱系涵盖资深中医从业者、民间技术持有者及新生代研习者等多层次主体。因此，可以从政策支持、人才培养、传播推广三个方面建立激励保障体系，具体可从以下维度展开。

其一，建立传承专项资助机制。通过设立国家级中医药非遗传承课题基金，重点资助濒危技艺抢救性记录与传承规律研究。其二，完善传习载体建设。制定中医诊疗技术传习所建设标准，建立导师遴选与学徒培养考核制度，形成"师承教育—实践训练—创新孵化"的链条式培养体系。其三，创新传承人才激励模式。实施职业传承人津贴制度，建立定期学术访谈与技艺评估机制，对优秀传承群体授予"传统医药传承示范基地"称号。其四，构建代际传承保障机制。设立"非遗传承新星计划"，遴选具有培养潜力的中青年传承者，配套实施传承接班人培养计划。其五，推进传承资源数字化工程。建立传承人技艺档案数据库，运用现代信息技术实现民间验方、特色诊疗技术的三维数字化存录。其六，拓展传承传播渠道。开展"非遗传承人进校园、进社区"系列活动，建立传统医药文化传承体验基地，培育青少年传承群体。[①]

该机制设计通过制度性安排，既保障资深传承人的社会地位与学术尊严，激发其传授核心技艺的内生动力；又为新生代传承者搭建成长平台，形成"尊老携新"的良性传承生态，确保中医药非遗在活态传承中实现创造性转化与创新性发展。

3. 协调传统医药非物质文化遗产各保护主体

现行非遗保护体系遵循多部门联合监管模式，依据《关于加强我国非物质文化遗产保护工作的意见》确立的框架，实践中暴露出职能交叉、权责模糊、协同效能低下等制度性矛盾。传统医药类非遗保护作为专业性与系统性并重的文化工程，亟须建立政府主导下的多主体协同治理机制。

制度创新应从以下角度着重推进。其一，构建政策协调平台。建立由文化主管部门牵头，卫生、教育、财政等多部门参与的联席会议制度，制定《传统医药非遗保护主体协作规范》，明确各参与方在资源普查、传承保护、产业转化等环节的权责边界。其二，完善职能整合机制。借鉴日韩文化财保护经验，在中医药管理部门下设"传统医药非遗保护中心"，整合文化、卫生系统相关职能，在具体的中医药非遗项目管理体制上改众多部门管理为单一部门管理，将中医药非物质文化遗产管理职责赋予专门的中医药文化管理部门。其三，建立效能评估体系。制定《非遗保护主体绩效考核办法》，将传承成效、资源转化率等核心指标纳入政府文化考核体系，通过第三方评估机制强化责任落实。

这种机制创新既延续多主体参与的传统优势，又通过职能整合提升治理效能。日本国家文化厅"文化财保护审议会"与韩国文化财委员会的实践经验表明，专业化管理机构能有效破解多头管理的制度性困境。通过构建权责明晰、协同高效的管理体制，既能强化政府的文化治理职能，又可推动保

---

① 王芹、宋秋敏：《基于木鱼歌嬗变考证的非遗现代保护策略研究》，《广州大学学报》（社会科学版）2022 年第 5 期，第 143~151 页。

护工作向科学化、专业化方向深度发展，为传统医药非遗的可持续传承提供制度保障。

（三）落实对中医药非物质文化遗产保护的司法保障

首先，确保与中医药传统知识相关的主体的权利，设定必要的禁止性规范，防止一切可能的破坏中医药传统知识的行为，为司法审判提供明确的法律依据。对于破坏和侵犯传统知识的行为，要坚决制裁，确保侵犯中医药非物质文化遗产的行为受到有效惩罚。

其次，对于国家重点保护中医药非物质文化遗产代表性项目的侵权纠纷，应当加大司法资源投入，确保案件得到及时、公正地处理，维护中医药非物质文化遗产的合法权益。可以在法院内部针对此类纠纷设立专项调研小组，设置专门人员针对中医药非物质文化遗产保护纠纷进行前期深入的调研和事实情况调查，为案件的审理提供翔实、准确的依据。同时，可以设置专门的审判机构或审判程序，负责审理中医药非物质文化遗产保护案件，能够大大提高审判的专业性和效率。专门的审判机构能够集中力量，对这类案件进行深入研究，形成统一的审判标准和尺度，确保案件处理的公正性和一致性。

最后，引入中医药专业知识是提升司法审判质量的关键。中医药作为一门独特的医学体系，具有其独特的理论体系和诊疗方法。因此，在审理中医药非物质文化遗产保护案件时，需要聘请具有中医药知识背景的专家参与案件研讨会和审判过程，为司法审判提供专业意见和技术支持，从而帮助法官更好地理解中医药的相关问题，从而做出更准确的裁决。同时，建立中医药专家库，能够确保在案件审理过程中随时调用相关领域的专家资源。这样不仅能够提高审判的科学性和权威性，还能够为中医药非物质文化遗产的保护提供有力的智力支持。

（四）加快中医药非物质文化遗产数字化法律保护路径探索

1. 构建中医药非物质文化遗产的数字化知识图谱体系

我国中医药非物质文化遗产品种丰富、形式多样，既有古籍文献，如医案、处方等，又有口头流传的诊断过程等；既有系统的中医药理论等，又有技艺精湛的炮制和制剂工艺，如丸散膏丹的制备等。由于各类中医药非物质文化遗产的表现形式不同，需要采取不同种类的数字化方法，在对中医药非物质文化遗产的多学科性、系统性、整体性、复杂性和经验性等特征进行详细评估的基础上，从诊断学、化学、药学、心理学等方面探索中医药非物质文化遗产的内在要素，建立中医药非物质文化遗产的多层次类型分类体系。

中医药非遗作为复合型文化遗产，涵盖典籍文献（如医案、古方）、口传诊断经验、系统理论架构及传统技艺（如炮制工艺、制剂方法）等多重知识维度。鉴于其载体形式的多样性，需建立分层级的数字化表征体系。

其一，构建多维评估模型。针对中医药非遗的多学科交叉性、系统完整性及经验传承特征，整合诊断学、药物化学、药剂学、医学人类学等跨学科视角观点，解析其知识构成要素与技艺传承规律。其二，建立分级分类标准。依据载体形态（文字/口述/技艺）、知识属性（理论/实践）、传承谱系（师承/社区）等维度，构建"基础文献类""理论阐释类""实践技艺类"的三级分类框架。其三，创新数字化存录技术。针对典籍文献采用高保真扫描与语义标注技术，对口传经验实施三维动作捕捉与语音存档，对炮制工艺开发工艺参数建模与虚拟仿真系统，形成多模态数字资源集群。

2. 构建中医药非遗数字资源采集技术规范体系

文化和旅游部于2023年9月29日正式实施《非物质文化遗产数字化保护数字资源采集和著录》行业标准，该标准体系作为我国非遗保护领域首个系统性技术规范，确立了非物质文化遗产数字资源建设的总体框架，系统规定了十大非遗门类数字资源采集的全流程规范，涵盖方案编制、现场实施、元数据著录三大核心环节。该标准体系对各类非遗项目数字资源的采集范围、技术参数及著录规则进行了科学分类与细化规范，形成了涵盖多模态信息采集、质量控制指标及元数据描述标准的系统性指导方案。通过构建多维度的业务操作指引和技术实施标准，有效保障了非遗数字资源的完整性、规范性与可溯源性，为非遗数字化保护实践提供了标准化操作范式。

该标准体系的实施具有双重价值维度，能够引领并规范非遗数字化工作的标准化、系统化发展路径，在保护层面，通过标准化采集流程保障中医药非遗本真性传承，为濒危技艺建立高精度数字档案，优化中药材及中医药典籍信息数字化采集与著录的精准度与效能，确保中医药非遗项目的原真性与完整性；在发展层面，推动非遗资源向数字资产转化，为中医药文化创新提供基础数据支撑。其技术应用前景尤为值得关注，通过构建数字孪生系统，可实现传统炮制工艺的虚拟仿真训练；借助区块链技术建立药材溯源体系，提升中医药非遗的现代价值转化能力。这种技术创新不仅实现文化遗产的永久保存，更通过数字赋能激活传统智慧，形成"保护—研究—利用"的良性循环机制。同时还能够通过数字化手段赋予非遗项目新的呈现方式，例如虚拟现实、互动展示等，吸引更多社会公众参与到中医药非物质文化遗产传承中来，从而实现其活化和传承。①

3. 完善中医药非物质文化遗产数字化法律保护体系

鉴于中医药非遗数字化保护的特殊需求，必须加强立法，建立完善的法律保护体系。② 具体可从以下四个层面推进法治建设。

其一，完善国家层面立法体系。采用整合性立法路径，以一般法的立法形式来保护中医药非遗数据库，使数据库管理有法可依。③ 建议对现行《非物质文化遗产法》进行系统性修订，增设"数字资源保护"专章，明确中医药非遗数据库的法律地位、管理主体及授权使用机制。重点规范数字资源采集、存储、传输环节的权益归属，建立中医药传统知识数字表达的知识产权保护制度。

其二，推动地方性法规建设。各省级行政区应在《非物质文化遗产法》

---

① 张亚欣：《我国非遗数字化保护有了标准支撑》，《中国城市报》2023 年 9 月 4 日，第 23 版。
② 谢岩福：《我国非物质文化遗产的法律保护》，《经济与社会发展》2008 年第 10 期，第 115~118 页。
③ 王丽、李晓惠、李娜：《非遗数字化保护之法律问题探析》，《理论观察》2021 年第 4 期，第 88~90 页。

框架下，结合本区域中医药非遗资源特征，制定数字化保护专项条例。条例内容应涵盖数据库建设标准、数字资源分级管理制度、地方特色技艺数字存档规范等，构建与国家法律相衔接的地方法规体系。

其三，建立协同监管机制。设立由文化执法部门、中医药管理机构、知识产权部门组成的联合监管平台，制定《中医药非遗数字资源管理办法》。建立数字资源法律属性界定机制，明确传统诊疗经验、炮制工艺等数字表达的产权归属，完善数字化传承的授权许可制度。

其四，构建动态修订机制。建立法律保护效能评估指标体系，定期对数字资源保护法规的实施效果进行量化评估。根据技术发展、社会需求和司法实践，动态调整法律文本中关于数字采集标准、存储安全、跨境传输等条款，确保法律体系的时代适应性。

这种制度设计不仅能有效维护中医药非遗数字资源的原生性特征，更为传统医药智慧的现代转化提供法律保障，实现文化遗产保护与数字产业开发的有机统一，使其文化价值得到充分利用。[①]

---

① 王伟杰、徐小玲：《我国"非遗"数字化保护现状及未来发展路径探析》，《歌海》2020 年第 5 期，第 24~29 页。

T10　中医药典籍《伤寒论》日本译介史及代表性译本举隅*

刘岩　吴院**

摘　要　在日本传统医学的建构历程中，中国中医药文化占据了举足轻重的地位。日本对中医药典籍的接纳与融合，历经了从原始资料搜集、典籍片段译介至古典深入研究的逐步深化过程。本文以《伤寒论》为考察对象，全面系统地梳理了其在日本流传的历史脉络，并深刻剖析了各阶段的演变特征及其背后的成因，以期为我国中医药典籍的海外推广提供有价值的参考，同时也为我国中医药文化的研究开辟他者视角下的新维度与参考框架，进而为中医药文化的国际传播与交流注入新的活力与动力。

关键词　《伤寒论》　日本译介　代表译本

习近平总书记于中央政治局第三十次集体学习时着重指出："要更好推动中华文化走出去，以文载道、以文传声、以文化人，向世界阐释推介更多具有中国特色、体现中国精神、蕴藏中国智慧的优秀文化。"中医药文化，植根于中华传统文化的深厚土壤，是中华民族在与疾病长期斗争中的智慧结晶，蕴含着丰富的民族精神内涵。故而，积极推动中医药文化国际化是中华

---

* 本文系贵州省 2024 年研究生教育教学改革项目"'翻译+传播'融合型硕士生译者培养与贵州文化国际表达外译实践研究"（项目编号：2024YJSJGXM014）的阶段性研究成果。

** 刘岩，工学博士，贵州大学外国语学院副教授、日本研究所所长、硕士生导师，主要研究方向为中日近代交流史，地域文化翻译与国际传播；吴院，贵州大学外国语学院研究生，主要研究方向为文学翻译与传播。

文化海外传播的关键一环。

《伤寒论》作为中医四大经典之一，是中国医学史上现存最早、系统完整的临床医学专著，其创立的六经辨证原则，至今仍被临床医学沿用。关于《伤寒论》传入日本的时间，学界普遍认为，在公元 630~701 年，随着唐代医学与医籍的大量传入，《伤寒论》也随之东渡，并在日本得到广泛地应用与发展。[①] 此外，据小曾户洋考证，早在飞鸟时代（592~710 年），《伤寒论》等相关内容便已通过《小品方》等方书在日本部分流传。[②] 由此可见，《伤寒论》传入日本的时间可追溯至 6 世纪。王晓梅与张晋豪指出，当前学术界对于《伤寒论》在日本传播与接纳的研究，多聚焦于江户时代（1603~1868 年）的传播效应及经方在临床实践中的应用，同时关注到《伤寒论》在日本所展现的多元化、多模态传播模式。[③] 然而，关于《伤寒论》在日本翻译历史的探讨尚未获得国内学界应有的重视。鉴于此，本文将以《伤寒论》在日本的翻译历程为核心议题，深入考察自 18 世纪直至 21 世纪其在日本的译介状况及代表性译本，力求全面勾勒出其在海外传播的历史轨迹与深远影响，进一步揭示其在日本流传的独有特征与变化规律，为相关学术研究开辟新的视角、提供新思路及重要参考。

一 18~19世纪：《伤寒论》在日本译介的初步兴起

德川家康于关原之战获胜后，开启了江户时代。江户幕府实行严格的身份制度与闭关锁国政策，排斥基督教，独尊儒教，武士道与道德伦理成为治国基石。[④] 尽管对外贸易受限，医者却获身份豁免，尤其能治愈大名疾

---

① 潘中艺、傅延龄、宋佳等：《张仲景医学源流述略》，《北京中医药大学学报》2018 年第 11 期，第 894~899 页。
② 小曽戶洋：《中国医学古典と日本》，《日本東洋医学雑誌》1996 年第 47 期，第 227~244 页。
③ 王晓梅、张晋豪：《〈伤寒论〉在现当代日本的传播与接受研究》，《医学语言与文化研究》2023 年第 2 期，第 81~97 页。
④ 三好勝：《医師会の発祥と新制医師会の誕生》，载《日本医事史抄》，1997。

病的医者，常能突破身份限制，赢得显赫地位。此特殊环境为汉医学提供了静谧发展空间，并强化了日本民众的心理认同，激发了学医热情。在此背景下，江户时代成为《伤寒论》在日本传播的鼎盛期，古方派研究成果丰硕，多以书籍形式流传，对当时社会文化及医学发展产生了深远影响。

（一）《伤寒论金匮要略药性辨中、下篇》

张仲景原著《伤寒杂病论》在流传过程中，被后人整理编纂，其中外感热病内容被结集为《伤寒论》，而内科杂病部分则被命名为《金匮要略方论》（简称《金匮要略》）。在《伤寒杂病论》东传日本的过程中，产生了一部以《金匮要略方论》中药物为研究对象的重要著作——《伤寒论金匮要略药性辨中、下篇》①，此书由大江学于1766年撰写完成，分为中、下两篇，系统整理了《金匮要略方论》中的药物知识，并在此基础上进行了深入的阐发与创新。中篇详细分类并阐述了129种草木类药物，不仅描述了每种药物的性味归经，还结合临床实际，附上相关病例分析，使读者能够直观理解药物的应用与疗效。下篇则专注于对16种谷物类药物的探讨，大江学以独特视角深入剖析了这些日常谷物的药用价值，为药物研究提供了新的思路与见解。

（二）《删订伤寒论》

《删订伤寒论》作为《伤寒论》的精简版本，于1801年面世，由日本近世汉方医学界的杰出人物中西深斋口述、藤仓永居笔录整理而成，最终得以刊行。中西深斋师承汉医大家吉益东洞，是古方派的重要医家，毕生致力于《伤寒论》的研究长达30余年，其间还著有《伤寒论辨正》《伤寒名数解》等注疏作品，深刻体现了他在医学经典上的独到见解。吉益东洞主张研读《伤寒论》时，应超越条文字面，重视其在临床实践中的验证效果，这一思想对中西深斋产生了深远影响，使其形成了弱化理论性、注重临床实用性的理念。在这一理念的指引下，中西深斋对《伤寒论》进行了重新删

---

① 大江学：《傷寒論金匱要略薬性弁中下編》，京都大学馆藏，1766。

减与编撰，从而诞生了具有重要意义的《删订伤寒论》。

在《删订伤寒论》的序言中，中西深斋深刻指出："晋王……已来素灵之说盛行于世。张仲景氏之论。几坠地也尚矣。二千载之下，我深斋先生。崛起东邦。豁然眼目。开荆棘。通蓁塞。芟柞甚巌。全象始见矣。自非亜仲景氏之材。孰能如此哉。读其书。无其眼虽多奚以为。众盲治。家袭燕石秖苟具眼。怀宝迷邦。人将谓之何。先生可以删定令撰也。"① 他强调，自晋代以来，《黄帝内经》中的《灵枢》与《素问》备受推崇，而张仲景的《伤寒论》却备受冷落。因此，他希望通过删减烦琐内容，使《伤寒论》的核心思想更加清晰。此外，序言中提及的素灵之说与《伤寒论》的关系亦值得深入探讨。鉴于《伤寒论》序言中提及"撰用《素问》《九卷》《八十一难》"，众多医家认为《伤寒论》源于《黄帝内经》。② 然而，古方派对此持怀疑态度。中西深斋在《删订伤寒论》中，亦在一定程度上表达了他对这一问题的独到见解。

（三）《伤寒论存疑11卷》

在江户时期，对《伤寒论》的研究资料主要散见于古书及汉典籍之中，其传播载体多为汉文抄本，这些抄本大多被用于收藏与研究，并在特定的学者群体中流传。这一现象与当时研究者深厚的汉文水平密不可分。由于《伤寒论》成书于汉末，直至唐朝才传入日本，在漫长的传播过程中，难免会出现错误、重复等问题。因此，江户时期还涌现了一系列对传本内容中存疑部分进行整理的抄本，其中 1860 年由古壮隆与菊池武贞共同抄写的《伤寒论存疑 11 卷》③ 便是其中之一。

《伤寒论存疑 11 卷》实为系列书目，共计十卷。其序言由作者以汉文撰写，字里行间透露出作者深厚的儒学功底。序言不仅揭示了该书的成书时

---

① （後漢）張仲景、（江戸）中西深斋述：《傷寒論》，国立国会図書館，1801。
② 贾春华：《古方派对中国近代〈伤寒论〉研究的影响》，《北京中医药大学学报》1994 年第 4 期，第 5~9+72 页。
③ 古莊隆著、菊池武貞写：《傷寒論存疑 11 卷》，国立国会図書館，1860。

间与背景，还阐明了作者的成书动机。古壮隆与菊池武贞深感《伤寒论》这一医学瑰宝在当时未能得到应有的重视，于是他们怀揣着造福苍生的殷殷期望，着手整理并刊行此书。

在序言中，作者引用了《尚论篇》作者喻嘉言的话，对当时流传的《伤寒论》注本进行了批判。喻嘉言指出："一喻氏曰今世所傅乃宋直秘阁林億所校……成无所己诠……叔和……之词混编为仲景之书……乃仲景之不幸也。"古壮隆与菊池武贞在简述此前《伤寒论》注本的情况后，表明了自己著述的缘由：总结前人之长短，辅之自身见解，以求有益后世。他们精心条分缕析，辨析文字，力求使后人一览无余，不感眩惑。

（四）《伤寒论讲义》

伊藤圭介作为江户末期至明治时期的杰出本草学者、兰学者、博物学者及医学家，以行医为业，自幼便对植物学抱有浓厚兴趣，后师从尾张本草学派创始人水谷丰文，深入学习本草学。伊藤圭介领导的尾张本草学派与京都本草学派保持着密切交流，共同在《伤寒论》东传日本的过程中发挥了重要的推介作用。中医学以《黄帝内经》为理论基础，以《伤寒杂病论》为辨证论治基础。[1] 江户末期，伊藤圭介针对《伤寒论》的六经理论，撰写了《伤寒论讲义》[2] 系列书目，旨在深入剖析《伤寒论》的辨证纲领和论治准则。该书内容涵盖《太阴篇》《少阳篇》《阴阳篇》《太阳篇上中下》《痉湿暍》等，尤其对《伤寒论·太阳病脉证并治篇》进行了详尽阐述，概因其中涉及咳喘等肺系症状的条文较为集中。

除了上述提及的文献外，浅田宗伯与德富猪一郎对《伤寒论》的研究与译写同样值得关注。1845 年，浅田宗伯出版《伤寒辨术》一书，深入探讨了《伤寒论》的辨病方法。后相继完成了《和汉医林新志 151－160》

---

① 王欢、朱莹：《经方在中国传统医学和日本汉方医学的应用现状》，《中草药》2019 年第 15 期，第 3714~3719 页。

② 伊藤圭介：《傷寒論講義（錦窠翁遗書；第 9-12 册）》，国立国会图书馆，出版时间：江户末期。

（1883 年）、《牛渚漫录·元》（1892 年）以及《牛渚漫录·续》（1899 年）等著作。浅田宗伯出身于医学世家，自幼接受儒学熏陶。在明治政府推行废止中医政策之际，他与冈田昌春、玄道清川、桐渊道斋、河内全节、高岛佑启等中医五贤一道，致力于对中医的传承与保护。1899 年，《伤寒论》的相关记叙以刊行本的形式面世，但并非独立成册，而是被收录于《国民丛书：第 16 册》的《社会和人物》篇章中，旨在支撑作者德富猪一郎的学术观点。他在自传中提及，彼时他热衷于四大领域的改良：政治、社会、文艺与宗教，此记叙正是其思想主张的佐证之一。

综上所述，江户时期的日本，对于《伤寒论》的研究主要在高知识分子阶层，尤其是在具有儒学背景的儒医及医学学派中流传。汉文抄本作为主要的传播载体，见证了日本医学界对仲景医学的深入研究。在这一时期，古方派成为汉方医学的主流，与后世方派在学术上产生论争，推动了汉方医学的迅速发展，并诞生了日本传统医学——汉方医学。而《伤寒论》之所以成为古方派最为尊崇的书籍，除了政治环境的推动外，更与其重实证、少推理、药用精简的特点及日本民族重视实用的性格紧密相连。①

二　20世纪:《伤寒论》在日本译介的深化与发展

随着武家政治的衰落与锁国政策的废除，日本步入明治维新这一历史分水岭，由近世转向近代。明治政府为整顿医疗乱象、遏制假药流通，引入欧洲医疗体系与考试制度，实现医师资格的法律化。② 同时，明治政府积极推崇西医，与欧洲合作，建立西医教育与医疗机构，鼓励留学，对汉医则采取限制措施。文明开化与西洋医学的兴盛，使汉方医学遭受重创，汉医从业者

---

① 贾春华、朱丽颖：《〈伤寒论〉的东传与日本汉医古方派的崛起》，《中医药历史与文化》2022 年第 2 期，第 21~46 页。
② 三好胜：《医師会の発祥と新制医師会の誕生》，载《日本医事史抄》，1997。

被剥夺合法执业资格。面对挑战，汉方医学界开始反思与探索。至现代，汉方医药研究与从业者均融合西医药学教育。①

（一）20世纪文献中关于《伤寒论》的内容分析

1. 《昌平丛书　汇刻书目外集》（第3、6册）

《昌平丛书汇刻书目外集》是"昌平丛书"的详尽书目指南，由松山堂于1909年精心编纂出版，全书共246册，其中第3、6册专涉中医药典籍《伤寒论》的相关内容。该《外集》通过收录"昌平丛书"的各类书目、索引等二次文献目录，为读者提供了快速了解丛书内容的便捷途径。

"昌平丛书"源自日本江户幕府时期的昌平坂学问所，该学问所原为朱子学者林家的私塾，后经宽政改革转化为幕府官学，实现了林家学校向官学的制度性转变。② 在此过程中，儒家思想典籍的收录愈显体系化与全面化，如《大学》《论语》等儒家经典，以及李贺、王安石等人的诗集均被纳入其中。然而，至明治时期，原200册汉籍因历史变迁仅剩六成，且因火灾损失惨重。直至1909年，借岛田蕃根与富田铁之助才将剩余刊版整理出版，命名为"昌平丛书"。③

通过《昌平丛书汇刻书目外集》的索引，可清晰查见"昌平丛书"中收录的《伤寒论》相关书目，如《仲景全书》《伤寒六书》等，这些书目的收录不仅彰显了日本汉方研究对经典的重视，更为《伤寒论》的深入研究提供了宝贵的文献资源。此外，这一现象也反映出日本汉方研究回归经典、重视原典性的学术倾向，对《伤寒论》的研究具有深远的学术价值。

2. 《竹林雀语》

《竹林雀语》由渡边房吉所著，1917年经由克诚堂书店正式出版。书名

---

① 潘桂娟：《近百年来日本汉方医学的变迁》，《亚太传统医药》2005年第4期，第26~29页。

② 王玉强、陈景彦：《日本朱子学的官学化研究》，《社会科学战线》2013年第7期，第264~266页。

③ 長野恭彦：《昌平坂学問所の官版版木のゆくえと『昌平叢書』：富田鐵之助傳補遺その1》，2023。

中，"竹林"被巧妙地赋予了庸医的隐喻，而"雀语"则源自"燕雀安知鸿鹄之志哉"的典故，借此传达出对浅尝辄止者的讽刺，书名因此富含深意。书中精心收录了 89 则医学领域的轶事，其中大部分基于真实事件。特别值得一提的是第 13 则故事《冻伤与伤寒论》，它生动描绘了一位皮肤科医生在探寻冻伤知识时，偶遇《伤寒论》一书，却因汉字知识的匮乏而难以领略其精髓，最终发出"外文书籍更为清晰"的感慨。渡边房吉对此以一句充满比喻的俳句进行了辛辣点评："此医师欲理顺粉丝般之细脉，莫如重识盆中已枯萎之梅花。"[①] 此句不仅揭示了医学生汉文阅读能力的下滑，更深刻反映了当时汉方医学遭受冷落的尴尬境地。在《竹林雀语》的自序中，渡边房吉坦诚地表达了自己的志向与忧虑："我矢志不渝，致力于不辱司命之神职、全济生之责任，日夜勤勉，无暇他顾。同时，我亦欲整饬荒废的医风，提振疲软的医道。虽知前路艰难，但此心不改。"[②] 由此可见，他通过书中一系列令人捧腹又引人深思的轶事，旨在警醒世人，呼唤对汉方医学的重视与复兴，以期改变其被边缘化的现状。

3.《生生堂医谭》

《生生堂医谭》一书由古方派学者中神琴溪口述，石原保秀精心校译，1935 年由和汉医学社隆重出版。该书深入古方精髓，尤重《伤寒论》药方，旨在复现古代圣人医学之辉煌。全书结构严谨，分《总论》《读书》等 15章，以问答形式展开，内容涵盖病因、辨证、诊断、治疗等多个层面，对药性、辨脉、针灸、给药途径，及虚寒疗法及虚实寒热证候等进行了系统论述。和汉医学社出版此书，意在响应和汉医学复兴之潮流，同时针对经济不景气导致的市价暴涨、商品匮乏等问题，为好学者提供研究古医书的宝贵资源。[③] 此书之出版，不仅彰显了和汉医学的深厚底蕴，更为后世学者研究古医书提供了重要参考。

---

① 渡边房吉：《竹林雀语》，克诚堂书店，1917，第 42 页。
② 渡边房吉：《竹林雀语》，克诚堂书店，1917，第 5 页。
③ 中神琴溪述、石原保秀校註《生生堂醫譚》，和漢医学社，1935，第 2 页。

（二）医学团体对《伤寒论》的深入研究与探讨

在日本汉方医学界，诸多医学团体如雨后春笋般涌现，包括日本汉方医学会、东亚医学协会、日本医史学会、东京汉方杏林会等十余个协会。尽管成员间存在交叉，但各团体的核心宗旨一致，即挖掘汉方医学的潜在价值，并为其争取合法地位。① 为此，这些团体通过学会期刊对《伤寒论》进行了深入研究和广泛阐发，同时亦关注《本草纲目》《黄帝内经》等其他中国医学典籍。从研究成果来看，日本汉方医学会、东亚医学协会、日本医史学会及东京汉方杏林会等团体尤为突出。各团体在研究方向上各有千秋，涵盖了方证、临床、药物、针灸、医史、牙科及精神分析等多元领域。尤为值得注意的是，日本汉方医学会与东亚医学协会在刊载文章的连续性上表现突出，具有典型性。因此，本节将重点论述这两个团体在《伤寒论》研究方面的贡献与成就。

大冢敬节，作为"日本汉方医学会"的奠基者之一，深耕东洋医学，尤以传承古方派见长。1930 年，他孤身赴东京，师从汤本求真，由此踏上了汉方医学的学习之旅。1934 年，他与矢数道明、清水藤太郎携手创立了"日本汉方医学会"，并推出学会期刊《汉方与汉药》。在求学期间，受汤本求真影响，大冢敬节对《伤寒论》与《金匮要略》两部汉籍尤为重视，这两部典籍在入门书籍中占据了核心地位。这一学术导向也深刻影响了《汉方与汉药》的期刊内容，1934~1939 年，该期刊的 1~6 卷均刊载了与《伤寒论》紧密相关的研究成果，尤其是第 6 卷，共有 4 期深入探讨了该经典。面对汉方医学的发展瓶颈，大冢敬节主张各汉医流派应搁置争议，携手共进。因此，他于 1938 年与后世派的矢数道明共同创立了"东亚医学协会"，次年发行学会期刊《东亚医学》。该期刊主要聚焦于《伤寒论》的临床应用，刊载了学会成员的学习经验、感想及研究成果。②

① 潘桂娟、樊正伦：《日本汉方医学》，中国中医药出版社，1994，第 310~315 页。
② 王晓梅、张晋豪：《〈伤寒论〉在现当代日本的传播与接受研究》，《医学语言与文化研究》2023 年第 2 期，第 81~97 页。

此外，中医舌诊源于望闻问切四诊中的望诊，是中医辨证施治的关键依据。我国首部舌诊专著《敖氏伤寒金镜录》，于 1654 年在日本翻刻出版，该书不仅继承了《伤寒杂病论》的舌诊理论，还通过临床实践赋予了新内涵，为日本中医研究奠定了坚实基础。

一方面，鉴于《敖氏伤寒金镜录》与《伤寒论》的紧密联系，日本多个医学团体对两书中的舌诊内容给予了高度关注。其中，日本牙科医史学会深入研究了《伤寒论》中的望诊与舌诊药方。1954 年，"日本东洋医学会"成立，同年开始发行《汉方临床》月刊，并持续刊载《伤寒论》相关研究，以大冢敬节与矢数道明为核心形成的跨流派团结，成为推动日本昭和时代（1926~1989 年）汉医复兴的重要力量。另一方面，日本汉方医学长期存在重经方实用而轻理论研究的倾向，部分古方派医家独尊仲景、固守经方，排斥其他流派及西医，导致汉方医学在明治维新"灭汉兴洋"政策下生存环境进一步恶化，陷入低谷。面对此严峻挑战，汉医家们亟须思考如何在逆境中保留汉方医学的生存空间。长坂和彦在日本东洋医学会学术总会上指出，若不经深思而直接照搬 2000 年前的汉方理论，汉方医学将无法取得进步。他强调，现代气候条件、饮食习惯及医疗器械与古代已大不相同，因此有必要引进先进设备，重构汉方医学体系。[①] 在此背景下，汉方医学界开始融合传统药物理论与近代药理学、理化技术、制药工艺，使汉药以更科学、规范、便捷的形象呈现，有力推动了汉方医药的应用与普及。[②]

三 21世纪以来：《伤寒论》在日本译介的新进展

（一）《伤寒论》在日本学术界的研究动态

第一，日本学者对《伤寒论》的深度挖掘与多元视角。自 2000 年以

---

① 長坂和彦：《私の漢方医学の習得：古典的な「証」のとらえかた，新しい「証」の考え方》，《日東医誌》2007 年第 58 期，第 699~704 页。
② 陈静、任玉兰：《近代日本汉方医学的转型》，《医学与哲学》2022 年第 14 期，第 76~80 页。

来，日本学界对《伤寒论》的研究呈现多元化与深度化的趋势。立命馆大学向静静从儒学与医学的双重视角出发，对《伤寒论》进行了系列研究。2018~2022 年，她聚焦于《伤寒论》等医书中映射出的古方派"复古"思想史，指出古方派医学的"复古"并非单纯回归《伤寒论》，而是具有更为广泛的多样性，且"复古"与"革新"在古方派医家们的实践中并存。[①] 2021~2023 年，向静静进一步实证性考察了《伤寒论》在中日间的相互接受、展开与回流，通过将其与东亚儒学思想、流行病相联系，揭示了近世日本医书研究实态与医疗实践面貌，为日本医学史研究提供了新视角。[②]

第二，中日医学交流视角下的《伤寒论》与现代医学结构。庆应义塾大学村田庆子教授从中日医学交流的角度，对东亚现代医学结构进行了深入梳理。她认为，《伤寒论》是研究中日医学交流的延伸原点之一。2012~2015 年，村田庆子教授验证了日本在中国医学转型中的重要作用，特别是考察了日本汉方医师与苏州国医医院中医师们在团体维度上的思想与技术交流。[③] 2015~2018 年，她进一步以苏州国医医院的医疗实践为例，探讨了西洋医学对日本医学的影响，揭示了东亚医学现代化的结构。这些研究不仅深化了对中日医学交流的理解，也为现代医学结构的形成提供了新的解释。[④]

第三，《伤寒论》在日本汉方医学复兴与重构中的异域转生。茨城大学真柳诚教授在 2001~2004 年的研究中，通过对现存古医籍的调查分析，揭示了中国周边国家接受和消化中国医学、形成本国固有传统医学的过程与特征。他特别指出，在受影响的周边国家中，只有日本对中国医学古典进行了

---

① 向静静:《論山脇東洋的医学復古思想—兼論日本首次公開举行的人体解剖及其影響》，《中医典籍與文化》，2020。
② 向静静:《近世日本における『傷寒論』と漢方医学：麻疹・痘瘡・腸チフス・風邪の治療から》，《立命館アジア・日本研究学術年報》2022 年，第 17~30 页。
③ 村田慶子:《蘇州国医医院(1939-1941) の事例から考える中国医学・日本漢方 の 歴史資料の活用について》，《生物学史研究》2014 年，第 956~957 页。
④ 村田慶子:《The Case of the Suzhou Hospital of National Medicine (1939-1941)：War, Medicine, and Eastern Civilization》，《East Asian Science, Technology and Society：An International Journal》，2016，第 1~23 页。

相当系统的研究，而《伤寒论》作为重要医典被引入研究。①

上述研究表明，日本学界以《伤寒论》为载体的中医影响研究及中日医学交流史研究，始终是其重要研究方向。当前，从儒学与医学视角看《伤寒论》在中日间的回流已成为新的研究热点。同时，这些研究课题还揭示了中日医学特别是日本汉方医学走向现代医学的过程，这一过程与汉方医学的复兴与重构过程相吻合。可以说，以《伤寒论》为载体的中医学已在日本成功完成了异域转生，为中日医学交流与现代医学发展注入了新的活力。

（二）《伤寒论》相关出版物的丰富性与创新性

第一，《伤寒论》的学术传承与注释本研究。《伤寒论》作为中医药领域的经典之作，蕴含深厚的汉学底蕴与复杂理论体系，对医学生及研究者而言极具挑战。自宋代成无己首注以来，注释者辈出，他们以深厚学术功底和独到见解进行详尽阐释，展现了《伤寒论》的学术深度与广度。因此，借助注释本研究《伤寒论》成为有效方法，既能降低阅读难度、提升效率，又能提供多元视角。日本中外医学社出版的《躺着读伤寒论·温热论》②便是一部具有代表性的注释本。作者入江祥史采用了意译的翻译策略，对《伤寒论》原文进行了深入浅出地翻译和解说，并融入了"温病学"的解说，使读者在轻松愉悦的阅读体验中，提升汉方药的诊疗水平。这种注释方式不仅保留了原著的精髓，还融入了现代医学的理念，为《伤寒论》的学习与实践提供了新的视角。

第二，《伤寒论》的现代语译与多样化出版。随着汉方药在日本的日益普及，越来越多的普通民众开始关注《伤寒论》等中医著作。为了满足这部分读者的阅读需求，许多出版社纷纷推出了《伤寒论》的现代语译版、图解版以及讲解版等。这些版本通过现代化的语言表述和直观的图表展示，

---

① 梁永宣、真柳诚：《岡田篁所と清末の日中医学交流史料》，《日本医史学雑誌》2005年第1期，第25～49页。
② 入江祥史：《寝ころんで読む傷寒論·温熱論》，中外医学社，2017。

使得《伤寒论》的学术内容更加易于理解与接受。其中，东洋学术出版社在这一领域成果尤为突出。该出版社自 1980 年成立以来，一直积极与中国政府、大学、研究所以及医师保持交流合作，致力于中医学专著的出版。其发行的《宋本伤寒论：现代语译》① 便是一部集原文、和训、注释、现代语译与解说于一体的综合性著作。该书由中日两国《伤寒论》研究者刘渡舟、姜元安以及生岛忍合著，不仅准确传达了《伤寒论》的原文精髓，还通过现代语译与解说，为读者提供了更为便捷的学习路径。此外，药事日报社出版的《从比较中认识伤寒论与现代医学》② 也颇具特色，该书对康平版《伤寒论》进行了现代语翻译，并附上了现代药厂使用的"处方编号"与西医处方，为中医与现代医学的融合提供了有益的探索。

第三，《伤寒论》的入门版本与按需印刷。为了进一步降低《伤寒论》的阅读门槛，拓宽读者群体，一些入门版本的著作也相继问世。这些入门版本通过简化复杂理论、使用生动案例以及提供实践指导等方式，使得《伤寒论》的学习变得更加直观和易于理解。例如，《〈伤寒论〉的医学和药理学：传统中医学入门：汉方药的解说和写真》③ 便通过详尽的解说与丰富的照片资料，为读者展示了《伤寒论》在医学与药理学方面的独特魅力；《伤寒论基础与学习：中医原著：东方医学入门必备》④ 则通过深入浅出地讲解与实用地学习指导，为读者提供了学习《伤寒论》的工具与资源。此外，随着出版技术的不断进步，按需印刷也成为《伤寒论》等经典著作的一种重要出版方式。按需印刷不仅能够根据读者的个性化需求进行定制，降低出版社的库存成本与风险，还能够确保书籍的及时供应，使读者的阅读需求得

---

① （後漢）張仲景著，劉渡舟、姜元安、生島忍編著《宋本傷寒論：現代語訳》，東洋学術出版社，2000。
② 安倍千之、加賀万章：《比較でわかる傷寒論と現代医学》，薬事日報社，2000。
③ 大川清、大川和子：《「傷寒論」の医学と薬物学：伝統的漢方医学への入門：漢方薬の解説と写真》，明文書房，2003。
④ 大川清：《傷寒論の基本と研究：漢方原典：東洋医学入門必携》，明文書房，2006。

到满足。例如，日本医道日本社出版的《伤寒论讲义》①、《伤寒论解释》②以及《伤寒论梗概》③ 等按需印刷版著作，便为读者提供了更为灵活与便捷的购书选择。这些多样化的出版物不仅丰富了《伤寒论》的学术内涵与外延，更为中医文化的传承与发展注入了新的活力。

四 结论

《伤寒论》自 6 世纪东传日本，已逾 15 个世纪之久，其江户时代以降的经典研究历程，见证了从医家著述繁盛至汉医废止、复兴重构的复杂变迁。《伤寒论》蕴含的人文思想与医学价值，契合了人类对健康生活的普遍追求，这种普世性为其在日本的接受与传承奠定了坚实基础。文化施动者的更迭深刻影响了日本对《伤寒论》的认知。明治维新前，中国作为文化施动者，推动了日本医学界对《伤寒论》的积极研究与阐发。然而，明治维新后，西方文化的涌入导致中西医对立，中医一度面临废止危机。但汉医家们并未放弃，他们团结各流派，回归经典，同时借鉴西医之长，实现了汉方医学的复兴。此外，政治因素在《伤寒论》日本流传中扮演了重要角色，而日本学界的研究方向也随中国学界对中医药典籍异域流传的关注而转变，从审视中医内化历史转向研究其对外影响。综上所述，研究中医药典籍的传播历程，是向世界展示中华文化的重要实践。这不仅有助于我们以全球视角审视中医药文化的影响与普世意义，树立文化自觉与自信，也为我们思考中医药典籍如何更好地走向世界提供了有益启示。④

---

① 奥田謙藏:《傷寒論講義　オンデマンド版》，医道の日本社，2001。
② 小倉重成:《傷寒論解釈　オンデマンド版》，医道の日本社，2002。
③ 奥田謙藏:《傷寒論梗概　オンデマンド版》，医道の日本社，2003。
④ 王天宇:《传统文化的异域转生——中医药典籍在法国的译介研究》，《中国翻译》2024年第 1 期，第 53~61、191 页。

T11 丝路妆药

——胭脂入药史与中华医药多元一体结构[*]

罗彦慧 马勃阳 郎 燕[**]

摘 要 胭脂作为一种传统的植物染料，早在晋朝时期就被广泛应用于医药领域。现代学界对胭脂的美容功效尚有研究，而对它的药用价值挖掘不够。本文梳理古籍文献中胭脂相关记载，研究胭脂从化妆品到药品的转变，以及胭脂从西域向中原的传播，在此基础上，探讨古籍文献中记载的胭脂在治疗皮肤疾病、妇科疾病以及作为美容药品等方面的独特疗效，并对照现代学界对胭脂的临床和药理研究，进一步挖掘胭脂潜在的治疗价值，为现代药物研发和临床应用提供文献基础和参考价值。本文从医药学、历史学、民族学、社会学等多学科视角研究"胭脂"传播史和入药史，探讨"胭脂"在中华各民族交往交流交融过程中的媒介作用，以及多元交汇的中华医药发展史，为学界研究丝绸之路上传播的医药探寻新的视角，并借鉴中华民族多元一体理论，阐释中华医药多元一体结构。

关键词 胭脂 中医药 化妆品 丝绸之路 多元一体

---

* 本文系 2020 年国家社科基金西部项目"《本草纲目》中的'番药'研究"（项目编号：20XMZ015）的阶段性研究成果。

** 罗彦慧（通讯作者），历史学博士，宁夏医科大学中医学院教授，硕士生导师，主要研究方向为中医药及民族医药历史与文化；马勃阳，广州中医药大学第一临床医学院硕士研究生，主要研究方向为中医医史文献学、中医眼科学；郎燕，宁夏医科大学图书馆副研究馆员。

"双脸胭脂开北地，五更风雨葬西施。"① 在明代才子唐寅的《和沈石田落花诗三十首》中，胭脂的产地和用途被赋予了诗意的描述，这不仅揭示了胭脂的地理起源，也暗示了其文化内涵。"开北地"的胭脂最初以女性妆奁宠儿的身份传入中原，但随着时间的推移，在保留美容身份的同时，胭脂逐渐被纳入中医药体系，成为一味妖娆娉婷的本草。从妆品到药品的身份转化，不仅拓展了胭脂的实用功效，也丰富了胭脂的文化内涵。关于妆品的胭脂，学界研究成果丰富，但作为药品的胭脂，学界涉及不多。胭脂的原料多为常见中药材，复方胭脂也可直接入药，古籍中关于胭脂入药的记载颇多，故本文将梳理古籍中的胭脂入药记载，研究胭脂入药史，探讨胭脂从西域到中原的传播以及从妆品到药品的转变，并进一步探讨丝绸之路上传播的药物与中华医药多元一体的关系，以期丰富学界对胭脂的研究和对丝绸之路的研究，并为开发胭脂古为今用的药用价值奠定文献基础。

一 焉支山上出胭脂——胭脂释名及其来源考述

汉代民歌《匈奴歌》中唱道："失我祁连山，使我六畜不繁殖。失我阏氏山，使我妇女无颜色。"② "阏氏山"又称"焉支山"，位于河西走廊，是红蓝花的主要产地。《史记·匈奴列传·索隐》引习凿齿《与燕王书》称："山下有红蓝，足下先知不，北方人采取其花染绯黄，挼取其上英鲜者作烟支，妇人采将用为颜色。吾少时再三过见烟支，今日始亲红蓝，后当足致其种。"③ 红蓝花色泽艳丽，匈奴人不仅用其渲染衣物，也用其装点颜面。学界普遍认为中原地区的胭脂"出于阏氏"。④ 河西走廊是古代西域和中原之

---

① （明）唐寅著，周道振、张月尊辑校《唐伯虎全集》，中国美术学院出版社，2002，第68页。

② （清）沈德潜：《古诗源全鉴——从上古至隋代的诗歌选集典藏版》，中国纺织出版社，2022，第73页。

③ （西汉）司马迁撰，（刘宋）裴骃集解，（唐）司马贞索隐、张守节正义《史记》卷110《匈奴传》，清乾隆四年武英殿校刻本，爱如生数字再造古籍。

④ 韩飞编《服饰·饮食》，远方出版社，2004，第37页。

间的中转站，"出于阏氏"的胭脂是否还有更遥远的产地，我们暂时不作考证。随着汉政权设置河西四郡，确立了对河西走廊的控制和管辖权后，胭脂传入中原就顺理成章了。与美颜关联的胭脂传入中原后迅速风靡大江南北，南朝·徐陵《玉台新咏序》中言："北地燕脂，偏开两靥。"① 初入中原的胭脂只是女性妆奁中的宠儿，但随着时间的推移，胭脂逐渐入药，成为中医药体系中的一味本草。

"胭脂"一词有多种异名，除了"焉支"外，尚有燕支、胭支、燕脂、烟支、捻支等异名。西晋崔豹《古今注》称"燕支……出西方……中国人谓之红蓝。"②《齐民要术》卷五有"作燕脂法"。③ 南唐后主李煜《相见欢》写道："胭脂泪，相留醉，几时重。自是人生长恨水长东。"④ 此处"胭脂"不但是妆品，更是美人的代名词。至宋代，"胭脂"一词才完全取代"燕脂"。从"焉支"到"胭脂"，一方面是胭脂制作工艺和成分的变化，另一方面也与汉语按音记字的习惯有关，且胭脂两字同偏旁，体现了音韵之美，遂成为固定用法。

二 天赐胭脂一抹腮—— 作为妆品的胭脂

追求美是人类亘古不变的主题，先秦时期的人们以朱砂涂面作红妆。《诗·秦风·终南》的"颜如渥丹"⑤ 和《诗·邶风·简兮》的"赫如渥赭"⑥，都是指女性的红妆，用料为朱砂，宋玉的《登徒子好色赋》里形容女子"著粉则太白，施朱则太赤。"⑦ "施朱"即用朱砂作红妆，朱砂可谓胭脂前身。

---

① （南朝）徐陵编，傅承洲、慈山等注《玉台新咏》（上），华夏出版社，1998，第 1 页。
② （晋）崔豹撰《古今注》，辽宁教育出版社，1998，第 15 页。
③ （北朝）贾思勰：《齐民要术译注》，上海古籍出版社，2006，第 314~316 页。
④ （清）王国维：《人间词话》，万卷出版公司，2008，第 75 页。
⑤ 陈节注译《诗经》花城出版社，2002，第 165 页。
⑥ 陈节注译《诗经》，花城出版社，2002，第 48 页。
⑦ （南朝梁）萧统编《文选译注》，上海古籍出版社，2020，第 522 页。

汉朝时期，随着河西四郡的设置，盛产红蓝花的"焉支山"被汉政府管辖，以红蓝花为原料的胭脂逐渐取代朱砂，成为中原妇女的妆奁宠儿。红蓝花无毒，色艳，且可活血化瘀，遂成为中原地区制作胭脂最主要的原料。随着历史的发展，中原地区制作胭脂的工艺日益成熟。

唐朝时期，种类丰富的胭脂不但装扮着大唐妇女的华丽妆容，也为大唐帝国的繁盛涂抹着亮丽的色泽。唐代胭脂种类丰富多彩，成为各阶层女性共同的追求。唐代段成式撰《酉阳杂俎》[1] 记载，"胭脂"在唐朝宫廷中极为流行，成为皇室和贵族女性不可或缺的妆品。粉黛胭脂是唐朝"催妆礼"[2]中的必备项目，随着"催妆礼"由上层社会逐渐走向平民化，胭脂也成为普通妇女可以企及的美容佳品。唐代的胭脂妆极其丰富，包括斜红、血晕、桃花、飞霞、醉妆等。唐代崔护的《题都城南庄》中"人面桃花相映红"[3]之句就是"桃花妆"的生动写照。唐朝时期的胭脂不仅是各阶层妇女的心头好，更是社会地位和审美偏好的体现。

宋元明清时期，"胭脂"的制作工艺进一步创新，种类也更多样。《本草纲目》记载了制作胭脂的四种不同原料："以红蓝花汁染胡粉而成……以山燕脂花汁染粉而成……以山榴花汁作成……以紫矿染绵而成者。"[4] 其中紫矿即为紫草茸，紫草茸是紫胶虫吸取其寄生的树液后分泌出的紫色天然树脂，以此制成的染色剂，品质极佳。紫矿的加入将胭脂的制作原料从植物染料扩展到动物染料，也进一步提升了胭脂的品质。《红楼梦》第四十四回中出现的"花露胭脂""玫瑰膏子"等在胭脂的制作工艺和原料上皆有创新，且体现了地域特色。"玫瑰膏子"即为慈禧太后所钟爱的用玫瑰花瓣制成的胭脂[5]，这种胭脂进一步拓展了胭脂的原料并提升了品质。

---

① （唐）段成式撰《酉阳杂俎》，学苑出版社，2001，第 116~117 页。
② 果麦编著《古物记》，云南美术出版社，2020，第 25 页。
③ 田秉锷作《历代名家诗品》，上海三联书店，2022，第 202~203 页。
④ （明）李时珍编纂，刘衡如、刘山永校注《本草纲目》，华夏出版社，2011，第 669~670 页。
⑤ 李芽：《清代女性妆容研究》，《服饰导刊》2022 年第 4 期，第 1~8、153 页。

从两汉至明清，作为妆品的"胭脂"经历了从宫廷到民间、从单一到多元的变迁，不仅反映了社会审美趣味的演变，也反映了胭脂原料的逐渐丰富和制作工艺的逐渐进步，更进一步反映了丝绸之路上传播的物种和工艺在中原的推广与完善，以及在此过程中以"胭脂"为媒介体现出的各族人民之间的交往、交流、交融。

三　亦妆亦药胭脂散——作为药物的胭脂

胭脂虽然以妆品从西域传入中原，但一入中原，即被药用，成为中医药大家庭一位亮丽的成员，随着中原医家对胭脂功效和性味的认识不断完善，胭脂最终完成其中药化过程，成为中医药体系中的一味独特中药。

（一）晋唐时期胭脂入药情况

胭脂入药最早见于《肘后备急方》，其记载为："青木香，白芷，零陵香，甘松香，泽兰，各一分，用绵裹，酒渍，再宿，内油，里煎，再宿，加腊泽，斟量硬软，即火急煎，著少许胡粉、胭脂，讫又缓火煎，令粘极，去滓，作梃，以饰髮，神良。"[1] 此处以胭脂入药饰发，良验。唐·王焘《外台秘要》中记载以红蓝花为主料制作的胭脂擦耳可治疗通耳脓水，也可用于治疗烫伤，将胭脂粉末撒在伤处，可以起到止血、消肿、止痛的作用。[2]

晋唐时期，胭脂逐渐迈出闺阁妆奁，开始作为药物出现在医学典籍中。这一时期，医家对胭脂的药用价值有了初步的认识和应用，医家对胭脂的药用有单方，也有复方，使用方法为外用法。

（二）宋金元时期胭脂入药情况

宋元时期，医家们对胭脂的药性有了更深入的了解，并将其广泛应用于

---

① （晋）葛洪撰，汪剑、邹运国、罗思航整理《肘后备急方》，中国中医药出版社，2016，第148~149页。
② （唐）王焘撰《外台秘要方》40卷 卷二十二，耳鼻牙齿唇口舌喉咽病，明崇祯十三年程衍道经余居刻本，爱如生数字再造古籍。

多种疾病的治疗之中，《太平圣惠方》《圣济总录》《小儿卫生总微论方》《瑞竹堂经验方》中都收录多首含有胭脂的治疗多种疾病的方剂。宋代王怀隐等《太平圣惠方》① 中首次记载含有"干胭脂"的方剂可治疗小儿食症。《圣济总录》② 中记载了以"干胭脂"入药治疮疡、生肌肉的复方。稍后的《小儿卫生总微论方》③ 中记载用含有"腊胭脂"的方剂内服治疗疮疹，用含有"坯子胭脂"的方剂治疗风寒发热。可见宋代医家对胭脂的使用已经区分出干湿并衍生出不同配伍方式。宋代杨士瀛在《仁斋直指方》④ 中记载用胭脂散治疗皮肤疮疡，提出胭脂外敷用于治疗疮疡肿毒。宋代陈自明《妇人大全良方》⑤ 中记载以胭脂入复方治疗"妇人血风潮热"。元代萨谦斋《瑞竹堂经验方》⑥ 中记载了以"干胭脂"入药以"壮益元阳，行气生血"的复方。

宋元时期，胭脂被广泛应用于妇科、外科、内科、五官科等多个医学领域，医家们对胭脂的药理作用有了较为深入的认识，提出胭脂的"干湿"之分，并以单方或者复方、外用或者内服，进一步拓展了胭脂的剂型和使用方法。值得一提的是，宋元时期医家对胭脂的使用还十分注重配伍和对剂量的把握。他们认为，胭脂虽好，但过量使用可能会导致副作用，因此在方剂中通常与其他药材相配伍，以达到既发挥药效又减少副作用的效果，且在很多方剂中胭脂并非君药，只是臣药或者佐使药。

（三）明清时期胭脂入药情况

明清时期，医家进一步拓展了胭脂的使用范围，并对胭脂的种类、性

---

① （宋）王怀隐等编《太平圣惠方》，人民卫生出版社，1958，第 2809 页。
② （宋）赵佶敕编，王振国、杨金萍主校《圣济总录》，中国中医药出版社，2018，第 2850 页。
③ （宋）佚名氏：《小儿卫生总微论方》，中国医药科学技术出版社，2021，第 363 ~ 364 页。
④ （南宋）杨士瀛：《仁斋直指方》，第二军医大学出版社，2006，第 615 页。
⑤ （宋）陈自明撰，余瀛鳌等点校《妇人大全良方》，人民卫生出版社，1992，第 171 页。
⑥ （元）萨谦斋撰，浙江省中医研究所文献组、湖州中医院重订《瑞竹堂经验方》，人民卫生出版社，1982，第 84 页。

味、归经、药效有详细记载。明代李时珍《本草纲目》中对胭脂的描述颇为详尽。李时珍指出，胭脂性味甘、平，归肝经，具备活血散瘀、止痛、消肿的功效。《本草纲目》① 中提出了胭脂的四种不同制作方式，并予以区别。《本草纲目》还提到"落葵子"亦可制胭脂，谓之"胡胭脂"。这一点在《本草品汇精要》中言之，落葵"主滑中，散热，实，主悦泽人面……女人以渍粉敷面为假色"② 此外，《本草纲目》对胭脂功效的记载集中在对"痘"的治疗。如"痘毒黑疔""防痘入目""治痘疮气呕吐"等。《本草纲目》中的记载和宋代张杲《医说》中记载的"疮疹用胭脂涂眼"③ 以及宋代《小儿卫生总微论方》④ 护目膏的记载基本相同。

明代《普济方》中对胭脂的功效描述主要包括止血、消炎、解毒、清热等，对胭脂的治疗范围描述涉及内、外、妇、儿、五官等多个领域。《普济方》⑤ 中记载了多首以胭脂为主药治疗"耳聋久不接""耵耳""耳内流脓"等耳部疾病的方剂。《普济方》中胭脂还被用于治疗产后血虚烦热、引饮不止，以及妇人经脉不调、赤白带下等妇科疾病。这些病症多与气血虚弱、脏腑阴阳失调有关，胭脂可能通过补血调经、平衡阴阳来达到治疗效果。《普济方》中还记载胭脂可以治疗喉闭、气痔下血、肛边疼痛等疾病。

明清医家对胭脂的应用大多围绕疮疡和痘疹。明代王肯堂《王肯堂医学全书》⑥ 中记载油胭脂涂抹可治燕窝疔。值得注意的是，明代孙一奎的《赤水玄珠》⑦ 在前人记载的胭脂治"耳中黄水""耳聋"的基础上，提出了胭脂"治脚气"的说法。明代张景岳的《景岳全书》⑧ 里出现了"治鼻

① （明）李时珍编纂，刘衡如、刘山永校注《本草纲目》，华夏出版社，2011，第669～670页。
② （明）刘文泰等纂《本草品汇精要》，人民卫生出版社，1982，第890页。
③ （宋）张杲撰《医说》，中医古籍出版社，2012，第255页。
④ （宋）佚名氏：《小儿卫生总微论方》，中国医药科学技术出版社，2021，第152页。
⑤ （明）朱棣编《普济方》，人民卫生出版社，1960，第245～266页。
⑥ （明）王肯堂撰、陆拯主编《王肯堂医学全书》，中国中医药出版社，1999，第1743页。
⑦ （明）孙一奎撰《赤水玄珠》，中国中医药出版社，1996，第205～210页。
⑧ （明）张景岳：《景岳全书》，中国医药科技出版社，2011，第792页。

息肉"的记载，进一步拓宽了胭脂的治疗范围。清代张璐的《本经逢原》①亦对胭脂的药用价值给予了高度评价，张璐认为胭脂能活血通络，对于治疗血瘀引起的胸痹心痛、中风偏瘫等疾病有显著效果。同时期的日本医家片仓元周在《产科发蒙》中记载了"蛤粉胭脂"治疗乳头破裂，②此治疗方法在清代医家的著作中也常出现。

明清时期医家对胭脂入药的认识主要集中于其活血化瘀、止痛消肿、敛疮生肌的功效。胭脂在妇科、外伤科以及心脑血管疾病的治疗中有着广泛的应用，但由于其药性较为温和，往往需与其他药物相配伍，以发挥协同增效的作用。明清时期医家对胭脂的研究和应用，为后世提供了宝贵的经验和参考，同时也反映了中医治疗理念中重视整体调理和个体化治疗的特点。

自晋代起，历代医药典籍对胭脂多有记载，对其主治的描述大致相同，亦有差异，现选择历代部分代表性医学古籍，按成书年代排序，摘录其要，分别制成历代本草古籍中对胭脂功效应用的记载和历代中医古籍中对胭脂的方剂记载，分别见表 1 和表 2。

表 1 历代本草古籍对胭脂功效应用的记载（元至清）

书名	作者	朝代	功效
《汤液本草》③	王好古	元	主小儿聤耳，滴耳中
《饮膳正要》④	忽思慧	元	主产后血运，心腹绞痛，可敷游肿
《神农本草经疏》⑤	缪希雍	明	翻花恶疮。痘疮黑陷。小儿脐疮出血及脓
《本草蒙筌》⑥	陈嘉谟	明	胭脂滴聤耳立效
《本草纲目》⑦	李时珍	明	小儿痘疔。聤耳出汁。痘毒黑疔。疮气呕吐，痘疮倒陷

① （清）张璐撰《本经逢原》，中国中医药出版社，2007，第 72 页。
② （日）片仓元周：《产科发蒙》，世界书局，1936，第 174~175 页。
③ （元）王好古撰，崔扫麈、尤荣辑点校《汤液本草》，人民卫生出版社，1987，第 75 页。
④ （元）忽思慧著、尚衍斌等注释《〈饮膳正要〉注释》，中央民族大学出版社，2009，第 356 页。
⑤ （明）缪希雍撰《神农本草经疏》，中医古籍出版社，2017，第 183、565、631 页。
⑥ （明）陈嘉谟撰《本草蒙筌》，人民卫生出版社，1988，第 150 页。
⑦ （清）李时珍编纂，刘衡如、刘山水校注《本草纲目》，华夏出版社，2011，第 382、396、532、978、1020、1212 页。

续表

书名	作者	朝代	功效
《本草易读》①	汪讱庵	清	活血脉而解豆毒,涂鹅口而滴聤耳。乳头破裂,同蛤粉敷。小儿鹅口,白厚如纸。以乳汁合敷之
《本经逢原》②	张璐	清	堪作胭脂,治小儿聤耳,解痘疗毒肿
《玉楸药解》③	黄元御	清	活血行瘀,消肿止疼
《本草从新》④	吴仪洛	清	胭脂活血,解痘毒,敷痘疗
《得配本草》⑤	严洁、施雯、洪炜	清	活血。痘将出时,以此涂眼四围,痘不入目。兼解疗毒。配蛤粉,敷乳头破裂
《本草分经》⑥	姚澜	清	胭脂活血解痘毒
《本草撮要》⑦	陈其瑞	清	胭脂活血解毒。痘疗挑破。以油胭脂敷之良。过服血行不止

表2　历代中医古籍对胭脂方剂功效应用的记载（晋至清）

书名	作者	朝代	功效	方名	组方及煎服法
《肘后备急方》⑧	葛洪	晋	头不光泽,腊泽饰发方	传用方	青木香、白芷、零陵香、甘松香、泽兰各一分,用绵裹……着少许胡粉胭脂,讫……以饰发,神良
《外台秘要》⑨	王焘	唐	疗通耳脓水出方	—	吴白矾(八分烧令汁尽末)红蓝花胭脂(四十枚),上二味和粉,净拭耳中,以粉粉之,每拭然后着药
《太平圣惠方》⑩	王怀隐	宋	治唇疮方	—	取胭脂油调涂之

① （清）汪讱庵：《本草易读》,人民卫生出版社,1987,第177页。
② （清）张璐撰《本经逢原》,中医古籍出版社,2017,第76页。
③ （清）黄元御撰《黄元御著作十三种·玉楸药解》,中国中医药出版社,2012,第305页。
④ （清）吴仪洛编著《本草从新》,山西科学技术出版社,2015,第51页。
⑤ （清）严洁、施雯、洪炜：《得配本草》,中国中医药出版社,1997,第83页。
⑥ （清）姚澜撰,范磊校注《本草分经》,中国中医药出版社,2015,第89页。
⑦ 裘庆元辑,吴唯、宋乃光主校《珍本医书集成第1册医经、本草、脉学、伤寒类》中国中医药出版社,2012,第426页。
⑧ （晋）葛洪撰,汪剑、邹运国、罗思航整理《肘后备急方》,中国中医药出版社,2016,第148~149页。
⑨ （唐）王焘撰《外台秘要方》40卷卷二十二,耳鼻牙齿唇口舌喉咽病,明崇祯十三年程衍道经余居刻本,爱如生数字再造古籍。
⑩ （宋）王怀隐等编《太平圣惠方》,人民卫生出版社,1958,第1075页。

续表

书名	作者	朝代	功效	方名	组方及煎服法
《太平圣惠方》①	王怀隐	宋	治反花疮	胭脂散方	胭脂（一两）胡粉（一两），上件药。同研令细。先以温浆水洗疮，候干，然后以药敷之
《太平圣惠方》②	王怀隐	宋	治小儿食症，大肠涩，心腹妨闷	—	朱砂（半两细研水飞过）腻粉（一钱）干胭脂（一分）巴豆霜（半分），上件药。都研令匀。以醋煮面糊和丸。如绿豆大。每服空心。煎橘皮汤下二丸。量儿大小。加减服之
《苏沈良方》③	沈括、苏轼	宋	止吐	—	辰砂（五钱）信砒（半钱强）巴豆（七个取霜）胭脂（一钱）……浓煎槐花甘草汤，放温，下一丸
《圣济总录》④	赵佶	宋	治疮肿，生肌肉，定疼痛	绵红散方	寒水石（火煅如粉二钱）定粉龙骨（捣研）乳香（各一钱）干胭脂（看多少入粉令红色），上五味，捣罗为细散，敷入疮口中用纸贴
《圣济总录》⑤	赵佶	宋	治横产倒生，安胎	酸浆饮方	五叶酸浆草不拘多少，上一味，取自然汁半盏，酒半盏，染胭脂末半钱匕和匀，温饮之，未效再服
《儒门事亲》⑥	张从正	金	—	生肌散	黄连（三钱）密陀僧（半两）干胭脂（二钱）雄黄（一钱）绿豆粉（二钱）轻粉（一钱），上为细末。以温浆水洗过，用无垢软帛，揾净，药贴之……
《妇人大全良方》⑦	陈自明	宋	治妇人血风潮热	—	当归（二两）、芍药、延胡索、不灰木、熟地黄（各一两）、大黄（三分，蒸）、桂心（半两）、甘草（一分），上为细末，每服二钱。水一盏，胭脂一小角子，煎至六分……

① （宋）王怀隐等编《太平圣惠方》，人民卫生出版社，1958，第2028页。

② （宋）王怀隐等编《太平圣惠方》，人民卫生出版社，1958，第2809页。

③ （宋）沈括、苏轼撰《苏沈良方》，中国医药科技出版社，2018，第113页。

④ （宋）赵佶敕编，王振国、杨金萍主校《圣济总录》，中国中医药出版社，2018，第2850页。

⑤ （宋）赵佶敕编，王振国、杨金萍主校《圣济总录》，中国中医药出版社，2018，第3287页。

⑥ （金）张从正著，江厚万点评《儒门事亲》，中国医药科技出版社，2021，第264页。

⑦ （宋）陈自明撰，余瀛鳌等点校《妇人大全良方》，人民卫生出版社，1992，第171页。

续表

书名	作者	朝代	功效	方名	组方及煎服法
《仁斋直指方论》①	杨士瀛	宋	治反花疮	胭脂散	胭脂、贝母、胡粉（各一分），硼砂、没药（各半分），上末，研细，先以温浆水洗，拭后敷药
《卫生易简方》②	胡濙	明	治月经不来，赤白带下	—	用枯白矾、蛇床子等分为末。醋糊丸如弹子大，胭脂为衣，绵裹纳于阴中，如热极再换
《小儿卫生总微论方》③	徐荣谦	宋	治疮疹才初出	—	腊胭脂，疮疹才初出，便用涂眼周围，以防疮子入眼也。左右悉涂之
《小儿卫生总微论方》④	徐荣谦	宋	治伤风寒，夹惊潮发，头痛体热，咳嗽，手足冷	坏煎散	……入坏子胭脂一豆大，薄荷两叶，葱白一寸，同煎至四分，放温服，不拘时
《瑞竹堂经验方》⑤	萨谦斋	元	壮益元阳，行气生血	—	广木香、母丁香、红花（各二两）、牡蛎（五钱）、地龙（去土，五钱）、灯草（二钱，糯晒干，研）、干胭脂（二两半）、穿山甲（十五片，炮），上为末，甘草三两碾末，熬成膏子，丸如弹子大，每服一丸，细嚼，空心酒下，以干物压之，用水丸桐子大，每服五十丸，温酒送下亦可
《普济方》⑥	朱橚	明	治耳聋久不瘥	—	蚕纸（已出者烧灰）、乌贼鱼骨（去甲）、染胭脂（各一钱），麝香（研半钱）上捣研为散，满塞耳中，不动，候自落，未瘥再用
《普济方》⑦	朱橚	明	治妇人经脉不调，赤白带下	如圣丹	枯白矾（四两）蛇床子（二两），右为细末。醋糊为丸弹子大，干胭脂为衣，绵裹入内。热极再换

① （宋）杨士瀛著，盛维忠校注《仁斋直指方论》，福建科学技术出版社，1989，第639页。

② （明）胡濙撰《卫生易简方》，人民卫生出版社，1984，第282页。

③ 吴康健点校《小儿卫生总微论方》，人民卫生出版社，1990，第184~185页。

④ 吴康健点校《小儿卫生总微论方》，人民卫生出版社，1990，第209页。

⑤ （元）萨谦斋撰，浙江省中医研究所文献组、湖州中医院重订，《重订瑞竹堂经验方》，人民卫生出版社，1982，第84页。

⑥ （明）朱橚等编《普济方》（第2册　身形　卷44~86），人民卫生出版社，1982，第245页。

⑦ （明）朱橚等编《普济方》（第8册妇人　卷316至卷357），人民卫生出版社，1959，第373页。

续表

书名	作者	朝代	功效	方名	组方及煎服法
《证治准绳·幼科》①	王肯堂	明	治燕窝疔	—	急用银针挑去其根，尽除恶血，随将燕窝打水澄清者洗净，而以珍珠末和油胭脂涂其患处，内服消毒饮。歌曰：燕窝疔欲燕窝除，挑破须将澄去泥，洗净尽除其毒血，油胭脂和米珍珠，涂沫其中时刻候，管教毒尽痘离离
《景岳全书》②	张介宾	明	治鼻息肉	—	用枯白矾为末，以绵胭脂塞鼻中，数日肉随落
《赤水玄珠》③	孙一奎	明	治脚气	—	胭脂一钱，槟榔、木瓜各一两，卷柏五钱。先以盐水煮半日，次日白水煮半日，同前药为丸。每服三十丸，加至四五十丸，取下恶物，立效

四　胭脂中药化与中华医药多元交汇

"臙脂含脸笑，苏合裹衣香。"胭脂与其他丝绸之路上传播的物种一样，起初以妆品、香料、食物等传入中原，但一入中原，即被药用，并随着中原医家对其药效和性味的认识而被纳入中医药体系，最终中药化，并成为中华医药体系的一位成员。胭脂入中原并中药化的过程只是诸多域外和西域物种沿着丝绸之路传入中原并中药化的典型案例。除此之外，同为妆品的青黛、珍珠，药食同源的石榴、无花果；作为香料的苏合香、荜茇等，都是丝绸之路上传播的物种入中药并中药化的例子。故中华医药来源多样，是一个多元交汇的体系。

---

① （明）王肯堂：《证治准绳5幼科》，上海科学技术出版社，1959，第 470 页。
② （明）张介宾：《景岳全书》，人民卫生出版社，2007，第 1611 页。
③ （明）孙一奎编撰，叶川、建一校注《赤水玄珠》，中国中医药出版社，1996，第 207 页。

（一）胭脂入药史与胭脂中药化之路

来源于焉支山的胭脂，以妆品的形象入中原，成为千百年来中华女儿红妆的主角。中华医药本着万物皆可入药的原则，很快就将初入中原的胭脂入药，其因妆品属性，故初入中药多用于美颜养发，以及妇科、儿科等。胭脂入药最早见于《肘后备急方》，以胭脂饰发，效果良验。晋唐时期，医家多以单方或者复方外用胭脂，以美颜、养发、治疗外科和五官科疾病，医家对胭脂的药用价值有了初步的认识。宋元时期，医家拓展了对胭脂的使用方式，除了外用胭脂法，还出现内服胭脂法，以治疗妇科、儿科、外科、内科、五官科等多科多种疾病，且十分注重胭脂配伍和剂量。明清时期，医家进一步拓展了胭脂的使用范围，并将胭脂纳入本草体系，明代李时珍《本草纲目》中对胭脂的种类、性味、归经、药效有详细记载，指出胭脂性味甘、平，归肝经，具备活血散瘀、止痛、消肿的功效。至此，胭脂完成了其中药化之路，成为中华医药体系中的一味本草。

（二）文化传播与中华医药多元交汇

传播论学派的理论先驱拉策尔认为物质文化自身不能传播，物质文化只有通过人并与人的精神文化一起才能传播，而物质文化是各族人民之间历史联系的证明[1]。季羡林在《糖史》中写道"像蔗糖这样一种天天与我们见面的微不足道的东西的后面，实际上隐藏着一部错综复杂的长达百年的文化交流的历史"[2]。胭脂在人类历史的长河中传播的深度和广度不亚于蔗糖，我们研究胭脂的传播史，一方面研究其作为化妆品与人类审美观念的传播，另一方面研究其作为药物与人类健康观念的传播。历史上，"胭脂"的使用者在使用"胭脂"这一物质的过程中，逐渐衍生出一系列与"胭脂"相关的

---

① 夏建中：《文化人类学理论学派——文化研究的历史》，中国人民大学出版社，1997，第56页。

② 季羡林：《糖史》，新世界出版社，2017，第7页。

精神文化，这些物质和精神文化的传播充分依靠与其相关的东西方世界、西域各族以及中原各族人民之间的交流。爱美是全人类的天性，与美有关的"胭脂"可能是多元起源，但位于河西走廊的焉支山是"胭脂"在东西方之间传播以及在西域与中原之间传播的中转站。位于"西北民族走廊"[①] 上的河西走廊是西域物种和中原物种传播的中转站，"胭脂"承载了西域与中原的物质和精神文化传播职责，我们要研究的正是东西方人民以及西域与中原人民是如何通过"胭脂"这一载体展开物质和精神上的交往、交流、交融。

1988 年，费孝通提出"中华民族多元一体格局"[②] 理论。1993 年，李根蟠提出中国古代农业是一个"多元交汇体系"[③] 的观点。近年来，有学者通过研究"琐琐葡萄"传播史提出"中华医药多元一体结构"的观点，即"中医药在漫长的历史发展过程中，一直在借用各少数民族和域外的医药知识和治疗方法，各个少数民族和域外医药知识、药物、治疗方法源源不断地融入中医药体系，丰富着中医药知识体系，故中华医药是一个多元交汇的医学体系。"[④] 丝绸之路上流通的"胭脂"，在保留其染料和美颜属性的前提下，被迅速纳入中医药体系，成为治疗各种皮肤科、五官科、外科、妇科以及儿科等疾病的一味良药，也成为多元交汇的中华医药体系的成员之一。另外，作为物质文化的"胭脂"还衍生出相关精神文化，中原文人以"胭脂"入诗文，"胭脂"进一步成为美人甚至美的承载者。中华文明博大精深、兼收并蓄、多元交汇，我们纵观整个中华文化发展史，"胭脂"只是众多异域或者异地文明中国化或者中原化的典型案例。

---

① 费孝通：《谈深入开展民族调查问题》，《中南民族学院学报》（哲学社会科学版）1982 年第 3 期，第 2~6 页。

② 费孝通：《中华民族多元一体格局》，《北京大学学报》（哲学社会科学版）1989 年第 4 期，第 1~19 页。

③ 李根蟠：《中国农业历史上的"多元交汇"———关于中国农业特点的再思考》，《中国经济史研究》1993 年第 1 期，第 1~20 页。

④ 罗彦慧：《丝路食药：明清时期"琐琐葡萄"传播史与中华医药多元交汇》，《医疗社会史研究（第十七辑）》，社会科学文献出版社，2024，第 138~160 页。

五　小结

历史上，中原医家们将胭脂单方和复方，以内服和外用法，广泛用于妇科、儿科、外科、内科、五官科、皮肤科等多科疾病，积攒了丰富的用药经验。当代医学界对胭脂的研究主要集中在制作胭脂的原料上，古今制作胭脂的原料主要有红蓝花、红木（苏方木）、落葵、紫茉莉、杜鹃花、玫瑰花等，而对中医古籍中记载的胭脂复方较少研究。我们梳理文献后发现，中医古籍中记载的胭脂复方除了可以美容养发外，还可以治疗妇科、儿科、外科、内科、五官科等多科多种疾病。胭脂的诸多功效被当代医学界忽略，梳理古籍中的医学资料是为了给当代临床医学的发展提供思路和启发，以期古为今用，未来可以开展对各种胭脂复方药用价值的临床和实验研究，以期丰富当代医学内容，本文研究结果可以为学界对胭脂的临床和实验研究提供文献依据和理论基础。

从丝绸之路上传播而来的胭脂，在中原医家的手中，经历了漫长的中药化过程，最终被《本草纲目》以本草形式记载，成为中华医药体系的一员。胭脂沿着丝绸之路传入中原并中药化的过程只是诸多域外和西域物种沿着丝绸之路传入中原并中药化的典型案例，如青黛、珍珠、石榴、无花果、苏合香、荜茇等，都是丝绸之路上传播的物种入中药并中药化的例子。明代，《本草纲目》成书时，沿着丝绸之路传播而来的动物、植物、矿物等已基本完成其本土化和中药化的过程，进而成为中医药体系中的一味良药。据《〈本草纲目〉收录外来药物的整理研究》①一文统计《本草纲目》中收录的外来药物有96种，据《外来药物在明清中国的记述与使用——以〈本草纲目拾遗〉为中心》一文统计《本草纲目拾遗》②中收录的外来药物有36

---

① 谭晓蕾、彭勇：《〈本草纲目〉收录外来药物的整理研究》，《中药材》2014年第11期。
② 肖雄：《外来药物在明清中国的记述与使用——以〈本草纲目拾遗〉为中心》，《医疗社会史研究》2020年第1期。

种。故中华医药来源多样，是一个多元交汇的体系。我们从中国古代各民族交往、交流、交融的视角，以"胭脂"为例，研究丝绸之路上流通的医药中药化的过程，以及中华医药多元交汇的历史发展过程，提出"中华医药多元一体结构"的观点，为学界研究丝绸之路上流通的医药，以及多种医药体系的交流互动探寻新的视角。

（本文在写作过程中得到北京中医药大学杨东方教授的指导，得到宁夏医科大学研究生：谢小峰、陈涵斐、蒙萌、惠宝玫的帮助，在此深表谢意！）

T12　先秦时期巫与巫医刍论*

毕洋　柳长华**

摘　要　我国先秦时期的巫与巫医大致反映了学界一般所认为的"巫医同源"论这一观点，但又不能简单地等同于"巫医同源""医源于巫"。就我国先秦时期的巫与巫医而言，大体经历了巫与政治首领、巫与巫官、巫官与巫医、巫医与医这几个阶段，并且直至各历史时期巫医甚至是医，都没有完全摆脱巫的影响。由此说明，我国先秦时期的巫与巫医较之世界其他国家的巫与巫医具有更为独特的政治背景和文化内涵，这一方面有赖于不同时期或不同阶段社会政治背景的变化；另一方面则与政治制度及官僚体系的不断发展和完善有关。巫与巫医并不是按单一的线性发展逻辑发展的，而是并行发展的。

关键词　先秦时期　巫　巫医

---

* 本文系 2024 年四川省哲学社会科学重点研究基地"中国出土医学文献与文物研究中心"一般项目"先秦时期的巫与巫医研究"（项目编号：ctwx2417）最终研究成果；中国博士后科学基金第 76 批面上资助：《天回医简·脉书》比类取象名物考证研究（项目编号：2024M760303）、四川省哲学社会科学基金一般项目"医药考古视域下的川派中医溯源研究——以四川地区汉代墓葬材料为中心"（项目编号：SCJJ23ND275）、四川省哲学社会科学基金特别委托重大项目：天回汉墓髹漆经脉人像研究（项目编号：SCJJ23WT11）、成都中医药大学杏林学者—博士后项目"跨学科研究视域下医药考古学学科理论体系的构建"（项目编号：BSZ2023067）阶段性成果。

** 毕洋，历史学博士，成都中医药大学中国出土医学文献与文物研究院助理研究员，在站博士后，主要研究方向为医学考古；柳长华，中医学博士，成都中医药大学中国出土医学文献与文物研究院教授、院长，博士研究生导师，博士后合作导师，主要研究方向为出土医学文献。

一 前言

"巫"与"巫医"是人类历史上延续时间最长、内容最为复杂、文化内涵最为丰富的"职业"之一。各国学者对于"巫"与"巫医"关系及其相关问题的研究，大多被归为宗教史、社会史、文化史抑或民族史范围。对于我国先秦时期巫与巫医的研究，较早有瞿兑之先生在历史文献学上的考据①，李安宅先生从社会人类学中的参验②，陈梦家先生对出土甲骨文的考证③，童恩正先生④从考古学领域的探研，宋兆麟先生在民族学方面的阐述⑤，等等。诸位前辈学者的相关研究对于探索我国先秦时期的巫与巫医关系、巫与巫医的起源及其在我国古代早期历史发展进程中的作用具有重要意义。

一般而言，在原始社会中，巫不仅是灵魂世界和现实世界疑难问题的解答者，而且是天文、历算、医学、法律、农技、哲学、历史以及文学、艺术的掌握者。因此，在一定程度上可以说，巫在科学的起源发展过程中发挥了不可替代的作用⑥。特别是巫与巫医的关系问题，更是解决医学起源的重要途径之一。

现有考古发现表明，我国传统医学（中医药学）的发展与巫和巫医的关系密不可分。如 1973 年湖南长沙马王堆汉墓 M3 出土的《五十二病方》，是记载治疗 52 种疾病的医方。在这些医方中，有大量涉及治疗疾病的巫术方法。据不完全统计，其中有 39 个医方涉及巫术治疗⑦。另如 2012 年，四

---

① 瞿兑之：《释巫》，《燕京学报》1930 年第 7 期。
② 李安宅：《巫术的分析》，四川人民出版社，1991，第 3 页
③ 陈梦家：《商代的神话与巫术》，《燕京学报》1936 年第 20 期。
④ 童恩正：《中国古代的巫》，《中国社会科学》1995 年第 5 期。
⑤ 宋兆麟：《巫与巫术》，四川民族出版社，1989，第 2 页。
⑥ 〔英〕J. G. 弗雷泽：《金枝》，汪培基、徐育新、张泽石译，商务印书馆，2019，第 50 页。
⑦ 马王堆汉墓帛书整理小组：《马王堆汉墓帛书》（四），文物出版社，1985，第 21 页。

川成都天回老官山汉墓 M3 出土医书《脉书》，其内容包含了巫师或巫医的
"通天"思想在疾病治疗中对于"五色脉诊"、针灸刺法的理论认识①。但值
得注意的是，这些医方、医经的年代均为西汉早期或偏晚。显然，这些包含
较多巫术治疗以及巫师或巫医思想的疾病认识理论和思想体系不可能凭空产
生，其起源应追溯至先秦②。也就是说，我国先秦时期的巫和巫医对于我国
中医药学的起源及其早期发展产生过积极的作用。

因此，对先秦时期巫与巫医的研究，不仅有助于充实该时期巫与巫医的
文化内涵，而且有助于理解巫、巫医与我国传统医学的共生共存关系；对于
更深刻认识医经典籍中的相关医学理论以及探索我国古代早期医疗史的发展
历程具有重要价值。既此，笔者继续以"巫与巫医"为题，拟对先秦时期
的巫和巫医进行探析，以期为进一步研究提供方便。

二 先秦时期的巫

从世界各国的文明史观之，一般巫出现的时代均早于其文明史，我国先
秦时期的情况可能亦是如此。从文献记载来看，按《周易·系辞下》载：
"古者庖牺氏之王天下也，仰则观象于天，俯则观法于地。观鸟兽之文，与
地之宜。近取诸身，远取诸物。于是始作八卦，以通神明之德，以类万物之
情。"③ 又《艺文类聚·方术部·卜筮》引《古史考》言："庖牺氏作，始
有筮。其后殷时，巫咸善筮。"④

筮，即原始社会预测吉凶的一种专门"工具"。《礼记·曲礼上》曰：
"龟为卜，策为筮。卜筮者，先圣王之所以使民信时日、敬鬼神、畏法令

---

① 顾漫、柳长华：《天回汉墓医简中"通天"的涵义》，《中医杂志》2018 年第 13 期。
② 毕洋、柳长华：《钩脉比类取象带钩质地、形制、年代考论》，《贵州文史丛刊》2024 年第 4 期。
③ （清）李道平撰、潘雨廷点校《周易集解纂疏》，中华书局，1994，第 621~623 页。
④ （唐）欧阳询撰、汪绍楹点校《艺文类聚》，中华书局，1965，第 1285 页。

也；所以使民决嫌疑，定犹豫也。"① 而"巫咸善筮"，《世本·作篇》云："巫咸始作巫。"② 由此表明，巫咸即是巫。

从庖牺氏观象于天、地，又作八卦和筮法，以通神明，令万民"敬鬼神""畏法令"可以看出，庖牺氏对先民即有"决嫌疑，定犹豫"的政治权力，而这些权力的获取途径其本质是通过作筮法通神明获得的。既然庖牺氏能通神明，"使民信"，又始作巫所掌握的筮，由此或可以推测，先秦文献中的庖牺氏很可能兼具行使世俗与宗教（通神明）的权力；换言之，庖牺氏很可能是兼具有巫职能的世俗首领。

据《国语·楚语》载："古者民神不杂。民之精爽不携贰者，而又能齐肃中正，其智能上下比义，其圣能光远宣朗，其明能光照之，其聪能听彻之，如是则神明降之，在男曰觋，在女曰巫。"③《周礼·春官·神仕》云："男阳有两称，曰巫、曰觋。女阴不变，直名巫，无觋称。"④ 由此可知，所谓巫者，有男有女，仅称谓有所不一；而先秦时期巫也并非仅指可以通神的巫，他们不仅掌握有一定的专业技能，还担任一定的官职，男女两性都有；除此之外还具有沟通神灵和要求神灵为人类服务的能力。即不仅要衷正比义、圣明聪慧，而且要能照拂百姓，能遵从百姓之意愿，才能通神明。这与《周易·系辞下》中所描述庖牺氏之所以王天下的情况相合。也就是说，也只有当时的世俗首领才能同时掌握这些专业技能和拥有处理氏族或部落各种事务的能力。

由上可以看出，先秦文献记载中我国远古时期的巫具有以下特点：第一，掌握一定的专业技能，如卜、筮、"通神明"等；第二，具有较强的综合素养、道德质量或能力，如"精爽不贰"、"齐肃中正"、衷正比义、圣明聪慧、"光远宣朗"等；第三，担任一定的官职或其本身就是政治首领，如

① （清）孙希旦撰，沈啸寰、王星贤点校《礼记集解》，中华书局，1989，第 94 页。
② （汉）宋衷注，（清）秦嘉谟等辑《世本八种》，中华书局，2008，第 383 页。
③ （三国·吴）韦昭注，徐元诰集解，王树民、沈长云点校《国语集解》，中华书局，2019，第 283 页。
④ （清）孙诒让撰，王文锦、陈玉霞点校《周礼正义》，中华书局，1987，第 2229 页。

遵从百姓之愿、"决嫌疑，定犹豫"、使民"敬鬼神"、"畏法令"，等等。

从考古发现看，在新石器时期，有关巫及其相关仪式或活动的遗存就已存在。如距今约 6000 年前辽宁东沟后洼遗址下层出土的小型人像、动物像石雕刻品①，大多底部有穿孔或底座，可放在或安插于居址内的某一处地方，可能为当时的巫师施行巫术时所需要的法器②。又如距今约 5500 年前辽宁喀左东山嘴红山文化的石建筑基址，在总体布局上不仅南北轴线对称分布，有主次的中翼、两翼之分，而且南北方圆对应；结合其地点位于开阔河流以及大山山口，加之多处基址都有成组、成群的立石组成的石碓以及有陶塑人像群出土等情况，该建筑遗址可能是巫师进行祭天的场所③。再如距今约 5000 年甘肃秦汉大地湾仰韶文化晚期房址 F411 中的"巫师"地画④，可能描绘的是巫师为病人驱鬼的画面⑤。

此外，新石器时期有关巫师的遗存还有仰韶文化和半山文化的彩陶盆内所施绘的巫师形象，这在陕西半坡⑥、宝鸡北首岭⑦、临潼姜寨⑧、汉中何家湾⑨、江苏邳县刘林⑩、四户大墩子⑪、山东泰安大汶口⑫等地均有发现；而

① 许玉林、傅仁义、王传普：《辽宁东沟县后洼遗址发掘概要》，《文物》1989 年第 12 期。
② 宋兆麟：《后洼遗址雕塑品中的巫术寓意》，《文物》1989 年第 12 期。
③ 容观夐：《东山嘴红山文化祭祀遗址与我国古代北方民族的萨满教信仰》，《民族研究》1993 年第 1 期。
④ 甘肃省文物工作队：《大地湾遗址仰韶晚期地画的发现》，《文物》1986 年第 2 期。
⑤ 李仰松：《秦安大地湾遗址仰韶晚期地画研究》，《考古》1986 年第 11 期。
⑥ 中国科学院考古研究所、陕西省西安半坡博物馆：《西安半坡：原始氏族公社聚落遗址》，文物出版社，1963，第 203 页。
⑦ 中国社会科学院考古研究所：《宝鸡北首岭》，文物出版社，1983，第 78 页。
⑧ 西安半坡博物馆、陕西省考古研究所、临潼县博物馆：《姜寨——新石器时代遗址发掘报告》，文物出版社，1988，第 151 页。
⑨ 陕西省考古研究所、陕西省安康水电站库区考古队：《陕南考古报告集》，三秦出版社，1994，第 45 页。
⑩ 江苏省文物工作队：《江苏邳县刘林新石器时代遗址第一次发掘》，《考古学报》1962 年第 1 期。
⑪ 南京博物院：《江苏邳县四户镇大墩子遗址探掘报告》，《考古学报》1964 年第 2 期。
⑫ 山东省文物考古研究所编《大汶口续集：大汶口第二、三次发掘报告》，科学出版社，1997，第 236 页。

甘肃秦汉大地湾出土的人头像彩陶瓶[①]以及山东泰安大汶口文化[②]出土的牙獐钩形器则被认为是原始社会巫师的法器之一。另在辽宁羊头洼、唐山大城山、山东曹县莘冢集、内蒙古赤峰、蜘蛛山夏家店下层、宁城南山根、北票丰下等新石器时期遗址中均发现了一些无字卜骨[③]，这无疑是当时巫师占卜的遗物[④]。特别是浙江余杭新石器时代晚期的良渚文化墓地反山 M12 出土的象征良渚文化宗教信仰的"神徽"（又称"神人兽面纹"），据张光直先生考证，该纹饰描绘的是巫师借助神兽沟通天地作法的场面[⑤]。

可见，从新石器时代直至进入文明社会早期，有关巫师的遗迹或遗物在我国各地均有发现。从出土有关巫师遗物的墓葬来看，如浙江良渚反山 M12，该墓墓葬等级规格等较高，出土随葬品包括玉器、石器、嵌玉漆器和陶器等在内共计 658 件（组）。器类有冠状器、三叉形器、特殊长管、半圆形饰、锥形器、锥形器套管、带盖柱形器、柱形器、琮、钺、"权杖"、璧、柄形器、镯形器、各类端饰、琮式管、龙纹管、长管、半球形隧孔珠、鼓形珠、串饰和粒等。特别是该墓出土的反映世俗王权的玉钺：整器呈"风"字形，上雕"神徽"，下琢"神鸟"，其质地和工艺为良渚文化出土的玉钺之冠。这些情况表现出了该墓主人集良渚社会权力与宗教权力于一身，即良渚社会神权与军权、王权统一的象征[⑥]。已有研究也表明，反山 M12 作为良渚文化中期等级最高的墓地，不论是从墓葬的排列位置还是从随葬品的数量、种类和精美程度等情况分析，M12 都处于中心的地位，这无疑证明拥有

① 甘肃省文物考古研究所编著《秦安大地湾——新石器时代遗址发掘报告》，文物出版社，2006，第 218 页。

② 山东省文物考古研究所编《大汶口续集：大汶口第二、三次发掘报告》，科学出版社，1997，第 126 页。

③ 何沅航：《豫北地区新石器时代骨器研究》，河南师范大学硕士学位论文，2017，第 24 页。

④ 刘云辉：《仰韶文化"鱼纹""人面鱼纹"内涵二十说述评——兼论"人面鱼纹"为巫师面具形象说》，《文博》1990 年第 4 期。

⑤ 张光直：《谈"琮"及其在中国考古史上的意义》，载文物出版社编辑部编《文物与考古论集》，文物出版社，1986，第 252~260 页。

⑥ 毕洋：《试析良渚文化玉器组合纹饰的内涵》，《中国美术研究》2019 年第 3 期。

"执秉玉钺""权杖"之类王权象征物①的良渚首领是集神权、军权、王权等权力于一身的"神王"②。

由此，结合前文我们对先秦文献记载中我国远古时期巫的特点分析，除无法辨别的主观因素如道德质量、综合素养外，其具有一定的专业技能（出土的卜骨、卜龟、祭祀法器等）、政治领袖身份（墓葬等级、随葬品数量及种类等）皆已被考古发现所证实，与文献记载中有关远古时期巫的情况大致相合。

进入文明社会后，受政治首领愈加表现出的最高世俗权威的影响，通神或司祭的对象即官方的政治宗教信仰也越来越具象化。这个通神或司祭的对象在夏被称为"天"，在商、周则被称作"帝"或"上帝"③。不论其通神或司祭的对象如何，对于政治首领而言，最关键之处即为掌握宗教的祭祀权，通过对通神权的独占，以实现对其至高无上权利的合法化。

《史记·龟策列传》太史公有言："自古圣王将建国受命，兴动事业，何尝不宝卜筮以助善！唐虞以上，不可记已。自三代之兴，各据祯祥。涂山之兆从而夏启世，飞燕之卜顺故殷兴，百谷之筮吉故周王。王者决定诸疑，参以卜筮，断以蓍龟，不易之道也。"④ 可见，从夏禹、启至商汤，再到周文王，无不将卜筮、蓍龟视为"助善"之工具以定"诸疑"。

据《国语·鲁语下》载："昔禹致群神于会稽之山。"⑤ 又《史记·夏本纪》言禹"致孝于鬼神"，"天下皆宗禹之明度数声乐，为山川神主。"⑥《帝王世纪》传"禹病偏枯，足不相过，至今巫称禹步是也。"⑦ 由夏禹

---

① 林沄：《说"王"》，《考古》1965 年第 6 期。

② 张忠培：《良渚文化的年代和其所处的社会阶段——五千年前中国进入文明的一个例证》，《文物》1995 年第 5 期。

③ 陈梦家：《殷墟卜辞综述》，科学出版社，1956，第 535 页。

④ 司马迁撰，裴骃集解，司马贞索引，张守节正义《史记》卷一百二十八《龟策列传》，中华书局，1959，第 3223 页。

⑤ 徐元诰撰，王树民、沈长云点校《国语集解》，中华书局，2002，第 178 页。

⑥ 司马迁撰，裴骃集解，司马贞索引，张守节正义《史记》卷二《夏本纪》，中华书局，1959，第 82 页。

⑦ 徐宗元辑《帝王世纪辑存》，中华书局，1964，第 53 页。

"致群神"、"孝鬼神"、"为山川神主"、使"禹步"可知，禹掌握且能行使远古巫师通鬼神、祭祀、歌舞敬神等职能。诚如袁珂先生所言，禹可能"本身就是巫师"，抑或出于"业巫世家"，这些所谓巫师的职能对于禹在夺取政权和巩固政权过程中的作用不容忽视①。

有商一代，最高政治领袖兼具有神权抑或行使有通鬼神、祭祀、卜筮的职能更甚，即世俗权与神权的统一，反映了政治领袖对宗教权力的垄断。据《吕氏春秋·季秋纪·顺民》载："昔者汤克夏而正天下，天大旱，五年不收，汤乃以身祷于桑林……雨乃大至。则汤达乎鬼神之化、人事之传也。"高诱注曰："达，通；化，变"②，其意表达汤能通鬼神变化。因"天大旱，五年不收"，汤则"以身祷于桑林"，通鬼神变化而雨大至。显然，汤掌握着通鬼神的神权，故"以身祷于桑林"则很可能进行的是一种古老的求雨巫术。

自汤以下，商代各王均有行使通鬼神、祭祀、卜筮的传统。陈梦家先生曾言，"卜辞中常有'王卜''王贞'之辞，乃是王亲自卜问，或卜风雨或卜祭祀征伐田游"③，"（商）王兼为巫事，王亦是巫"④。尽管现在尚不能完全判定商王亦是巫，但可以肯定的是，历代商王不仅是世俗权力的最高政治领袖，同时也代表着宗教权力的最高权威。

相关文献也表明，以商王为首的巫师集团或阶层在商代的政治生活中占据非常重要的地位。如《尚书·君奭》中记载有伊尹、保衡、伊陟、臣扈、巫咸、巫贤、甘盘等七个名臣中，伊陟、巫咸和巫贤均为巫官；其中的巫咸，更是有名的大巫，秦惠王的《诅楚文》则称其为"丕显大神"⑤。不唯如此，在大巫之下，还有一批专职的巫官，即史（大史、小史、西史、东史）、卜（贞人）和祝等。如大史在祭祀、占卜等神事中起着重要的作用，

---

① 袁珂：《山海经盖"古之巫书"试探》，《社会科学研究》1985 年第 6 期。
② 许维遹撰，梁运华整理《吕氏春秋集释》，中华书局，2009，第 199 页。
③ 陈梦家：《殷墟卜辞综述》，科学出版社，1956，第 535 页。
④ 陈梦家：《商代的神话与巫术》，《燕京学报》1936 年第 20 期。
⑤ 童恩正：《中国古代的巫》，《中国社会科学》1995 年第 5 期。

他们可以参加殷王举行的祭祀，并主持其中的某一祭祀环节①。由此说明，在商时，王就为"群巫之长"，而这些巫均为掌握一定专业技能的巫官。

及至西周，或因当时政治制度的进一步发展，其统治思想也由"敬天保民"向"敬德保民"逐渐转变，施政典册也主要以"礼"为中心。这一时期，最明显的变化是周王作为世俗权力的最高代表，不再担任宗教领袖，同时也将处理政务的各种官员从巫政不分的统治阶层中分离出来。一方面，政治领袖不再担任宗教领袖，这意味着世俗权对神权的绝对掌控，神权仅是作为世俗政治维护其统治的一个行政体系或机构。如西周初年，尽管担任公职的"巫"是世袭而来，但他们均从属于一定的土地或宗庙系统，仅司祭祀之事。《左传·定公四年》载，周公分封诸侯时，其内容包括"土田陪敦，祝宗卜史，备物典策、官司彝器"，是将"祝宗卜史"（大祝、宗人、大卜、大史凡四官）等巫官等同土地、彝器一并封赏给诸侯的，西周时期巫官阶层的地位可见一斑，或与其他官员的政治与社会地位无异。

另一方面，由于巫从统治阶层中分离，巫的一部分职能已被其他世俗官职所取代；同时在巫的各种职能体系中，其职能分工愈益细密。据陈梦家先生对《周礼》中涉及巫事的官吏统计，其中的"大卜、龟人、占人、筮人为占梦之官，大祝、丧祝、甸祝、诅祝为祝；司巫、男巫、女巫为巫；大史、小史为史，而方相氏为殴鬼之官，其职于古统掌于巫。"② 由此可见西周巫官阶层职能分工之细密，故其权力或职能也随之缩减。因此，从西周开始，神权政治日趋衰落，巫的地位也逐渐下降。

春秋以降，"巫"的政治权力进一步下降，仅限于卜筮。据《左传》所载当时的卜筮内容，涉及战争、祭祀、疾病、婚姻、生育、定都、盟誓等。这里需要补充的是，尽管春秋以前的巫也涉及上述的卜筮内容，但他们有一定的决策或影响决策的权力，而春秋以后的巫则是仅有卜筮的职能，卜筮只是作为一种专业技能罢了。童恩正先生曾对我国古代早期北方地区巫师的职

---

① 陈智勇：《试析商代巫、史以及贞卜机构的政治意向》，《史学月刊》1999 年第 2 期。
② 转引自童恩正《中国古代的巫》，《中国社会科学》1995 年第 5 期。

能与社会地位做过系统的论述，他认为，"随着早期文明史的结束，巫官的特殊政治地位也就一去不复返了。"①

另外，尽管巫在此时已失去其政治地位，但民间仍较为盛行，春秋时期的众多城邑中都有自己的名巫。如《左传·文公十年》有范邑之巫②，《成公十年》有桑田之巫③，《襄公十八年》有梗阳之巫④。《庄子·内篇·应帝王》载"郑有神巫曰集戚"⑤。但从部分文献记载当时的官方对于民间之巫的态度来看，则大多较为厌恶和反对，并对其有直接的处置权，如《礼记·檀弓下》载县子直斥女巫为"愚妇人"⑥，《史记·滑稽列传》载西门豹治邺时投邺巫于河中⑦等等，这些均可代表当时官方意见，从侧面反映出此时巫的身份地位与平民百姓无异。

综观先秦时期的巫，其演变与发展历程主要呈现如下特征。首先，在进入文明社会之前，远古时期的巫大多由政治首领担任，且掌握一定的专业技能，即巫或为世俗首领。其次，进入文明社会早期，由于世俗首领基本实现了世俗权与宗教权的统一，巫逐渐演变为以世俗首领为首的政治团体，其中又或包含以部分巫官为首的家族和政治阶层；另外，其因从属于政治首领和政治团体，因此享有一定的政治特权。再次，进入文明社会中期后，随着政治制度的发展和完善，以巫为中心的宗教权又逐渐脱离政教合一体系，并居于世俗权力之下，反映了世俗权对宗教权的绝对统治地位；各巫官的政治职能愈益分化细密，演变为单一具体职能的职官；同时，这些职能也更加专业化，需要进行系统地学习，且一般由家族世袭传承。最后，随着巫官职能的进一步分化，其政治地位明显衰落，尽管仍掌握一定的专业技能，但其职能不再有决

---

① 童恩正：《中国古代的巫》，《中国社会科学》1995 年第 5 期。
② 杨伯峻：《春秋左传注》，中华书局，1981，第 629 页。
③ 杨伯峻：《春秋左传注》，中华书局，1981，第 926 页。
④ 杨伯峻：《春秋左传注》，中华书局，1981，第 1141 页。
⑤ 陈鼓应注译《庄子今注今译》，商务印书馆，2007，第 245 页。
⑥ 孙希旦撰，沈啸寰、王星贤点校《礼记集解》，中华书局，1989，第 242 页。
⑦ 司马迁撰，裴骃集解，司马贞索引，张守节正义《史记》卷一百二十六《滑稽列传》，中华书局，1959，第 3197 页。

策权和影响决策的权力，仅是作为掌握专业的技能者在世俗阶层需要时才能为其服务，不仅服务内容较为固定，而且其身份与一般平民无二。

三　先秦时期的巫医

由前文对先秦时期的巫及其发展脉络的分析和梳理可知，巫在原始社会晚期和进入早期文明社会后的职能与作用及其身份地位等情况皆大不相同，分别与不同时期或不同阶段的政治环境以及历史、社会背景有关，而巫与巫医的关系可能亦是如此。

从文献中有关中医药起源的线索来看，各文献均将中医药的起源之功归于传说时代的"圣人"。据《史记·补三皇本纪》载："（神农）于是作蜡祭，以赭鞭鞭草木，始尝百草，始有医药。"① 《世本·作篇》也言："神农和药济人。"② 又《淮南子·修务训》载："古者民茹草饮水，采树木之实，食蠃蛖之肉，时多疾病毒伤之害。于是神农乃始教民播种五谷，相土地宜，燥湿肥跷高下，尝百草之滋味，水泉之甘苦，令民知所避就。"③ 因此"神农尝百草"被视为中药的起源。另外，《帝王世纪》载"（伏羲）尝味百药乃制九针"④，被视为中医针灸的起源；《黄帝八十一难经》传"黄帝命雷公、岐伯论经脉"⑤，则被视为中医脉诊理论的起源。此外，《管子·轻重戊》载："黄帝作钻燧生火，以熟荤臊，民食之，无兹胃之病"⑥，反映了黄帝发明了火和熟食，由此人们的身体健康有了更多的保障。

由上可以看出，尽管各文献分别将中药起源、中医起源、中医脉诊理论

---

① 司马迁撰，泷川资言考证，杨海峥整理《史记会注考证·三皇本纪》，上海古籍出版社，2015，第6页。
② 宋衷注，茆泮林辑《世本》，中华书局，1985，第114页。
③ 何宁：《淮南子集释》，中华书局，1998，第1311页。
④ 徐宗元辑《帝王世纪辑存》，中华书局，1964，第5页。
⑤ 凌耀星主编，胡文骏、包来发协编，裘沛然等审定《难经校注》，人民卫生出版社，2013，第66页。
⑥ 黎翔凤撰，梁运华整理《管子校注》，中华书局，2004，第2507页。

起源、中医针灸起源甚至是保障人民的饮食健康等均归功于传说时代的"圣人"，但这些圣人都有一个共同点，即均为统治一方的氏族或部族首领，且同时掌握着最高的世俗权与宗教权。如前文所述，若文献记载中的庖牺氏是具有巫职能的政治首领，那么我们就不能排除各文献中记载的氏族或部落首领掌握有一定医疗技术或手段的可能。特别是在文明社会早期，与巫所掌握的通神和祭祀权力相同，这些具有医学萌芽性质的技术或手段对于氏族或部落首领在夺取政权和巩固政权过程中的作用亦是非常重要的。

从考古发现来看，有相关迹象表明，早在新石器时期，就有医药遗存的考古发现。如距今7000~8000年前的浙江萧山跨湖桥遗址出土了装有"草药"的陶釜。该陶釜在出土时，釜倾斜弃于泥土中，器内盛有一捆形状相近的植物茎枝，纹理结节清晰，较整齐曲缩在釜底；茎枝间不夹杂泥，与底腹接触面清爽。考古发掘人员推测这捆植物茎枝在丢弃前就在釜内，且在丢弃过程中紧密粘连，没有散乱，比较符合茎枝被煮软后的特点；同时，结合陶釜外壁有烟熏火燎痕迹，且这些茎枝不可能被直接食用等情况来看，这捆茎枝当属因故（陶釜破裂）丢弃的煎药[①]。可见，新石器时期的古人就已能基本辨识一些植物的药用属性，在生病时煮其用以治疗。

另在距今约6000年前的大汶口文化墓葬，如江苏邳县大墩子M21和刘林M44，均随葬有龟甲，一些龟甲内不仅装有小石子，还装有骨针、骨锥等物。从这两座墓葬的出土情境来看，大墩子M21出土的龟甲套在人体骨架的肱骨上，其中还有许多小石子；龟甲上有成方形分布的穿孔，下腹表有分布成梅花状的5个环形磨痕[②]。刘林M44出土有两副龟甲，一副位于人骨左腹，内装有骨锥6件；背甲上、下各有4个成方形分布的穿孔，腹甲上下有"X"形绳索磨痕；另一副在人骨架右腹上，内装有骨针6件，背甲偏下部有4个穿孔，亦呈方形分布。墓主人为壮年男性，骨骼粗壮，随葬品丰富，共有53件，包括三足高柄杯、八角星彩陶盆、牙獐钩形器等祭祀所使用的

---

① 浙江省文物考古研究所、萧山博物馆：《跨湖桥》，文物出版社，2004，第152、153页。
② 南京博物院：《江苏邳县四户镇大墩子遗址探掘报告》，《考古学报》1964年第2期。

礼器或法器①。

以上情况说明，这两座墓葬出土的龟甲，均有钻凿磨的痕迹，且龟甲腹内多装有小石子，这或表示了墓主人承担着龟卜的职能。据柳长华先生考证，这些龟甲与早期的巫医占病卜疾有关②。部分墓葬中出土有典型的代表巫师祭祀所使用的法器或礼器，则显示墓主人很可能为巫。另外，这两座墓葬均有较丰富的随葬品，这直接反映了墓主人具有较高的社会地位和财富，享有较高的世俗权利。而龟甲内装有的骨针、骨锥，相关研究表明，这些骨针和骨锥或为早期的医疗用器③。

由此可以推测，这两座墓的墓主人或为当时的氏族或部族首领，具有世俗政治与宗教祭祀的双重职能。若墓葬出土的龟甲及其所装有的骨针、骨锥与早期的医事有关，这即证明这两位身份地位较高的墓主人也承担着用龟甲占病卜疾并用骨锥、骨针等针砭治病的医疗职能。既此，这恰与文献记载远古时期的氏族首领兼具世俗政治权与宗教祭祀权的情况相合，加之氏族首领也掌握着一定的医疗技能，这或即相关文献均将有关医学的起源之功归于当时掌握世俗政治与宗教祭祀权力的首领的根本原因。

此外，在相关文献中，如《世本·作篇》④《吕氏春秋·勿躬》⑤《说文解字》⑥ 等均释"医"为巫，而《广雅·释诂》更加明确地指出"医，巫也"⑦。又《山海经·海内西经》载："开明东有巫彭、巫抵、巫阳、巫履、巫凡、巫相，夹窫窳之尸，皆操不死之药以距之"，并注曰："皆神医也。"⑧

---

① 南京博物院：《江苏邳县刘林新石器时代遗址第二次发掘》，《考古学报》1965 年第 2 期。
② 柳长华：《发石考——有关先秦医学史的探索》，载《出土医学文献与文物》（第三辑），巴蜀书社，2024，第 3~19 页。
③ 毕洋、柳长华：《新石器时期的巫与巫医初论》，载《出土医学文献与文物》（第三辑），巴蜀书社，2024，第 19~46 页。
④ 宋衷注，茆泮林辑《世本》，中华书局，1985，第 114 页。
⑤ 许维遹撰，梁运华整理《吕氏春秋集释》，中华书局，2009，第 118 页。
⑥ 许慎撰，徐铉等校《说文解字》，上海古籍出版社，2007，第 227 页。
⑦ 王念孙撰，钟宇迅点校《广雅疏证》，中华书局，2004，第 10 页。
⑧ 袁珂：《山海经校注》，上海古籍出版社，1980，第 301 页。

《山海经·大荒西经》中则将巫彭、巫咸等十位巫师并称，称他们"……从此升降，百药爰在"①。上述两座墓葬的出土情境表明了巫与巫医的关联性，这或是后人对于远古时期的巫与巫医不甚了解，仅理解为巫、医均是一身二任，且不能分割的原因。

进入文明社会后，随着政治制度的发展与职官体系的日趋成熟，集世俗权与宗教权于一身的氏族或部族领袖，显然不可能同时掌握诸多的行政与宗教事务的专业技能，更何况还知晓一些医疗技能。由此，巫医与早期的其他职官一样，抑或经历了从巫师集团或阶层逐渐分离出来的过程。当然，这种分离定然不是一蹴而就的，亦与不同时期的政治与社会背景密切相关。

如《吕氏春秋》中就有远古时期的圣人（世俗首领）设置巫医专职医事的记载。据《吕氏春秋·勿躬》载："大桡作甲子，黔如作虏首，容成作历，羲和作占日，尚仪作占月，后益作占岁，胡曹作衣，夷羿作弓，祝融作市，仪狄作酒，高元作室，虞姁作舟，伯益作井，赤冀作臼，乘雅作驾，寒哀作御，王冰作服牛，史皇作图，巫彭作医，巫咸作筮，此二十官，圣人之所以治天下也。"从上可以看出，"圣人"因职事不同而设置"二十官"，其中"巫彭作医，巫咸作筮"，这或代表了巫医从巫中开始分离。又郭璞《巫咸山序》注曰："巫咸者，实以鸿术为帝尧医，生为上公，死为贵神。"② 可见，巫咸是作为医者伴随帝尧左右的。

到商周时期，如《周礼·天官·医师》中亦有食医、疾医、疡医、兽医等职业医官以"……掌医之政令，聚毒药以共医事……掌养万民之疾病"③ 的记载，这些文献反映了巫医及其医事职能的日益专业化。直至春秋，孔子云："南人有言曰，'人而无恒，不可以作巫医'"④（《论语·子路》），这也足以证明巫医的专业性，即需要长期的积累和学习才能具备巫医的技能。又《史记·扁鹊仓公列传》载："信巫不信医，六不治也"，这

---

① 袁珂：《山海经校注》，上海古籍出版社，1980，第 396 页。
② 宋衷注，茆泮林辑《世本》，中华书局，1985，第 114 页。
③ 孙诒让撰，王文锦、陈玉霞点校《周礼正义》，中华书局，1987，第 315~323 页。
④ 刘宝楠撰，高流水点校《论语正义》，中华书局，1990，第 515 页。

也从侧面反映了医与巫的分离。

综观先秦时期的巫医，经历了从远古时期的巫与巫医一体到进入文明社会后开始设置巫医专职医事，到早期历史阶段巫医逐渐从巫中脱离，再到医从巫中分离这一曲折复杂的过程。但需要说明的是，在巫医从巫的分离过程中，甚至是在医从巫医中又单独分离之后，巫医和医从始至终都没有摆脱巫的影响。

张弛先生曾对新疆青铜时代至早期铁器时代遗址中的人类遗骸所表现的疾病和创伤进行了古病理学鉴定，探讨了这一地区古代先民的医疗活动，包括外科手术、麻醉剂、骨折处理、假肢安装、巫术医疗及药物的相关内容。他认为新疆地区青铜时代至早期铁器时代的先民在治疗疾病时大多是在巫文化背景的影响下以巫术医疗的手段进行的[1]。

不唯如此，直至汉代，当时的医经典籍中亦有较多的重要内容涉及巫术及其相关理论。如四川成都天回老官山 M3 出土的医简中，屡次出现"通天"这一概念，其内容涉及五脏、五色、五行等诸多方面[2]。据柳长华先生和顾漫先生考证，简文"气之通天，各有官窍"当为"天回医简"中《脉书·上经》的全篇纲领；蕴含了古代医师对于人体和生命的认识，不仅与扁鹊医学的"五色诊脉"体系关系密切，而且是构建古代早期中医脉诊方法与经脉体系的理论基础，反映了古人的生命观、哲学观与巫和巫医均有密切联系[3]，且彼此之间产生过较为深刻地影响，一直持续到各历史时期[4]。

综上所述，巫医的出现及其发展与巫的关系密不可分，且随着不同时期的政治与社会、历史背景变化而变化。结合传世与出土文献中记载有关巫与巫医的情况来看，就我国先秦时期的巫与巫医而言，二者并不神秘，

---

① 张弛：《疾病医疗考古初探：新疆青铜时代至早期铁器时代》，商务印书馆，2022，第131页。

② 柳长华、顾漫、周琦、刘阳、罗琼：《四川成都天回汉墓医简的命名与学术源流考》，《文物》2017年第12期。

③ 毕洋、柳长华：《天回医简〈脉书·上经〉之"脉句"与带钩浅议》，《成都中医药大学学报》2024年第1期。

④ 顾漫、柳长华：《天回汉墓医简中"通天"的涵义》，《中医杂志》2018年第13期。

均是在特定的时期特殊的政治与社会背景下逐渐产生、融合、发展又逐步分离的。

四 结语

总体而言，我国先秦时期的巫与巫医关系大体反映了学界一般所认为的"巫医同源"这一观点，即巫医同源、医源于巫、巫医分离这一过程，但又有一些不同之处。

第一，从传世文献上看，文献中对于我国远古时期巫的记载均形容其掌握较多的专业技能，担任一定的官职，具有较高的道德水准以及较强的综合素质等，但对于当时社会环境以及社会发展水平而言，这显然不是在当时的氏族或部族中仅拥有一定社会地位、掌握一定社会财富的巫所能匹及的。也就是说，当时的巫可能本身就是其所在氏族或部族的世俗首领；尽管目前尚不能解决关于巫的真正起源问题，但不可否认的是，巫的职能对于世俗首领在夺取世俗权力和维护其统治合法化的过程中必定发挥过重要的作用；同时，也不排除早期的世俗首领本就出身于巫的可能。如新石器时期的相关考古发现表明，这些世俗首领不仅集世俗与宗教权力于一身，同时也掌握着用龟卜占病卜疾、用骨针和骨锥进行医事的技能。另外，这也是相关传世文献均将我国传统医学的起源之功归于远古时期的"圣人"的根本原因。

第二，到商时期，由于商王对于世俗权与宗教权的绝对统治地位，加之商代统治阶层的政治宗教信仰，历代商王均有通鬼神、祭祀、卜筮的职能。随着政治制度的发展，在商王之下，出现了一批以商王为首各执其事的巫官集团，在商代的政治生活中占据着非常重要的地位。有商一代，巫医仅是巫官的职事之一，如伊尹作汤液（"伊尹以亚圣之才，撰用《神农本草》，以为汤液"，汤液、经脉、导引合称为"三世医学"[①]。）换言之，即巫官兼具

---

① 柳长华：《三世医学新论》，载成都中医药大学中国出土医学文献与文物研究院编《出土医学文献与文物（第二辑）》，巴蜀书社，2022，第 145~151 页。

巫医的职能。这也就是说相关文献和既有研究中多认为商王亦巫、医就是巫的缘由。这里需要补充的是，尽管前文所述《吕氏春秋》记载在远古时期"圣人"就已设置巫医专职医事，但相关证据表明，至少在商代时，巫医仍由巫官兼任。

第三，进入西周，随着周王及其统治阶层"敬德保民"统治思想的树立以及以礼为中心的政治制度的发展，宗教仅仅是世俗统治者维护其统治的一个行政技能或手段，故周王以及一批巫官逐渐从神权政治中脱离，不仅预示着世俗权对神权的绝对统治地位，神权开始衰落，同时，处理政务的各种官员也从巫政不分即以巫官为主的统治阶层中分离出来，巫的一部分职能被其他世俗官职所取代，其职能分工也愈加细密，其中也包括巫医从巫官中的分离。巫的政治地位、社会身份也随之下降。

第四，及至春秋，巫的职能仅限于卜筮，且其结果不再有决策或影响决策的能力，尽管此时的巫在民间已有兴盛之势，但其社会身份与平民百姓无异；不仅如此，世俗官吏对于巫也有直接的处置权。在此时期，相关文献也间接表明，医已开始从巫医中再次分离。

综上所述，我们认为巫与巫医的关系并不能简单地等同于"巫医同源""医源于巫"。就我国先秦时期的巫与巫医而言，他们大体经历了巫与政治首领、巫与巫官、巫官与巫医、巫医与医这几个阶段，并且直至各历史时期，巫医甚至是医，都没有完全摆脱巫的影响。由此说明，我国先秦时期的巫与巫医较之世界其他国家的巫与巫医具有更为独特的政治背景和文化内涵，这一方面有赖于不同时期社会政治背景的变化，另一方面则与政治制度及官僚体系的不断发展和完善有关。

而有关巫和巫医的起源、发展过程中所谓的"神灵主义"抑或是"神秘主义"之说，仅仅是巫或巫医在特定时期特定的政治文化背景下所展现的特定手段或呈现方式。进入历史时期后，随着社会发展水平及社会生产力的提高，医从巫医中分离，医学开始逐渐展现其独立性与科学性。尽管在各历史时期，巫医甚至是医都没有完全摆脱巫的影响，但它们并不是单一的线性发展逻辑，而是并行发展的。也就是说，在各历史时期，尽管仍有受到巫文化影响的巫医和医的存在，但同时也有相对独立且科学的医学存在。如司马迁曾称赞春秋时期的神医扁鹊道："扁鹊言医，为方者宗。守数精明，后世修序"①（《史记·扁鹊仓公列传》）。

另需要说明的是，本文关于巫与巫医的论述仅是基于现有考古发现并结合相关传世与出土文献材料而言。尽管还较为粗略，但大体线索还是相对清楚的，同时也有待新考古材料的出土作进一步的补充和修订。

---

① 司马迁撰，裴骃集解，司马贞索引，张守节正义《史记》卷一百五《扁鹊仓公列传》，中华书局，1959，第 2785 页。

T13 《素问·脉解》病候的由来、本质及相关诸问题

孙基然[*]

摘　要　《素问·脉解》颇难索解，近年虽有若干重要突破，但该篇中相关病候的由来及对其本质的研究，仍留有诸多未解之谜，是《黄帝内经》教学及经典著作整理工作中亟待解决的问题。以《素问·脉解》与马王堆出土医书《阴阳十一脉灸经》、张家山汉墓竹简《脉书》及先秦典籍《礼记》《管子》等相比较的方法，判明了《素问·脉解》有关病候内容的由来。本文提出了破解该篇病候本质的三个要点：其一，必须结合汉墓出土资料及早期传世医学文献校正该篇病候内容；其二，必须将有关描述病候的原文与该篇作者运用当时流行的古代理论对病候进行解释的内容分别对待；其三，必须结合现代医学知识，综合分析。

关键词　《素问·脉解》　《阴阳十一脉灸经》　张家山《脉书》
病候

《素问·脉解》是一篇别具一格的难解之题。笔者认为，要想破解《素问·脉解》这道千古疑案，需要逾越如下四关：其一，《素问·脉解》成篇时，十二脉系统已经构建，该篇却舍弃手经，只用足六经与十二月相配，其理何在？其二，《素问·脉解》足六经虽与十二月相配，但原文缘何不按序

---

*　孙基然，日本吉备国际大学社会科学系教授，主要研究方向为中医文献考据、古代医学理论阐释。

数月份排列？其三，无独有偶，传世本《黄帝内经》中除《素问·脉解》外，《灵枢·经筋》中的十二筋及《灵枢·阴阳系日月》中的十二脉亦可见与上述其二同样的情形，三篇关系应怎样理解？其四，《素问·脉解》中的病候是根据什么构建起来的？这些病候的本质，即相当于现代医学的什么疾病？关于前三道难关，笔者已有详考。[①] 第四道难关，特别是对病候本质的研究，虽有一些零星散论，[②] 但总体而言，尚属需要开垦的学术空白，以下略作梳理，以供研讨。

一 《素问·脉解》太阳病候考

《素问·脉解》云："太阳所谓肿，腰、脽痛者，正月太阳寅，寅，太阳也。正月阳气出在上而阴气盛，阳未得自次也。故肿、腰、脽痛也。病偏虚为跛者，正月阳气冻解地气而出也。所谓偏虚者，冬寒颇有不足者，故偏虚为跛者也。所谓强上引背者，阳气大上而争，故强上也。所谓耳鸣者，阳气万物盛上而跃，故耳鸣也。所谓甚则狂巅疾者，阳尽在上，而阴气从下，下虚上实，故狂巅疾也。所谓浮为聋者，皆在气也。所谓入中为瘖（喑）者，阳盛已衰，故为喑也。内夺而厥，则为喑俳，此肾虚也。少阴不至者，厥也。"[③]

寻绎每经经文可知，其内容均由两部分构成。其一是与病候有关的内容；其二是除了太阳病，为了说明起始月份，使用正月时节阴阳气量多少的一般性陈述以外，其余几乎皆以十二消息卦理论对病候进行解释。[④] 在古代医学文献中，特别是那些运用古代哲学思想等解释临床病候发生机理的部

① 孙基然：《〈黄帝内经〉六经排序及相关诸问题》，《台大中文学报》2023 年第 82 期，第 1~50 页。

② 张建斌、王玲玲：《足阳明脉"是动病"病候探讨》，《安徽中医学院学报》2005 年第 6 期，第 1~4 页；曾念鹏、伍志蓉、苗芙蕊等：《胆、肾二经"是动病"新解》，《四川中医》2023 年第 1 期，第 16~19 页。

③ （唐）王冰注，（宋）林亿校正，（宋）孙兆改误《重广补注黄帝内经素问：卷 13》，载《中华再造善本》，国家图书馆出版社，2011，第 9~10 页，

④ 孙基然：《〈黄帝内经〉六经排序及相关诸问题》，《台大中文学报》2023 年第 82 期，第 1~50 页。

分，绝大多数囿于时代的局限，在今天看来并不正确，其实也并不重要。但是就临床表现部分的描述，却很有可能或来自更为古旧的文献，或来自古人的直接观察，当然，这部分内容就显得格外珍贵。现代科学研究表明，绝大多数常见疾病都有特异的致病因素、相对稳定的病理生理和分子生物学机制，以及通常可重复的临床表现。换言之，人类疾病的表现应该是千年不变的，古代常见的疾病与现代疾病的表现也应该大体上是一致的，疾病与症候是古今不变的"金标准"，这一点特别是在《素问·脉解》阳明及厥阴病候中表现得极为鲜明。故探究"脉解篇"病候的由来和本质，应当采取跳出三界外、不在五行中的原则，将其从所谓十二消息卦等解释理论中分离出来，结合现代医学已有的知识体系，从临床角度进行讨论。

据上引太阳经脉原文，可将其病候内容整理如下：肿、腰痛、脏痛、跛、耳鸣、狂癫、聋、喑、厥。

《阴阳经》甲本太阳是动病作"冲头，目以（似）脱，项以（似）伐，胸痛，腰以（似）折，脾（髀）不可以运，胳（却）如结，腨如裂，此为踵厥。"① 两相比较，诸如厥阴病候的"少腹肿"（引文见"六"部分）那样，"脉解篇"之"肿"字前亦应有部位限定才合理。加之，"脉解篇"之"肿，腰、脏痛"不仅与《阴阳经》"胸痛，腰以（似）折，脾（髀）不可以运"对应，而且后者的表述体例为从上到下的疼痛或因疼痛引起的运动障碍，而"脉解篇"的"肿"，既没有部位做限定，又与其后表述疼痛性质（"腰、脏痛"）的内容完全不同，故"肿"当据《阴阳经》改为"胸"。"脉解篇"之"跛"与"却如结，腨如裂"对应，或为"却如结，腨如裂"的通俗解读，即跛行。以此来看，《阴阳经》、传世本未经宋改的日本仁和寺藏版《黄帝内经太素》② （以下凡引此书，皆简作"《太素》"）及《灵枢经》③ 皆载"冲头（痛），目似脱，项似伐"，"脉解篇"不见这些症状或有脱落。

---

① 裘锡圭主编《长沙马王堆汉墓简帛集成（五）》，中华书局，2014，第195页。
② （唐）杨上善：《黄帝内经太素（上）》，载《东洋医学善本丛书1》，东洋医学研究会，1981，第273~274页。
③ （宋）史崧校正《灵枢经》，载《东洋医学善本丛书26》，オリエント出版社，1992，第93页。

"脉解篇"之"耳鸣，耳聋"，或源于《阴阳经》乙本所产病的"耳聋，耳强"①。

笔者据"脉解篇"原文"此肾虚也"的提示认为，太阳病候主要描述了老年退行性病变。尚可提供佐证的是，《内经》认为，脑为髓之海，髓与精、气、津液关联互通，不仅与衰老现象关系密切，其病候亦与"脉解篇"所载酷似。《灵枢·决气》曰："液脱者，骨属屈伸不利，色夭，脑髓消，胫痠，耳数鸣。""精脱者，耳聋；气脱者，目不明。"《灵枢·五癃津液别》曰："阴阳不和，则使液溢而下流于阴，髓液皆减而下，下过度则虚，虚故腰背痛而胫痠。"《灵枢·口问》曰："故上气不足，脑为之不满，耳为之苦鸣，头为之苦倾，目为之眩。"《灵枢·海论》曰："髓海不足，则脑转，耳鸣，胫痠，眩冒目无所见，懈怠安卧。"② 《素问·脉要精微》曰："头者，精明之府，头倾视深，精神将夺矣。"③ 这些病候可以整理为：好卧屈膝（"懈怠安卧"），头项或前倾或侧垂（"头倾"），眼胞内陷而目光呆滞（"视深"），耳鸣、耳聋、腰背痛、小腿酸重（"胫痠"），行走障碍（"骨属屈伸不利"）等。从现代医学来看，可因衰老而致诸如脑和周围神经功能下降，肌肉减少，骨质疏松，关节变形及慢性炎症等，这也与前引"脉解篇"原文"此肾虚也"的提示一脉相承。关于"狂癫"，因《阴阳经》甲、乙、丙本是动病及所产病皆未见，故暂不讨论。

特别值得注意的是，颇为费解的"脉解篇"之"厥"，《阴阳经》乙本虽残损不可识，但甲本及《脉书》作"踵厥"。④ "踵厥"的"厥"，训"病"。《脉书》云："人之所以善蹶（瘚），蚤（早）衰于阴，以其不能节其气也。……实其（阴），故能毋病。"证之"故能毋病"句，整理者引《广雅》训"蹶（瘚）"为"病"，⑤ 当是。另，《灵枢·癫狂》云："厥逆

---

① 裘锡圭主编《长沙马王堆汉墓简帛集成（六）》，中华书局，2014，第 9 页。

② （宋）史崧校正《灵枢经》，载《东洋医学善本丛书 26》，オリエント出版社，1992，第 181、190、195、206 页。

③ （唐）王冰注，（宋）林亿校正，（宋）孙兆改误《重广补注黄帝内经素问：卷 5》，载《中华再造善本》，国家图书馆出版社，2011，第 2 页。

④ 裘锡圭主编《长沙马王堆汉墓简帛集成（五）》，中华书局，2014，第 195 页；张家山二四七号墓竹简整理小组编《张家山汉墓竹简》，文物出版社，2001，第 238 页。

⑤ 张家山二四七号墓竹简整理小组编《张家山汉墓竹简》，文物出版社，2001，第 299 页。

为病也。"① 可谓显证。"踵厥"的"踵"，朱骏声《说文通训定声》曰："《释名·释形体》'足后曰跟……又谓之踵。踵，钟也。钟，聚也，体之所钟聚也。"②《礼记·曲礼下》云："行不举足，车轮曳踵。"《疏》"踵，脚后也。"③ 笔者以为，"脉解篇"作者，以跛行，即步态异常，概括犹如老迈龙钟的老年退行性病变的主要特征。跛行，在古人看来，乃脚跟有病（即"踵厥"）所致，故《阴阳经》甲本以"踵厥"来概括所有的太阳脉口是动病病候，与臂太阴、少阴是动病以"此为臂厥"以及足阳明是动病以"此为骭厥"描述体例一致，当是保存了原貌。

至于"脉解篇"的"喑"这一症状，从《礼记·王制》"喑、聋、跛躃、断者、侏儒、百工各以其器食之"④，《管子·入国》"聋、盲、喑哑，跛躃、偏枯、握递，不耐自生者"⑤ 来看，喑、聋、跛三症与"脉解篇"完全相同。笔者推测，"脉解篇"作者或受此影响，借先秦文献中的"喑"这一表述，来形容老年退行性病变中诸如痴呆症引起的失语现象。

二　《素问·脉解》少阳病候考

据少阳经脉原文，可将其病候概括如下：心胁痛，不可转侧，跃（运动障碍），甚则无膏（皮肤失去润泽），足外反。

"心胁痛，不可转侧"，《阴阳经》乙本作"心牙（与）胁痛，不可以反则"，⑥"则"，甲本作"稷"，⑦《脉书》作"瘦（瘦）"，⑧ 马王堆汉墓出

---

① （宋）史崧校正《灵枢经》，载《东洋医学善本丛书26》，オリエント出版社，1992，第159页。
② （清）朱骏声：《说文通训定声》，载《影印临啸阁刻本》，中华书局，1983，第32页。
③ （汉）郑玄注，（唐）孔颖达疏《礼记正义》，载《十三经注疏整理本》，北京大学出版社，2000，第502页。
④ （汉）郑玄注，（唐）孔颖达疏《礼记正义》，载《十三经注疏整理本》，北京大学出版社，2000，第502页。
⑤ 黎翔凤：《管子校注》，载《新编诸子集成本》，中华书局，2011，第1034页。
⑥ 裘锡圭主编《长沙马王堆汉墓简帛集成（六）》，中华书局，2014，第9页。
⑦ 裘锡圭主编《长沙马王堆汉墓简帛集成（五）》，中华书局，2014，第196页。
⑧ 张家山二四七号墓竹简整理小组编：《张家山汉墓竹简》，文物出版社，2001，第239页。

土医书整理小组以为宜读为"侧"，① 其说可从。如果"脉解篇"中的"跃"，可以理解为：如古代注家所云，即所谓足部运动障碍的话，当然就可以与出土医书中的"足外反"相联系。而"甚则无膏"一症，如果可以与《灵枢·经脉》足少阳脉是动病中的"体无膏泽"②（皮肤失去润泽）对观的话，那么，这里的"甚则无膏"似应与紧随其后的"足外反"的"足"部相拴系。如此看来，"脉解篇"少阳病候似源于出土医书少阳脉是动病。问题的关键是，以今日临床水准来看，能否找到与这组病候相似的情形呢？以下试具体说明。

笔者以为，出土医书的"心与胁痛，不可以反则（侧）"与"甚则无膏，足外反"，尽管有可能偶然同时出现在同一患者身上，但从现代医学角度来看，"心与胁痛，不可以反则"与"足外反"及"无膏"（皮肤失去润泽）可能还是缺乏必然的内在联系。所以这两组病候，很有可能来自两种不同文献或病候。比如胸椎小关节紊乱综合征就可以见到：剧烈针扎样疼痛可放散至胸侧壁、季肋部、心区等部位，并可随呼吸加深而局部疼痛加重，患者往往出现浅表呼吸，甚至轻声细语；咳嗽、喷嚏等增强胸腔压力的所有动作，均可导致疼痛的明显增加，甚至出现"岔气"状态及痛苦病容。③ 这些描述，如同是对"心胁痛，不可转侧"的具体说明。另如糖尿病足的临床表现，可见间歇性跛行、足部皮肤失去润泽及拇趾外翻等。④ 尚有重要佐证：《足臂经》中，频见所谓"足指废"（见图1）⑤ 的记载，与今日之糖尿

① 马王堆汉墓出土医书整理小组：《马王堆汉墓出土医书（肆）》，文物出版社，1985，第 10 页。

② （宋）史崧校正《灵枢经》，载《东洋医学善本丛书 26》，オリエント出版社，1992，第 98 页。

③ 赵平、阚竟、李坤主编《损伤性疼痛诊疗与康复》，北京体育大学出版社，2011，第 726 页。

④ 糖尿病足病変に関する国際ワーキンググループ編《インターナショナル・コンセンサス糖尿病足病変》，医歯薬出版株式会社，2000，第 31 页；M. E. Edmonds：《Managing the diabetic foot》，シュプリンガー・ジャパン，2006，第 10、18 页。

⑤ 裘锡圭主编《长沙马王堆汉墓简帛集成（七）》，中华书局，2014，第 187、189、191 页。

病足酷似。

需要补充的是，由于古文献中的病候多是单纯罗列，故在探求其病候相当于西医的什么疾病的时候，很可能会出现多种解释皆可圆通的情况。仅以"心与胁痛，不可以反则（侧）"为例，除了上文笔者提出的，与胸椎小关节紊乱综合征相似以外，也有可能相当于西医之急慢性胆囊炎、胆石症等病，此类胆系疾病严重时，可引发胆心综合征，该病临床表现除胆系疾病所出现的口苦、胁痛外，更有胸闷、心前区疼痛等心系疾病症状。[1] 不过，应当注意的是，《灵枢脉》"经脉篇"在胆经是动病中补加了"脉解篇"及出土医学文献中不曾出现的"口苦"这一明显与胆腑相关联的症状。另据马王堆验尸结果，墓主人生前患有多种疾病，如冠心病、动脉粥样硬化、多发性胆结石，并在直肠和肝脏内发现多种寄生虫，根据其食管、肠胃内残存甜瓜子（见图 2)[2] 等证据提出，她应该是由胆绞痛引起冠心病发作而死。[3] 李永明则胪列了 6 个十分具体的力证认为，马王堆墓主人不仅极有可能是中国最早（也有可能是世界上第一例）有完整记载和详细证据的 2 型糖尿病患者。[4] 由此可以推断，马王堆医书在某种程度上很有可能反映了当时该地区某些富豪贵族们多种疾病并存的情况，这为笔者认定"甚则无膏，足外反"很有可能是糖尿病足，提供了坚实的佐证。概而言之，间歇性跛行可以与"跃"，足部皮肤失去润泽及拇趾外翻可以与"无膏"及"足外反"建立起牢固的内在联系。

三　《素问·脉解》阳明病候考

据阳明经脉原文，可将其病候概括如下：洒洒振寒，胫肿而股不收，上

---

[1] 宋新超、郭栋：《胆心综合征的中医治疗现状》，《四川中医》2017 年第 5 期，第 214~217 页。

[2] 湖南省博物馆编《马王堆汉墓传奇》，中华书局，2014，第 172 页。

[3] 湖南省博物馆编《马王堆汉墓传奇》，中华书局，2014，第 172 页。

[4] 李永明：《最早的糖尿病患者竟是马王堆贵妇人？她当年靠什么降血糖？》，《大众医学》2000 年第 12 期，第 4 页。

喘，胸痛少气，所谓甚则厥，恶人与火，闻木音则惕然而惊，欲独闭户牖而处，所谓病至则欲乘高而歌，弃衣而走，头痛，鼻衄，腹肿。

"洒洒振寒"，《阴阳经》乙本虽残损"洒洒"二字，[①] 但《阴阳经》甲本及《脉书》皆作"洒洒病寒"；[②] "胫肿而股不收"，《阴阳经》乙本及《脉书》皆作"病肿"；[③] "上喘，胸痛少气"，《阴阳经》甲本作"○○，心牙（与）胠痛"，[④] "喜龙（伸），数吹（欠）"，《阴阳经》乙本及《脉书》皆作"数吹（欠）""乳甬（痛）""心牙（与）胠痛"；[⑤] "所谓甚则厥，恶人与火，闻木音则惕然而惊，欲独闭户牖而处，所谓病至则欲乘高而歌，弃衣而走"，《阴阳经》乙本及《脉书》皆作"病至则恶人与火，闻木音则易（惕）然惊，欲独闭户牖而处，病甚则欲乘高而歌，弃衣而走，此为骭厥"，[⑥] 当以后者所载为是，论详下文申论第 3 项；"头痛，鼻衄，腹肿"，《阴阳经》乙本及《脉书》皆作"颜甬（痛），鼻肌（衄）"，"腹外肿"。[⑦] 毋庸置疑的是，"脉解篇"阳明病候不仅与《阴阳经》及《脉书》同源，而且连文字表述都如出一辙。

尚有以下三点需要讨论。

第一，与出土文献比对可知，传世文献中，《灵枢》"经脉篇"所载最近原貌。

第二，"脉解篇"之"甚则厥"的"厥"，当以《灵枢》"经脉篇""是

---

① 裘锡圭主编《长沙马王堆汉墓简帛集成（六）》，中华书局，2014，第 10 页。

② 裘锡圭主编《长沙马王堆汉墓简帛集成（五）》，中华书局，2014，第 197 页；张家山二四七号墓竹简整理小组编：《张家山汉墓竹简》，文物出版社，2001，第 239 页。

③ 裘锡圭主编《长沙马王堆汉墓简帛集成（六）》，中华书局，2014，第 10 页；张家山二四七号墓竹简整理小组编：《张家山汉墓竹简》，文物出版社，2001，第 239 页。

④ 裘锡圭主编《长沙马王堆汉墓简帛集成（五）》，中华书局，2014，第 197 页。

⑤ 裘锡圭主编《长沙马王堆汉墓简帛集成（六）》，中华书局，2014，第 10 页；张家山二四七号墓竹简整理小组编：《张家山汉墓竹简》，文物出版社，2001，第 239 页。

⑥ 裘锡圭主编《长沙马王堆汉墓简帛集成（六）》，中华书局，2014，第 10 页；张家山二四七号墓竹简整理小组编：《张家山汉墓竹简》，文物出版社，2001，第 239 页。

⑦ 裘锡圭主编《长沙马王堆汉墓简帛集成（六）》，中华书局，2014，第 10 页；张家山二四七号墓竹简整理小组编：《张家山汉墓竹简》，文物出版社，2001，第 239 页。

为骭厥"① 及上引出土文献"此为骭厥"为是。首先，"脉解篇"之"甚则厥"的"厥"与其后所列诸多病候难以衔接。其次，前已述及，"脉解篇"太阳病候中的"厥"，实乃《阴阳经》甲本"踵厥"之讹变。最后，"此为+病名（如踵厥、骭厥等）"，乃出土医学文献中列于是动病之后的共通的总括式结语，故"骭厥"是对本段主要病症"乘高而歌，弃衣而走"的简括。

第三，阳明病候的难解之处在于有两种截然相反的内容。石学敏等将阳明病候分成两个阶段：将"洒洒振寒，善伸，数欠，颜黑"解释为阳明热病和发热性疾病的初期，将"病至则恶人与火，闻木音则惕然而惊者，欲独闭户牖而处者，甚则欲乘高而歌，弃衣而走者，贲响腹胀，是为骭厥"解释为是狂躁型神经官能症和抑郁型精神分裂症。② 然而这种理解并没有合理说明两种截然相反病候的内在联系。张建斌、王玲玲则提出两种截然相反类型的阳明病候与《中国精神障碍分类与诊断标准第 3 版（CCMD－3）》心境障碍（情感性精神障碍）中的双相障碍（bipolar disorder）一致，ICD 编码为 F31，两者都是精神情志疾病的主要临床状态，而不同的疾病可以单独或兼有其中的一个或几个症状和体征。③ 此说不仅合理解释了两种截然相反病候的内在联系，也符合上引《阴阳经》乙本及《脉书》以"病至"用于一般病候和抑郁病候之间，以"病甚"连接两种截然相反病候。这里的"至"和"甚"，不可轻易读过，或有多重含义。首先，犹如今言"甚至"，都有严重的义项，乃提示该病颇为棘手。其次，"至"，用于描述抑郁状态，暗喻该种状态相对于躁狂发作较为常见，病情较轻，而"甚"，则提示了病情发展到极点之后，就会由抑郁状态变为躁狂状态，相对于抑郁发作较为少

---

① （宋）史崧校正《灵枢经》，载《东洋医学善本丛书 26》，オリエント出版社，1992，第 89 页。

② 天津中医学院第一附属医院针灸科：《石学敏针灸临证集验》，天津科学技术出版社，1990，第 499~529 页。

③ 张建斌，王玲玲：《足阳明脉"是动"病候探讨》，《安徽中医学院学报》2005 年第 6 期，第 1~4 页。

见，病情更为严峻。这种尤为珍贵的记载已经十分明确表明两种截然相反的病候并非两个疾病，而是同一疾病。可以认为，没有经历过对众多临床病候长期而细心的观察，没有从正反两个方面反复琢磨过该病的治疗经验，没有既原则又灵活、一分为二、游刃有余、不断反思的卓越的思考方法，是不可能提出如此超前的智慧结论的。相比之下，西医约在近 2000 年后的 19 世纪，才开始实施对情感障碍的科学观察与研究。法国临床家 JulesFalret 于 1854 年描述了抑郁和狂躁的临床表现，将之称为循环型障碍（folie circulaire），1882 年由 Kahlbaum 首先提出躁狂和抑郁是同一疾病的两个阶段，并创用环性心境障碍一词（cyclothymia），而 Kraepelin 于 1896 年则采用躁狂抑郁性精神病（manic depressive insanity）的概念来概括这类障碍，将之视为一个疾病单元。①

综上，我们似可对古人缘何会将此等病候以"骭厥"命名给出如下解释：即该病的主要特征是乘高而歌，逾越上屋（"阳明脉解篇"）。这在古人看来主要是胫骨有余过勇所致。"骭厥"的"骭"，即指胫骨。《说文解字》"骭，骹也。从骨，干声。""骹，胫也。从骨，交声。""交，交胫也。"② 段玉裁《说文解字注》"骹，胫也。胫，膝下也。"③ "交"的甲骨文或作"𡗥"，叶玉森说："盖𡗥象人，𡗥象之胫交，显然可见。"④ 至于交胫的文化习俗，乃因"胫"既有支撑人体呈现直立状态的作用，同时也是最早的测表工具（也就是《周髀算经》的"髀"），可以规划二分二至和四气，具有交通天地之气的特殊作用，更是《周易》"泰卦"的立卦之本。⑤ 循此，"骭厥"乃指胫骨有余这一病态，与太阳是动病以"踵厥"总括，即因脚跟不牢引起的跛行，可谓异曲同工。

---

① 沈渔邨主编《精神病学（第 5 版）》，人民卫生出版社，1980，第 544~545 页。

② （汉）许慎：《说文解字》，中华书局，2013，第 151 页。

③ （清）段玉裁：《说文解字注》，载《影印经韵楼藏版》，上海古籍出版社，1988，第 165 页。

④ 叶玉森：《说契》，《学衡》1924 年第 31 期，第 5 页。

⑤ 冯时：《天地交泰观的考古学研究》，载叶国良、郑吉雄、徐富昌编《出土文献研究方法论文集（初集）》，《东亚文明研究丛书 55》，台湾大学出版中心，2005，第 321～338 页。

四　《素问·脉解》太阴病候考

据太阴经脉原文，可将其病候概括如下：病胀，上走心为噫，食则呕，得后与气则快然如衰。

"病胀，上走心为噫，食则呕，得后与气则快然如衰"，《阴阳经》乙本作"上当走心，使腹胀，善噫，食则欲呕，得后与气则逢（甲本作"恔"①）然"②。两者同源，不仅断无疑义，而且此等病候明显相当于各种胃肠病引起的消化不良反应。值得注意的是，《阴阳经》太阴脉有其独特的一面，即，与其他足脉起于足部不同，是以内脏的胃起始（"被胃"）。学者或以为，其他足脉从四肢至体干部，与此相反，说明当时已经确认了：足五脉与以"被胃"开始的足太阴脉的联系，同时它也是"经脉篇""起于中焦"之源头。③ 首先，在未比较马王堆和张家山两种出土医书关系的前提下，直言"经脉篇"起始源于张家山《脉书》，在论说程序上尚留有商讨的余地。其次，"胃"与"中焦"的关系尚需说明。最后，足五脉与以"被胃"开始的足太阴脉的具体联系途径，直至目前为止，尚未得到证明。准确地说，这种流注顺序，只能说明古人想要构建一种上下连环的经脉走行模式而已，这一点还可以通过手经的流注得到确认。《阴阳经》手经除了肩脉从耳后行至手，即呈离心式以外，其他皆为从手至头部，即呈向心式，此流注正是为了与足太阴经呼应而作。④ 事实上，《阴阳经》甲本太阴脉起始云："钜阴眽（脉），是胃（脉）殹。"⑤，很显然是引用它文，或是注释文，这

---

① 裘锡圭主编《长沙马王堆汉墓简帛集成（五）》，中华书局，2014，第200页。
② 裘锡圭主编《长沙马王堆汉墓简帛集成（六）》，中华书局，2014，第11页。
③ 天野陽介：《張家山漢墓出土〈脈書〉の研究--脈の連繋について》，载《第61回全日本针灸学术大会抄录集》，2012，第120页。
④ 孙基然、戴昭宇、山口大辅：《出土経脈文献における"繋"字に関する一考察》，载《第64回全日本针灸学术大会抄录集》，2015，第158页。
⑤ 裘锡圭主编《长沙马王堆汉墓简帛集成（五）》，中华书局，2014，第200页。

是作者为了设计这种上下连环的独特的经脉走行模式而寻找理论支撑的确凿证据。① 所以可以看到，《阴阳经》该脉是动病恰好反映了各种胃肠病引起消化不良的特征，绝不是偶然的。无独有偶，《阴阳经》为了强调胃脉之重要，于是又罗列了目前所有出土文献中、绝无仅有的连续五个死症。即，"心烦，死""心痛与腹胀，死""不食，不卧，强吹（欠），三者同则死""唐（溏）泄，死""水与闭同则死"，② 其凸显胃的作用，从而主张能够生成气血的胃脉之流注与众不同的心路，表露无遗。《内经》所云"谷入于胃，脉道以通，血气乃行。""肺手太阴之脉，起于中焦……环循胃口。""胃为五脏六腑之海，其清气上注于肺。"③ 正是这种观念的孑遗。至于"病胀，上走心为噫"，当据上引《阴阳经》乙本④校改为"上当走心，使腹胀，善噫。"

学者或以"脉解篇"释太阴病候"上走心为噫者"谓"阳明络属心"，这与十二经脉的足太阴经、络均不合，进而指责杨上善的"阳明之正，上入腹里，属胃，散之脾，上通于心，故阳明络心"的解释牵强。⑤ 殊不知"脉解篇"不仅正是以表里对应关系排列经脉顺序，⑥ 而且"阳明络属心"，其病候表现出精神疾病的特征，是渊源有自的。《史记·扁鹊仓公列传》云："周身热，脉盛者，为重阳。重阳者，遏心主。"⑦ "周身热"，即"阳明脉解篇"的"热盛于身"，该篇用"热盛于身"来解释"弃衣而走"，而"弃衣而走"正出于"脉解篇"的阳明病候；不仅上引"重阳者，遏心主"，

---

① 孙基然，戴昭宇，山口大辅：《出土経脈文献における"繋"字に関する一考察》，载《第 64 回全日本针灸学术大会抄录集》，2015，第 158 页。
② 裘锡圭主编《长沙马王堆汉墓简帛集成（五）》，中华书局，2014，第 200 页。
③ （宋）史崧校正《灵枢经》，载《东洋医学善本丛书 26》，オリエント出版社，1992，第 85 页。
④ 裘锡圭主编《长沙马王堆汉墓简帛集成（六）》，中华书局，2014，第 11 页。
⑤ 赵争：《〈素问·脉解〉文本结构与成书问题臆论》，载王振国主编《中医典籍与文化——出土医学文献与文物》，社会科学文献出版社，2022，第 295 页。
⑥ 孙基然：《〈黄帝内经〉六经排序及相关诸问题》，《台大中文学报》2023 年第 82 期，第 14 页。
⑦ （汉）司马迁：《史记：卷 105》，载《四部备要本》，中华书局，1989，第 999 页。

与《素问·经脉别论》的"阳明脏独至，是阳气重并也。"① 等皆为阳明与心相配，而且如《素问·经脉别论》："帝曰：阳明何脏？岐伯曰：象心之大（太）浮也（据《太素》② 及全元起本③ 补'心之'）"，《素问·四时刺逆从论》"（阳明）不足病心痹。滑则病心风疝，涩则病积时善惊"④ 等描述亦呈现同一趋势。《史记·扁鹊仓公列传》齐章武里曹山跗病案中的"阳明脉伤，即当狂走"⑤ 这一记载，是否就是阳明病候的诊疗记录，值得深入研究。

五　《素问·脉解》少阴病候考

据少阴经脉原文，可将其病候概括如下：腰痛，呕咳上气喘，色色不能久立久坐，起则目䀮䀮无所见，少气善怒，恐如人将捕之，恶闻食臭，面黑如地色，咳则有血。

将《阴阳经》甲、乙两本互补，引述如下："悒悒（喝喝）如喘，坐而起则目瞙如毋见，心如悬，病饥"⑥ "气不足，善怒，心易（惕），恐人将捕之，不欲食，面黯若炲（炻）色，咳则有血。"⑦ 从中可以看出，少阴经病候与《阴阳经》足少阴是动病关系密切。

曾念鹏等从西医慢性肾衰竭的角度，解读《灵枢》"经脉篇"少阴病候的特征，⑧ 当可信从。但因"经脉篇"少阴病候与"脉解篇"并不完全相

① （唐）王冰注、（宋）林亿校正、（宋）孙兆改误《重广补注黄帝内经素问：卷7》，载《中华再造善本》，国家图书馆出版社，2011，第2页。
② （唐）杨上善：《黄帝内经太素（中）》，载《东洋医学善本丛书2》，东洋医学研究会，1981，第302页。
③ 段逸山：《〈素问〉全元起本研究与辑复》，上海科学技术出版社，2001，第112页。
④ （唐）王冰注、（宋）林亿校正、（宋）孙兆改误《重广补注黄帝内经素问：卷18》，载《中华再造善本》，国家图书馆出版社，2011，第8页。
⑤ （汉）司马迁：《史记：卷105》，载《四部备要本》，中华书局，1989，第1000页。
⑥ 裘锡圭主编《长沙马王堆汉墓简帛集成（五）》，中华书局，2014，第202页。
⑦ 裘锡圭主编《长沙马王堆汉墓简帛集成（六）》，中华书局，2014，第11页。
⑧ 曾念鹏、伍志蓉、苗芙蕊：《胆、肾二经"是动病"新解》，《四川中医》，2005年第1期，第16~19页。

同，故笔者拟以相同的视角简述如下。慢性肾衰竭患者由于肾功能受损，毒素堆积体内损害胃肠道，[①] 而见少气，病饥，不欲食，恶闻食臭，呕，面部易于发黑、晦暗。肾衰竭患者体内毒素诱发肺泡毛细血管渗透性增加、肺充血时，或见于肾衰合并左心衰致肺瘀血，[②] 可出现咳上气喘，咳唾有血。慢性肾衰竭可因不同原因造成高血压而致视网膜、眼部血管病变。[③] 此外，糖尿病肾病患者也容易因高糖出现眼底病变，[④] 引起不能久立久坐，起则目眈眈无所见。肾衰竭不仅可致心脏病变而有心律紊乱、[⑤] 心惕，而且亦可因并发症而出现神经系统病变导致精神异常，[⑥] 而神经系统受损严重时可出现强迫性恐惧感，[⑦] 恐人将捕之。至于"腰疼"，首先，由于肾衰竭后肾脏的体积明显缩小，皮质变薄，重量变轻，肾包膜很难受到牵拉，不会出现腰痛。其次，从出土医书及《灵枢》"经脉篇"是动病中皆未见此症来看，或为后人据足少阴与肾的关系补加上去的症状也未可知。

需要补充说明的是，传世本太阴病中"十二月阴气下衰，而阳气且出，故曰得后与气则快然如衰也。"的"十二月"（见图 3），[⑧] 少阴病中"十月万物阳气皆伤，故腰痛也。"的"十月"（见图 3），分别为"十一月"和"七月"之讹变。对此讹变，古今注释"脉解篇"的文献中，虽偶有提及，但理由极不充分。为避免特别是在经典教学中出现困惑，试将认定讹变的理由，归纳如下六点。

---

① 贾佑铎、郭兆安：《慢性肾衰竭消化系统症状发病机制及治疗研究新进展》，《中国中西医结合肾病杂志》2014 年第 10 期，第 936~937 页。

② 康熙雄、王雅杰、张锟等：《心力衰竭的临床检验路径（三）》，《中华医学信息导报》2005 年第 24 期，第 17 页。

③ 高颖、韦企平：《高血压相关眼病》，《国际眼科杂志》2008 年第 7 期，第 1454~1457 页。

④ 中华医学会糖尿病学分会微血管并发症学组：《中国糖尿病肾脏病防治指南（2021 年版）》，《中华糖尿病杂志》2021 年第 8 期，第 762~784 页。

⑤ 郑振达、成彩联、石成钢等：《参松养心胶囊改善维持性血液透析患者心率变异性和失眠的临床研究》，《中西医结合心脑血管病杂志》2016 年第 2 期，第 116~119 页。

⑥ 余雅、杨定平：《尿毒症脑病发病机制的研究进展》，《医学综述》2019 年第 13 期，第 2552~2557 页。

⑦ 王海燕：《肾脏病学》第 2 版，人民卫生出版社，2001，第 1419~1420 页。

⑧ （唐）王冰注、（宋）林亿校正、（宋）孙兆改误《重广补注黄帝内经素问：卷 13》，载《中华再造善本》，国家图书馆出版社，2011，第 12 页。

　　理由一，《素问·脉解》不仅仅取足六经，而且皆配奇数月，① 故少阴无作"十月"之理。

　　理由二，少阴脉经文"阴气在下，阳气在上"，正是对七月三阴消阳（☷）这一卦气特征的描述。②

　　理由三，传世各种版本"脉解篇"六条经脉皆配奇数月，故在太阴配十一月之后，似没有理由再与"十二月"相配。况且，传世本此处也多作"十一月"。

　　理由四，太阴脉经文的"阴气下衰，而阳气且出"，正是对十一月卦气特征，即一阳息阴（☳）之描述。③

　　理由五，"七"误作"十"，"十一"误作"十二"的情况，从古文字学及古文献学角度看同样可以得到佐证。罗振玉云："卜辞中凡十字皆作┃，七字皆作╋，判然明白。汉人十字作┃，七字作╋，以横画之长短别之。"④《史记·周本纪》："诗人道西伯，盖受命之年称王而断虞芮之讼，后十年而崩。"清代毛奇龄云："西汉儒者皆谓文王受命七年而崩，故《史记》十年'十'字皆'七'年之误。"⑤ 梁玉绳云："'后十年'，乃'后七年'之讹。文王赐专征之年数，元不能确定。《史》从《大传》作'七年，'《诗·文王》与《书·泰誓·武城》疏，言'马迁以为七年。'"可据。王叔岷曰："枫、三、南本'十年'作'七年，'为是"；王叔岷案："殿本改'十年'为'七年'，与枫、三、南本合。十盖本作╋，即七字。汉隶七皆作╋。（古文七亦作╋，《夏本纪》已有说）后人不识，误为百、十字。《夏本纪》：'而后举益，任之政十年。'十亦本作╋。与此同例。"⑥可见，"十"与"七"之传抄致讹，汉时已有。另，孔家坡汉简"土功"图

　　① 孙基然：《〈黄帝内经〉六经排序及相关诸问题》，《台大中文学报》2023 年第 82 期，第 12 页。
　　② 孙基然：《〈黄帝内经〉六经排序及相关诸问题》，《台大中文学报》2023 年第 82 期，第 13 页。
　　③ 孙基然：《〈黄帝内经〉六经排序及相关诸问题》，《台大中文学报》2023 年第 82 期，第 15 页。
　　④ 罗振玉：《增订殷虚书契考释》，上海古籍出版社，2010，第 145~146 页。
　　⑤ （清）毛奇龄：《尚书广听录：卷3》，载《四库全书珍本》，台湾中华书局，1978，第 3 页。
　　⑥ 王叔岷：《史记斠证：周本纪第4》，载《中央研究院历史语言研究所专刊第 78（第 1 册）》，1982，第 122~123 页。

西北维的"十二月"（见图4）① 乃"十一月"之讹。②

理由六，《太素》，少阴正配"七月"，太阴"阴气下衰，而阳气且出"之前，正作"十一月"（见图5）。③

六　《素问·脉解》厥阴病候考

据厥阴经脉原文，可将其病候概括如下：㿉疝，妇人少腹肿，腰脊痛不可以俛仰，㿗癃疝，肤胀，嗌干。

证之《阴阳经》乙本、《脉书》"丈夫则隤（㿉）山（疝），妇人则少腹肿，要甬（痛）不可以仰，甚则嗌干"④ 可知，不仅"腰脊痛不可以俛仰"之"脊"及"俛"为衍文，而且"腰"字，亦本作"要"，训"幽"，"要痛"即隐隐作痛。⑤ 关于"㿉疝"相当于西医的什么疾病，似有三说：（1）髂腹股沟神经损伤综合征，⑥（2）班氏丝虫病说，⑦（3）腹股沟疝或股疝。⑧ 笔者认为，后者可从。或问：腹股沟疝一病难道不是相当于中医的

---

① 湖北省文物考古研究所，随州市考古队：《随州孔家坡汉墓简牍》，文物出版社，2006，第155页。笔者注：对西北维的"十二月"乃"十一月"之讹的详考，见拙文：《古图版式方向及相关诸问题（中）》，《湖南省博物馆馆刊》2022年第17辑，300~314。

② 孙基然：《古图版式方向及相关诸问题（中）》，《湖南省博物馆馆刊》2022年第17期，第300~314页。

③ （唐）杨上善：《黄帝内经太素（上）》，载《东洋医学善本丛书1》，东洋医学研究会，1981，第297页。

④ 裘锡圭主编《长沙马王堆汉墓简帛集成（六）》，中华书局，2014，第12页；张家山二四七号墓竹简整理小组编：《张家山汉墓竹简》，文物出版社，2001，第241页。

⑤ 孙基然：《〈五十二病方〉"癪（㿗）"、"隋（膪）"考论》，《中华医史杂志》2014年第4期，第195~206页。

⑥ 黄龙祥：《从厥阴脉概念的形成过程看经络学说的意义与价值》，《针刺研究》2003年第4期，第280~287页；《经络学说研究的新发现及对生命科学的启迪》，《中国中医基础医学杂志》2005年第4期，第241~244页。

⑦ 范行准：《中国病史新义》，中医古籍出版社，1989，第360~365页；靳世英：《㿗、癞与丝虫病之史的探索》，载《中华医学会医史学分会第14届一次学术年会论文集》，2014，第150~155页。

⑧ 余云岫：《古代疾病名候疏义》，学苑出版社，2012，第238~242页；李鼎：《〈素问·脉解篇〉新证——读〈帛书经脉篇〉札记》，《上海中医药杂志》1979年第1期，第38~39页；严健民：《五十二病方注补译》，中医古籍出版社，2005，第103页。

"狐疝"吗？"狐疝"与"㿉疝"这两者又是一种什么样的关系呢？金代学者张子和曾提出，"狐疝其状如瓦，卧则入小腹，行立则出小腹入囊中。狐则昼出穴而溺，夜则入穴而不溺，此疝出入上下往来，正与狐相类也。""癫疝其状，阴囊肿缒如升如斗，不痒不痛者是也，得之地气卑湿所生。"[①]但"阴囊肿缒如升如斗，不痒不痛者"，实相当于《五十二病方》中的"黑实囊"，而与伴有疼痛感觉的"㿉疝"完全不同。[②] 笔者以为，"㿉"或"㿉疝"是早期提法，后来古人根据该病阴囊肿大的内容物，呈现卧则入小腹，行立则出小腹入囊中，出入上下，这一与狐的行动特点相类，于是就以"狐疝"名之。《天回医简》在足厥阴脉中，一方面完全承袭了《阴阳经》中的"㿉疝"，另一方面，在"刺数篇"中，也将诸如子宫脱出及"转胞"等纳入其中，已属版本升级，同时在《脉书·下经》中，还可以看到有关对"狐疝"的较为详细的描述，[③] 与汉代医书《金匮要略》所载"阴狐疝气者，偏有小大，时时上下，蜘蛛散主之"[④] 情景吻合。在《太素·经脉连环》肝足厥阴之脉"所生病"中载有"狐疝"，杨上善曰："狐，夜不得尿，至明始得，人病与狐相似，因曰狐疝。有本作'㿉疝'，谓偏㿉病也。"[⑤] 显然，在杨氏看来，"狐疝"乃"㿉疝"之别名。概言之，"㿉疝"的"㿉"，有下坠的意义，以描述肠内容物掉入疝囊后，难以还复，出现阴囊肿大为重点，而"狐疝"是以肿大的阴囊内容物，较易复还的移动特点为目标，两者视角虽异，但本质则一。至于"肤胀"一症，"脉解篇"以为，"阴亦盛而脉胀不通，故曰㿉癃疝"。如果将"肤胀"理解为，阴囊肿大或是少腹部位之局部症状的话，不仅与"阴亦盛而脉胀不通"暗合，也与临床实际相符，况且从"故曰㿉癃疝"来看，

① （金）张子和：《儒门事亲》，医圣社，1988，第 54 页。
② 孙基然：《〈五十二病方〉"蘬（穦）"、"隋（膅）"考论》，《中华医史杂志》，2014 年第 4 期，第 195~206 页。
③ 天回医简整理组：《天回医简（下）》，文物出版社，2022，第 81、31 页。
④ （汉）张仲景：《伤寒杂病论》，东洋学术出版社，2000，第 351 页。
⑤ （唐）杨上善：《黄帝内经太素（上）》，载《东洋医学善本丛书 1》，东洋医学研究会，1981，第 289 页。

似亦说明本无泛发性皮肤发胀这一症状，《太素》正作"阴胀不通"，①可为明证。

七 讨论与结论

关于"脉解篇"所载病候，与出土医书是动病吻合度很高，学者虽多有提及，②但笔者的学术贡献在于：首先，对本篇以"部位名+厥"这一体例及"厥"意义提出新说；其次，厘定了太阳病候以"踵厥"、阳明病候以"骭厥"概括的缘由；再次，归纳了传世本"脉解篇"的"十二月""十月"，分别为"十一月"和"七月"之讹变的六个理由；最后，全面探究了"脉解篇"所载病候的本质特征，即相当于西医的什么疾病，其中，对难解的阳明病候中出现的两种截然相反内容的内在联系，在出土医学文献中找到了极为关键的证据。合理解释这些问题，在《黄帝内经》教学及经典著作整理工作中，是不可或缺的。

对于早期文献足经标称中不加"足"或"胫"字的问题，赵京生等以为，因足经先于手经被认识，先于手经而成熟，故在以阴阳命名足脉时，只称"某阴脉""某阳脉"，即可表示指某足脉，而无需加"足"以别之。③其说可商。整合迄今考古发现可知：《里耶秦简》虽仅见"臂阴脉"（见图6）④之名，但阴脉与阳脉相对而设，故当时不仅臂阳脉亦应出现，而且已经开始使用阴阳分类法。即，腕部周围的某一对脉动被最早发现，后来《五十二病方》作者发现了踝部周围的两对脉动，因此前对腕部周围的脉动

① （唐）杨上善：《黄帝内经太素（上）》，载《东洋医学善本丛书1》，东洋医学研究会，1981，第301页。

② 黄龙祥：《中国针灸学术史大纲》，华夏出版社，2001，第241~242页；山田庆儿：《〈黄帝内经〉的形成》，载任应秋、刘长林主编《内经研究论丛》，湖北人民出版社，1982，第130页。

③ 赵京生、张庆民、史欣德：《论足六脉的特殊意义》，《上海中医药杂志》2000年第12期，第36~37页。

④ 湖南省文物考古研究所：《里耶秦简》，文物出版社，2012，第156页。

已经用了"臂"和"脉"字，故对于踝部周围的脉动不用"足"或"胫"或"骭"和"脉"字，当事人之间也不至于混淆，于是就以"泰阴、泰阳"命名，这种不用"足"或"胫"或"骭"字的情形，在《阴阳经》中仍有存留，至《足臂经》集结时，不仅以"足"与"臂"相对应命名经脉，而且以"足"和"臂"以高出正文的标题形式呈现（见图7）。① 《阴阳经》、《足臂经》乃至《天回医简》，对于手二阴脉，一直沿用了《里耶秦简》的"臂"字，其恪守早期文献、不越雷池一步之学风，跃然纸上。当然，这也是"臂"二阴脉名称能够保持相对稳定的主要原因。

　　赵争以太阳病候中的"跛，喑，厥"等，不见出土医书及传世其他医学文献，加之该篇又没有描述经脉走行的内容，进而提出"脉解篇"足六脉是传承了更为古老的学说。② 此主张是在没有判明"跛，喑，厥"等病候由来的前提下，又受到了上述所谓足经先于手经被认识、先于手经而成熟的影响，但此说不可从。理由一，关于"跛，喑，厥"等病候的由来及意义，前文已有详考。理由二，"脉解篇"作者，对其所列六种病候，并没有采用当时流行的血脉或经脉或经筋学说来解释，而是根据当时盛行以寅月为岁首的建寅立制和十二消息卦理论为基础排列经脉顺序，对病候亦几乎均以十二月阴阳气量多少作解，这一点只有唐初的杨上善心领神会，以下仅以太阳病为例说明如下。杨氏云："十一月一阳生，十二月二阳生，一月三阳生。三阳生寅之时，其阳已大，故曰太阳也。"③ 众所周知，十二消息卦以复卦配十一月起始，其卦符（䷗）正呈一阳息阴，即杨氏所谓"十一月一阳生"。"脉解篇"以寅月起始，十二消息卦寅月配泰卦，泰卦卦符作䷊，正呈三阳息阴。太阳脉的太，早期多作泰，与泰卦的泰完全一致，加之，起始月份为阳，需要配阳经，于是一月配太（泰）阳脉，就成为一个很自然的选择。

① 裘锡圭主编：《长沙马王堆汉墓简帛集成（七）》，中华书局，2014，第187、189页。
② 赵争：《〈素问·脉解〉文本结构与成书问题臆论》，载王振国主编《中医典籍与文化——出土医学文献与文物》，社会科学出版社，2022，第295页。
③ （唐）杨上善：《黄帝内经太素（上）》，载《东洋医学善本丛书1》，东洋医学研究会，1981，第290页。

又由于，太（泰）与少（小）相对，本为大意，一月泰卦为三阳息阴，于是，杨氏以三阳大于一阳和二阳的角度，来解释太（泰）阳的太（泰）阴，具有大的意义，可谓深得要领。有趣的是，处于同时代的王冰却颇为困惑，"此一篇殊与前后经文不相连接，别释经脉发病之源，与《灵枢经》流注略同，所指殊异。"① 王冰无法解答这"所指殊异"之苦衷，溢于言表。即该篇之所以没有描述经脉走行内容，乃因该篇作者原本就没有采用经脉走行理论进行解释。在没有澄清缘何没有描述经脉走行的内容的前提下，以此为据，进而推断"脉解篇"足六脉是传承了更为古老的学说，其逻辑难以自洽。理由三，"脉解篇"缘何仅仅列举足六脉，并非当时只发现了六条经脉，而是因为"厥阴"的"厥"，乃前阴之隐语，而前阴又只有一个，当时与"足厥阴"相对的手脉无法以"手厥阴脉"命名，出于无奈才选取了足六脉。②

诚然，如果仅仅研究"脉解篇"中对病候的解释理论的话，不用十二消息卦根本无法读懂该篇的内容，但是如果研究病候由来的话，通过上述讨论可知，它不仅可以直溯出土医书，诸如太阳病候的"喑"亦可以追溯至先秦文献，而在这些资料中，皆无十二消息卦之踪影。也就是说，在这些资料成书的时代，十二消息卦即便已经诞生，但还没有与这些文献融为一体。如此看来，"脉解篇"中的十二消息卦理论是该篇作者为了解释这些病候特征而添加进去的，这也符合"脉解篇"的"解"字的用法，与前引"阳明脉解篇"的"解"，如出一辙。从版本及古人行文重视文题一贯来看，当以《太素》"经脉病解"这一篇名最为允当。所以，要想判明"脉解篇"中病候本质的话，就必须将这些病候从十二消息卦解释理论中分离出来，以现代临床的角度进行讨论。

综观足三阳的老年退行性病变、双相情感障碍及胸椎小关节功能紊乱

---

① （唐）王冰注，（宋）林亿校正，（宋）孙兆改误：《重广补注黄帝内经素问：卷 13》，载《中华再造善本》，国家图书馆出版社，2011，第 13 页。
② 孙基然：《〈黄帝内经〉六经排序及相关诸问题》，《台大中文学报》2023 年第 82 期，第 12 页。

等，似有以神经统病候共通的倾向；重瞎足三阴的慢性胃肠性疾病引起的消化不良、慢性肾衰及腹股沟疝或股疝等，均有循环障碍、供血不足的特点。这与李永明提出的阴脉为动脉、阳脉似神经的观点①②不谋而合，值得进一步深入研究。

尚需值得一提的是，早在 1992 年日本学者白杉悦雄就曾对"脉解篇"做过比较深入的思考，他一方面与出土文献比较，另一方面又率先运用十二消息卦、郑玄《易纬通卦验》及唐李鼎祚《周易集解》等资料进行比对探讨，具有开拓性学术研究价值。③ 2015 年以后，日本学者米谷和辉，多次以十二消息卦气说解读"脉解篇"中的病候，④ 但两者一方面既没有运用出土文献及传世资料进行校勘，也没有注意到十二消息卦应起始于十一月的复卦，而"脉解篇"无论原文排序抑或月令排序都是从一月起始，另一方面，均未能将临床事实与解释理论部分分开讨论，故最终只能是既不能澄清卦气理论在本篇中的应用情况，当然，更无法辨识出这些病候特征的本质。

一般来说，越是古旧的资料，相对而言，保持原貌的可能性越大，但也不尽然。如"脉解篇"乃《黄帝内经》六经排序之渊薮，《黄帝内经》中，只有"脉解篇"和"经筋篇"六经原文排序与《阴阳经》乙本足六经相同，而"脉解篇"又早于"经筋篇"，故前者乃是成篇较早的文献。⑤ 但就病候而言，如"经脉篇"太阳的"是为踝厥"、阳明的"是为骭厥"这一表述体例，就与出土文献完全一致，而"脉解篇"却多少有些失真。如同《太素》

---

① 李永明：《汉代十一脉到十二经脉转变的解剖依据》，《中国针灸》2021 年第 10 期，第 1153~1158 页。

② 李永明：《经脉的科学依据及三部九候新释》，《中国中西医结合杂志》2021 年第 10 期，第 1168~1173 页。

③ 白杉悦雄：《一陰一陽と三陰三陽》，《中国思想史研究》1992 年第 15 期，第 529~573 页。

④ 米谷和辉：《十二消息卦で読み解く〈素問·脈解篇〉第四十九》，《季刊内経》2015（冬号），第 23~32 页;《十二消息卦で読み解く〈素問·脈解篇〉第四十九（注釈篇）》，《季刊内経》，2016（秋号），第 4~21 页;《〈素問·脈解篇〉の立ち位置脈書 X と消長卦》，《季刊内経》，2017（秋号），第 4~16 页。

⑤ 孙基然：《〈黄帝内经〉六经排序及相关诸问题》，《台大中文学报》2023 年第 82 期，第 26~27 页。

虽然保存了唐以前的旧貌，"九宫八风篇"（见图8）① 又是其中相对古老的文献，偏偏在这一篇文献中，《太素》却远远不及传世本（见图9）② 更保持了原貌，③ 这是我们在利用或评价古文献价值时应当注意的问题。

综上所论，可将本文要点，厘定如次。

（1）"脉解篇"所列诸多病候主要源于出土医书《阴阳经》中的是动病，而与"所生病"及《足臂经》"其病"关系不大。

（2）研究古代临床医学病候特征本质时，既要从古文献角度追溯其形成过程，更要跳出古人特别是与医学关系不大的诸如十二消息卦的解释理论，在以成书时间较早的出土医学文献及版本可靠的古文献资料校勘的基础上，基于现代医学已有的知识进行解读。

（3）"脉解篇"太阳病候中的"厥"，实乃《阴阳经》甲本"是为踵厥"，"脉解篇"阳明病候中的"甚则厥"的"厥"，当以《灵枢》"经脉篇"中的"是为骭厥"，或出土医书中的"此为骭厥"为是。由于"是为+厥"，或"此为+厥"这一表述体例，是早期文献对各经是动病的总括，故客观解读这一体例，对融会贯通理解全篇格外重要。

（4）"脉解篇"是动病的内容，主要见于一些常见病或发病过于紧急或难治性疾患。如太阳脉口病候与老年退行性病变，阳明脉口病候与双相情感障碍酷似；少阳脉口病候与今日之胸椎小关节功能紊乱（或因急慢性胆囊炎、胆石症等引发的胆心综合征）、糖尿病足雷同；少阴脉口病候相当于西医的慢性肾衰，厥阴脉口病候相当于西医的腹股沟疝、股疝等即是。

（5）《阴阳经》太阴脉口是动病内容，相当于今日诸如各种胃肠病引起

---

① （唐）杨上善：《黄帝内经太素（下）》，载《东洋医学善本丛书3》，东洋医学研究会，1981，第298~300页。

② （宋）史崧校正《灵枢经》，载《东洋医学善本丛书26》，オリエント出版社，1992，第369页。笔者注：图9内容优于图8的详考，见拙文《西汉太一九宫学术体系核心——"大、小周期"建构背景及相关诸问题》，《台大文史哲学报》，2023年第99期，第55~102页。

③ 孙基然：《西汉太一九宫学术体系核心——"大、小周期"建构背景及相关诸问题》，《台大文史哲学报》2023年第99期，第55~102页。

的消化不良反应，其构建的理念是，强调胃具有化生气血的特殊作用，当源于民以食为天的朴素认知；该脉走行与其他足五脉呈向心式相反乃为离心式，此与手经中唯独肩脉呈现离心式，其他为向心式，互为表里，应该与作者为了构建经脉的上下连环有关。其中病候内容被"脉解篇"承袭，而其构建的理念，被后来的"经脉篇"汲取。

（6）"脉解篇"的"十二月""十月"，分别为"十一月"和"七月"之讹变，只有如此校正，才能用不同的月份其阴阳气量多少不同的十二消息卦，对原文作出合理说明。

（7）传世文献只有"脉解篇"和"经筋篇"六经原文排序与《阴阳经》乙本足六经相同，而"脉解篇"又似早于"经筋篇"，故"脉解篇"所承载的信息是古老的。从理论上讲，虽然越是古老的资料，其保持原貌的可能性越大，但也不能一概而论，有时或因参考的版本不同，还可以看到较早的资料反而比较晚的资料有些失真的情况，这是应当引起留意的问题。

致谢：

感谢美国中医药针灸学会李永明先生、辽宁中医药大学朱鹏举先生，提供资料，阅读拙文，提出建设性意见。

《素问·脉解》病候的由来、本质及相关诸问题

（正文见第 153～175 页）

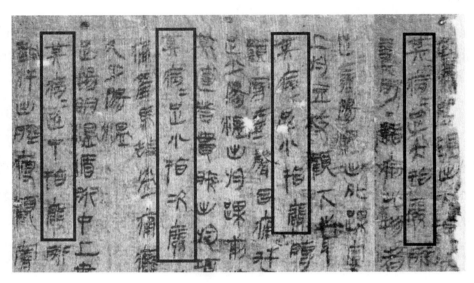

图 1　《足臂十一脉灸经》"指废"书影

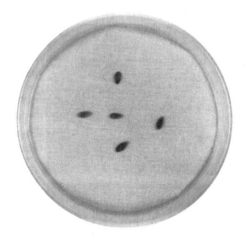

图 2　马王堆汉墓墓主人食管、肠胃内残存甜瓜子

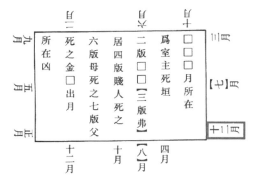

图3　明代顾从德藏版《黄帝内经素问·脉解》书影

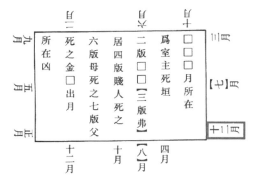

图4　孔家坡汉简"土功"之二墨线

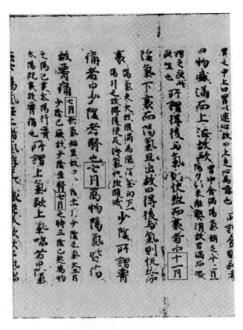

图 5　《太素·经脉病解》"七月""十一月"书影

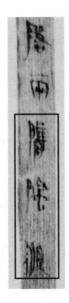

图 6　《里耶秦简》"臂阴脉"书影

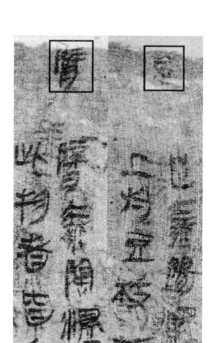

图 7　《足臂十一脉灸经》"足、臂"标题书影

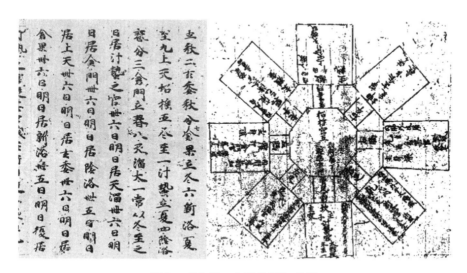

图 8　《太素·九宫八风》书影

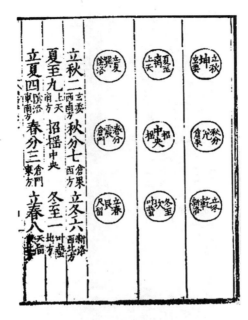

图 9　明代无名氏仿宋刊本《灵枢·九宫八风》书影

教育传承

T14　中医药文化课程在中小学的实践育人思路与实施

颜　军　王小庆[*]

摘　要　中医药文化是中华传统文化的瑰宝，"中医药文化进校园"是学校落实"立德树人"的重要措施。成都市锦里小学实施"新三国"传统文化教育，即"国文""国医""国艺"，统一身、心、艺的教育内容。教育是为了生命的事业，关怀生命成长的教育必须"取法于道"。学校以中医药启蒙教育为特色，坚持"五育并举"，挖掘资源优势，将立德树人落到实处，用行动回答了教育"培养什么人、怎样培养人、为谁培养人"这一根本性问题。

关键词　中医药文化　中小学　育人

中医药学凝聚着深邃的哲学智慧和中华民族几千年的健康养生理念及其实践经验，是中国古代科学的瑰宝，也是打开中华文明宝库的钥匙。党的二十大报告指出要"增强中华文明传播力影响力"。[①] 中华文明持续创造的中华优秀传统文化从创立、发展到丰富，造就了中华民族独特的文化体系，从根本上影响着教育工作的方向性、根本性、全局性以及战略性问题。《关于促进中医药传承创新发展的意见》中指出："实施中医药文化传播行动，把

---

*　颜军，成都市锦里小学书记、校长，正高级教师，四川省中医药文化发展促进会中小学幼儿园教育分会会长；王小庆，成都市锦里小学德育副主任。

①　习近平：《高举中国特色社会主义伟大旗帜　为全面建设社会主义现代化国家而团结奋斗——在中国共产党第二十次全国代表大会上的报告》，人民出版社，2022。

中医药文化贯穿国民教育始终。"《关于进一步深化落实中小学中医文化教育的提案》答复中指出：教育部一直高度重视中医药文化教育，将中医药文化教育作为中华优秀传统文化教育的重要内容，结合不同年龄段学生认知发展特点，有机融入中小学道德与法治、历史、语文、体育与健康等相关课程教材和校园文化活动之中。2021 年，教育部印发的《中华优秀传统文化进小学课程教材指南》指出，开展中小学中华优秀传统文化教育，对于筑牢民族文化自信、价值自信的根基，维护国家文化安全、增强国家文化软实力具有重要意义。

经调查，于大部分小学生而言，中医药是一个比较陌生的概念，没有接受过专门的教育，缺乏对中医药知识的相关了解。不良的生活习惯不仅对健康造成伤害，还影响未来人口的体质。中医药文化教育无疑可以改善这种现状，增强小学生的健康意识，提升其身体素质。掌握一些基本的中医药知识，可以帮助小学生对不良生活习惯进行干预和矫正，提升其健康技能，还能培养健康的生活习惯。

成都市锦里小学创建于 1946 年，有着 70 多年的办学历史。学校地处蜀汉街三国文化中心地带，紧邻蜚声中外的武侯祠，受蜀汉文明的滋养，文化底蕴深厚悠远。学校充分利用环境优势，充分挖掘中华优秀传统文化教育资源，结合校园文化和办学理念，分别以"国文、国医、国艺"三个点作为课程突破口。随着"新三国"传统文化课程建设逐步成熟和对其深入研究，我们发现"国文、国医、国艺"看似传统文化的三个支柱，实际上它们又互相交融、浑然一体。学校抓住"国医"这一立足点，深入推进中医药文化进校园，服务学生身心灵自然健康地成长。2020 年 8 月，锦里小学被中共四川省委宣传部、四川省中医药管理局确定为四川省中医药文化宣传教育基地。学校担当中华民族现代文明的教育使命，要培养学生积极承担中华文明的传承弘扬使命，向学生展示可读、可懂、可理解的中华文明，不断增强对中华文明的深度认同，坚定文化自信。为此，锦里小学构建了集学科课程、国医校本课程、中医药基地课程、中医药公益课程、中医药国际交流课程于一体的课程体系，同时整合优化家长和社会资源形成课程机制保障中医药文化教育的落地生根。

一　实施内容

（一）融合学科课程

努力挖掘中医药文化的精髓，学校对全体教师开展与"中医药文化"相关的培训讲座、中医药文化与学科融合的论坛活动、与"中医药文化生命教育"相关的课题研究。各学科教师结合学科特点在课堂上融合中医药文化教育。

融合语文学科，开展古诗词解析系列课程。带领学生深入剖析包含中医药元素的古诗词，例如"采菊东篱下，悠然见南山"中菊花的药用价值在诗词情境中的体现；开展古诗词朗诵比赛，让学生在诵读中感受中医药文化与文学艺术的交融，从而提升对中医药文化的认知以及文学素养；引导高段学生撰写诗词赏析文章，进一步加深理解；开展中医药故事创作，组织学生根据中医药历史典故（如神农尝百草）或名医故事（如扁鹊、华佗等）进行写作。在写作过程中，学生不仅能够锻炼写作能力，还能深入了解中医药文化的发展历程和传承精神。

融合数学学科，结合学校百草园种植探索中草药种植实践中的数学应用。让学生运用数学知识计算种植面积、规划株距和行距等。例如，在划分学校中草药种植基地的区域时，根据给定的总面积和要种植的中药材数量，计算出合适的株距和行距，使学生切实体会到数学在实际生活中的应用，同时了解中药材种植的基本要求。又如简单的中草药方剂配比分析：选取简单的中药方剂，让学生分析其中不同药材之间的配比关系。通过将配比转化为数学中的分数、比例等形式进行学习，这样既能让学生掌握数学概念，又能初步了解中医药的配伍原则和科学性。

融合科学学科，直观地认识与分类中药材。科学老师带领学生实地观察学生亲自种植在学校百草园的中草药以全面认识多种中药材，了解它们的植物形态特征（如根茎叶的特点）、生长环境（如适应的气候、土壤条件）等。然后根据这些特征进行分类，如按照植物的科属分类为菊科（如菊花）、豆科（如黄芪）等，又如按照药用部位分类为根类（如人参）、叶类（如薄荷）等。通过这样的活动，培养学生的科学观察能力和分类思维能力。

融合美术学科，开展与中医药相关的绘画创作。例如写实的中药材绘画，准确描绘出中药材的外形特征和色彩；也进行创意绘画，如描绘中医看病的场景、古代中药铺的繁荣景象等。通过绘画，提高学生的美术绘画技能，同时让学生更深入地理解中医药文化的内涵和表现形式。开展与中医药相关的手工制作。美术老师在美术手工课上，指导学生制作中药香囊。让学生了解香囊中常用中药材的功效（如薰衣草的安神作用、艾叶的驱蚊功效等）和文化寓意（如驱邪避灾等传统寓意），同时锻炼学生的动手能力和创造力。

融合体育学科，在大课间时段和体育活动课堂引入养生功法。将中医养生功法如五禽戏、八段锦等引入体育课堂。体育老师详细讲解每个动作的要领和功效，让学生在锻炼身体的同时，感受中医药养生文化的独特魅力。锦小的学生现在已知晓五禽戏中的虎戏可以强身健体、锻炼腰部和四肢力量；八段锦的不同动作可以调节呼吸、促进血液循环等。在学校每年的运动会上，也会进行全校师生的八段锦展示。

（二）研发校本课程

低段：一是"二十四节气与养生"课程，通过开展主题教育活动和校外综合实践活动，让低段学生学习了解节气的变化与身体健康的关系，学习老祖先顺应时节而生的自然规律，激发学生对中华优秀传统文化的热爱。二是川派名医名人课程，从低段开始，通过学习川派名医大家郭玉、涪翁等的故事，激发学生对中华优秀传统文化的兴趣和敬仰。采用看一看、摸一摸、闻一闻、尝一尝、画一画、说一说等多种方式学习了解川派中医药川贝母、麦冬等知识，传唱中医药草药歌，激发学生对家乡文化的自豪感。

中段：一是开设八段锦课程，大课间时段、体育课堂练习八段锦养身操，培养学生健康、平和的心态，优良的意志品质，促进学生健康成长。二是易趣玩课程：教师结合儿童的认知特点、学习特点，采用卡片形式在学习中运用口诀、图形、动作、形象等多种记忆方法，借助游戏轻松简单地教会孩子《易经》与《黄帝内经》的基础知识，涵盖卦象、五行、自然、身体、方位、天干、地支、生肖、脏腑经络等基本知识。让孩子在玩中学、学中玩，培养学生学习《易经》和《黄帝内经》等经典的学习兴趣。

高段：一是全息耳疗课程，从基础的了解到结构、穴位、贴耳穴，学生从不了解到能够用耳穴贴正确找到穴位。帮助学生了解耳朵这个全息胚在中医中的重要性，培养学生尊重遵循自然规律，逐步明白中医"治未病"的健康生活理念，形成良好的生活习惯。二是中医眼保课程，让学生了解并掌握中医对眼睛保健的认识和方法，如养目法、揉目法等。通过学习这些方法，帮助学生保护视力，提高生活质量，养成健康生活的方式，培养健康生活的能力。

通过上述阶梯式、阶段式的国医课程学习，学生可比较全面了解中医文化之美及其东方哲学思维。这些课程不仅将培养学生的辩证思维、整体观和关键能力，还将提高学生对中华优秀传统文化的认同感和自豪感。

（三）走进中医药基地实践课程

2022 年，教育部颁布了《义务教育课程方案（2022 年版）》和语文等16 门学科的课程标准，在课堂教学方式的变革上，突出实践育人价值，要求"加强课程与生产劳动、社会实践的结合，充分发挥实践的独特育人功能。突出学科思想方法和研究方法的学习，加强知行合一、学思结合，倡导'做中学''用中学''创中学'"。

经过前期的课程准备后，组织学生实地参观不同的中药材种植区。让学生了解不同中药材的种植环境要求、生长周期以及种植过程中的注意事项。例如，让学生了解到石斛喜阴，适宜在凉爽湿润的气候下生长。走进中草药加工车间，让学生在参观中医药的加工车间时直观地了解从原材料到成品的加工过程，如炮制、提取等环节，让学生了解现代科技在中医药产业中的应用。组织学生走进中医药博物馆，通过文物参观、展板呈现等方式展示中医药的历史发展、历代名医的贡献以及传统的中医诊疗器具，让学生感受中医药文化的深厚底蕴。

同时开展互动体验实践课程。一是设置中药材辨识环节，让学生通过观察、触摸、闻味等方式识别常见的中药材，并了解其功效。二是进行中医诊疗体验，邀请中医专家为学生进行简单的中医诊疗体验，如把脉、看舌苔等，让学生了解中医的诊断方法。三是进行中药制剂制作，在制药专家的指导下，让学生亲手制作简单的中药制剂，如中药香囊、中药茶饮等，增强学生对中医药的兴趣和提升实践能力，同时使学生的动手能力和解决问题的能力得到培养。培养学生对传统文化的尊重和传承意识，有助于推动中医药文化的传承和发展。

（四）开发国际交流课程

学校依托中医药文化教育特色，积极开展国际交流与合作。组织教师团体进行"基于国际视野的小学中医药文化课程建设与实践"课题研究，以科研促实施。如 2023 年 6 月 8 日与新西兰奈特溪学校开展了以中医香囊传真情、中医小品展魅力、香囊制作融创意等为主题的系列中外人文线上交流活动。加强了中外人文交流，传播了中医文化、传递了中医精神、传扬了中华文化，增进了国际社会对中医药的了解和认同。

（五）结合公益课程

关注社会公益事业，积极参与各种公益活动。疫情防控期间，学校积极组织中医药教师参与疫情志愿服务活动。同时学校作为教育服务新样态的样板校，积极打造"乐学通"平台向社区定期开放中医药文化体验馆及学校中医课程，实现区域内跨校"选课走班"，满足社会对中医课程的学习需求，提高学校中医体验馆使用效益。

（六）特色场域课程

学校倾力构建了一系列集深厚文化底蕴与现代科技于一体的特色场域。杏林阁，作为中医药文化的重要展示窗口，集中展示了学生自主种植的多种中草药，使学生能够全程参与种植实践，从而深入理解中医药的生长规律和药用价值。国学堂，是中医药理论学习的重要场所，为学生提供了深入学习和研究中医药理论的平台。巧玩博物馆，设置了"本草工坊"实践区，提供药材炮制工具套装，学生可在此体验传统制药工艺，感受中医药文化的博大精深。

二　实施保障

完善的机制，丰富的资源，充足的人力及经费，是保障中医药课程顺利实施的关键。

（一）构建家校社协同育人的保障机制

为有效实施课程，需要构建家校社协同育人的保障机制，为学生营造真实成长环境。2023年1月，教育部等13部门发布《关于健全学校家庭社会协同育人机制的意见》中指出，学校充分发挥协同育人主导作用，家长切实履行家庭教育主体责任，社会有效支持服务全面育人。就国医课程的实施而言，学校作为主导，建立了家校社协同育人保障机制。

1. 建立家校社三方常态共研机制

通过开办家长学校及家长夜校、设立家长接待日、开设家长课堂等途径，线上线下结合，邀请家长参与同学校中医药文化相关的教育活动，鼓励教师深入了解学生家庭教育状况，争取家校达成一致教育理念，为"国医"课程的有效实施创设良好环境、开辟有效渠道。积极调适外部关系，与学校所在社区保持常态联动，充分挖掘社区资源与优势，助力"国医"课程共研共行。

2. 建立社会资源的集聚共享机制

将中医药文化教育资源纳入"国医"课程实施体系。比如聘请四川省针灸学校的党委书记张美林为专家导师，爱眼日前后进校给学生进行主题为"传承中医药文化，探索'睛'彩世界"的体验教育活动；世界脊柱日前后邀请四川省骨科医院的运动医学科、治未病中心的王艳杰主任到学校开展"守护脊柱健康 中医药在行动"的活动，让正在长身体的学生知晓中医保护脊柱的重要性，掌握正确保护脊柱的方法，进一步感受中医药文化的魅力；结合"国医"二十四节气课程，聘请中西医结合医院的团委书记黄河银为校外辅导员，专业指导学校师生进行与节气和养生相关的学习。

3. 扩大辐射引领面，建立学校间联动共育机制

2024 年，学校作为四川省中医药文化发展促进会中小学教育分会的会长单位，牵头联动全省百余所中小学、幼儿园共建共享资源，让更多的少年儿童从小就接受中医药文化的熏陶，从中医药中获得有益于身心健康成长的知识。同时与四川省针灸学校、成都市中医药大学等专业队伍长效联动，实现国医资源共研。

（二）形成课程资源清单

学校在《关于健全学校家庭社会协同育人机制的意见》等文件指导下，充分发挥协同育人主导作用，引导家长切实履行家庭教育主体责任，积极协调所在社区及社会资源，形成有效支持服务全面育人的良好格局。目前，学校已形成了"国医"课程开展的资源清单。

家长资源：三六三医院、华西医院、农业农村厅、成都体育学院附属体育医院……

社区资源：洗面桥社区卫生服务中心、锦里社区卫生服务中心……

社会资源：四川省中医药管理局、武侯区卫健委医政科、四川省中医院、四川省骨科医院、成都铁皮石斛野生种植园……

院校资源：成都中医药大学、四川省针灸学校、西南民族大学药学院……

（三）落实项目推进的制度及经费保障

"国医"课程项目被纳入学校课程体系和学校五年规划及各个部门的年度工作。德育处负责国医课程资源开发与对接、校本课程建设；教导处负责国医课程在学科教学中的融合；后勤处负责国医课程实施的设施设备等后勤保障。本项目经费由学校整体进行预算和发放，确保经费落实。

（四）组织中医药师资队伍培训，科学规划，强化队伍保障

引进专家资源在全体班主任、行政干部、中医药种子教师中开展中医药文化基础培训的同时，也组织老师们走进中医药文化教育基地、中医药博物馆等，通过长期浸润性学习和"走出去"实践性学习相结合的方式，提升教师对中外医药文化的全面学习和认识。经过持续培养，形成了一支具备基本中医常识的班主任队伍为兼职国医教师，还有一位专职国医教师。

（五）营造中医药文化育人氛围

校园环境具有强大的育人功能，是中医药文化最坚固的物质载体，良好的校园文化氛围对学生产生着潜移默化的熏陶作用，文化在于润物无声。为打造具有中医药文化特色的校园环境，学校在规划和整体布局上处处渗透中医药文化内涵，突出中医药特色，用建筑彰显学校的办学理念和文化底蕴，努力使校园环境净化、绿化和美化，做到步步有景有形、处处赏心悦目。如

成都市锦里小学于 2018 年前后分别成功打造具有独特三国蜀汉风格的校园外立面、中医药文化体验馆、中医文化长廊、中医讲堂、中医学术报告厅等中医专用场馆，面积约 3000 平方米。外墙上别具匠心地雕刻着神农、孙思邈、张仲景、华佗、李时珍等古时名医人物雕像，杏色与古铜色和谐融合，更好地诠释了锦小内敛而精致的中医校园文化。此外，在存远亭、石刻墙、四至堂、教室过道、国学堂、万象林、艺趣苑等校园内打造中医药文化宣传长廊，以中医药名师、中药材标本为主要内容营造。锦小的中医课程实施、中医学术研讨及培训做到最顶层的设计，内容丰富多彩，形成"处处皆课堂，时时有教育"的中医药文化传承的氛围。校园文化建设使学校处处弥漫着中医药文化的气息，无不渗透着中医药文化的特色。

（六）建设中医药博物馆群落，特色场馆与课时保障

学校建造了中医药博物馆群落，努力实现了"一祠、一街、一学堂"。其中，学校明文规定在中医药博物馆专用教室每个班不得少于 20 课时/学期；国学堂中医专用教室不得低于 40 学时/学年；在国医研究室中医教师关于中医相关方面的学术研讨及培训不得低于 40 学时/学年。

除此之外，学校中医馆对外开放也提供了多种形式的接待服务。参观者可以通过电话、乐学通平台或现场预约，选择不同的参观方式和时间。全年开放时间为 286 天（除节假日等 79 天），服务学生家长、区域内学校师生、外来参观者，全年接待约 1 万人次。

中医药文化"仁""和""精""诚"之精神内核已融入中华民族之血液，也成为民众日常行为之准则。学校在课程开发与实施中，全面渗透生命教育，取得了意想不到的成果。从认识、管理、活用中草药等方面为学生提供丰富的实践体验活动，从而让少年儿童亲近中草药，热爱自然、热爱生命。学校运用中医药文化中的思维模式、认知方式，促进学生养成积极向上的生命观、健康观、审美观，培育学生强健的体魄、丰富的生命情感、坚强的生命意志和健全的人格，将中医药文化融入小学生生命教育具有其必要性和社会意义。

历史发其魂，文化铸其魂，成都市锦里小学办学 70 多年来，一直致力于传承中华优秀传统文化。学校遵中医之法，潜心铸魂育人，让中医药文化被广大中小学生所知、所爱、所用，形成中医药文化在中小学生中的传承长效机制。让孩子从小遵循健康的成长规律，培养学生的文化认同与文化自信。

T15 中医药文化进中小学的调查研究

——以资阳市为例

李 丹 张国强 李 凤 王 钧 方俊华*

摘 要 中医药作为东方文明的重要载体，深刻融合了古典哲学智慧与数千年养生实践经验，兼具思想启迪与健康治理的双重价值。在政策引导与资源支持下，中医药知识体系已逐步被纳入基础教育课程框架。尽管近年来学科传播呈现系统化发展态势，但仍面临标准化程度不足、区域覆盖不均等现实挑战。本研究以资阳市多所学校的中小学生、教师为研究对象，运用文献法、问卷调查法等研究方法，系统探究中医药文化进中小学的现状，积极探寻推进中医药文化进中小学的对策与建议，提供五线城市中医药文化进中小学的思路，为推动中医药文化进中小学作出一定的研究贡献。

关键词 中医药文化 中小学 资阳市

---

* 李丹，中西医结合硕士研究生，资阳市中医医院肿瘤科主治医师，主要研究方向为中西医结合防治肿瘤；张国强，资阳市中医医院肿瘤科副主任医师，主要研究方向为中西医结合防治肿瘤；李凤，资阳市雁江二小沱东分校教师，主要研究方向为小学教育；王钧，资阳市中医医院肿瘤科副主任医师，主要研究方向为中西医结合防治肿瘤；方俊华，资阳市中医医院肿瘤科主治医师，主要研究方向为中西医结合防治肿瘤。

一　导言

1. 研究背景

2016 年 2 月，国务院办公厅发布《中医药发展战略规划纲要（2016—2030 年）》，明确了未来 15 年我国中医药发展方向和工作重点，把中医药文化进校园列为国家战略，提出要"大力弘扬中医药文化知识""推动中医药进校园""将中医药基础知识纳入中小学传统文化、生理卫生课程"，在全社会形成"信中医、爱中医、用中医"的浓厚氛围①。在中央政策引导与地方政府协同发力下，我国基础教育领域正加速推进中医药文化知识体系的课程化建设。以北京、浙江、广东、上海等经济发达地区为示范窗口，通过校本课程开发、文化体验基地建设等多元化路径，系统性地开展中医药文化传承工程。中医药文化进中小学活动是一项系统工程，涉及教育、文化、卫生等多个领域。虽然中医药文化进中小学已经取得了一定的成效，但是目前我国缺少一个缜密、自上而下的完整体系来保证中医药文化进中小学活动在全国范围内同步开展。我国地区间经济、社会和发展存在差异，做到中医药文化在中小学内相对平衡的普及和推广有一定困难，由此必然产生地区间发展的不平衡问题②。五线城市，作为经济欠发达的地级行政区，占据全国城市的 1/3，是中医药文化进中小学的薄弱阵地。针对中小城市推动中医药文化融入基础教育体系这一课题，在整合既有示范区实践经验的基础上，亟须构建具有地域适配特征的长效推进机制。这一系统工程要求从文化浸润维度切入，制定符合地方资源禀赋的实施框架，但其方法论不易创新已成为全国范围内推广中医药文化进中小学的关键性技术难题。本文是聚焦五线城市中医药文化进中小学的认知调查与对策研究，具有重大理论价值和实践意义。

---

① 《国务院关于印发〈中医药发展战略规划纲要（2016—2030 年）〉的通知》，2016。
② 闫士翔、毛雁荣、闫剑坤：《中医药文化进校园模式探索》，《综合医学》2018 年第 2 期，第 205 页。

2. 研究目的

本课题的研究目的主要是了解资阳市中医药文化进中小学的现状，明确中医药文化进中小学的困境，并提出相应的对策与建议。借助此次课题研究，让中小学学生对中医药文化有初步的认知，并引起相关部门对中医药文化进校园的重视。

二 资阳市中医药文化进中小学的研究设计

1. 研究对象

本课题以资阳市多所中小学学校的学生、教师为研究对象。调查学校涉及城区中小学及乡镇中小学。研究样本涵盖城乡学校，通过分层抽样的方法有效提升了数据采集的地理均衡性。研究对象覆盖小学低段至初中毕业班全学龄段，其跨年级分布特征为样本结构的完整性提供了保障，该数据架构对解析中医药文化在青少年群体中的认知有一定的参考意义。本次调查共收回学生问卷341份，其中男生168名，女生173名；小学生300名，初中生41名。教师问卷85份，其中小学教师81名，中学教师4名。调查对象基本情况见表1、表2。

表1 学生基本信息统计

调查项目	选项	人数[n(%)]
性别	男	168(49.27%)
	女	173(50.73%)
年级	一年级	72(21.11%)
	二年级	18(5.28%)
	三年级	23(6.74%)
	四年级	63(18.48%)
	五年级	75(21.99%)
	六年级	49(14.37%)
	初一	20(5.87%)
	初二	17(4.99%)
	初三	4(1.17%)

表2　教师基本信息统计

调查项目	选项	人数[n(%)]
年龄	35岁以下	37(43.53%)
	35~45岁	42(49.41%)
	46~60岁	6(7.06%)
任教学校	小学	81(95.29%)
	初中	4(4.71%)
执教学科	文科类(语文、英语)	38(44.71%)
	理科类(数学)	26(30.59%)
	艺体类(美术、音乐、体育)	19(22.35%)
	其他(信息)	2(2.35%)

2. 研究方法

（1）文献研究法：文献研究法是一种非常重要的研究方法，是指通过广泛阅读文献资料，筛选、整理出与研究主题相关的文献数据。本研究通过检索中国知网、万方、维普等国内外数据库，查询"中医药文化进中小学""文化进校园"等相关文献，为本研究核心概念的界定提供了理论依据，同时通过对相关文献进行归纳、总结，基本掌握国内外研究现状，并了解了中医药文化进中小学的研究现状及发展前沿，为接下来开展深入研究奠定基础。

（2）问卷调查法：问卷调查法作为社会调查中一种极为重要且常用的研究方法，能够大范围地收集数据。本研究借鉴既有成果，编制"中医药文化进中小学"调查问卷，对资阳市中小学学生及教师进行调研。问卷发放严格遵循随机抽样原则，确保样本具有广泛代表性。问卷全程采用匿名填写方式，不采集姓名、联系方式等敏感信息，保障被调查对象的隐私安全。运用Excel软件对回收数据进行系统性统计与分析。

三　对学生的调查现状分析

1. 资阳市中小学生了解学校开展中医药文化进中小学的情况

资阳市中医药文化宣传和教育开展情况。针对"在你就读的学校，有没有开展过中医药文化宣传和教育活动"这一问题，有 49.0% 的学生表示开展过，有 24.0% 的学生表示不清楚，有 26.9% 的学生表示没有开展过。可见，资阳市中小学中医药文化宣传和教育活动还未完全普及。

"学校以哪些形式开展了中医药文化宣传和教育"这一问题主要是针对开展过中医药文化宣传和教育的学校设计的，回答这一问题共有 167 人。根据表 3 可知，有 80.24% 的学生表示学校通过校园建设（文化墙、宣传角等）开展中医药文化宣传和教育；64.07% 的学生表示有科普读物或材料等；将中医药文化渗透到语文、历史、体育等课程的形式占比 55.69%；组织学生进行主题实践活动的形式占比 43.71%；进行中医药专家讲座占比 38.32%；校本课程中宣讲中医药文化占比 29.34%。还有一位学生提到通过歌曲形式进行中医药文化宣传教育。可见，目前资阳市中医药文化进中小学的宣传和教育活动形式多样，且以校园建设（文化墙、宣传角等）开展中医药文化宣传为主。

表 3 　学校开展中医药文化宣传和教育的形式（多选）

选项	人数[n(%)]
校园建设（文化墙、宣传角等）	134(80.24%)
科普读物或材料等	107(64.07%)
主题实践活动	73(43.71%)
语文、历史、体育等课程渗透教学	93(55.69%)
中医药专家讲座	64(38.32%)
校本课程	49(29.34%)
其他	6(3.59%)

在开展了中医药文化宣传和教育的学校，课题组设置了"你参加过学校开展的中医药文化课程或活动吗"的问题，有 80.84% 的中小学生表示参加过，19.16% 的中小学生表示未参加过。对于参加过学校开展的中医药文化课程或活动的学生，我们继续询问了"你参加过多少次中医药文化课程或活动"，有 41.04% 的学生表示 3 次以下，有 45.52% 的学生表示 3~10 次，而 10 次以上占比 13.43%。可见，各学校开展中医药文化课程的时间及周期

不固定、不统一。

2. 资阳市中小学学生对中医药文化的认知度及接触渠道

在对中医药的认知度上，课题组设置了 8 道题，通过学生的回答情况来判断他们对中医药文化的认知度。由表 4 可以看到，学生们对中医药文化的认知度整体较高，对于专业性较高的问题"中医阴阳学说"，中小学生们的认知就相对较差。回答正确率最低的问题是"中医养生知识"，因其为多选题，大部分学生属于漏选，完全正确的人数相对较少，其中唯一一个错误选项为"水果营养丰富，吃得越多越好"，有 32.84% 的学生选择。

表 4 资阳市中小学生对中医药文化的认知度

中医药相关知识	回答正确人数[n(%)]
青蒿素是中医药研究对世界的贡献	272(79.77%)
阴阳平稳是中医认为的健康状态	274(80.35%)
生命的过程	325(95.31%)
李时珍中医名家	315(92.38%)
中医五行的基本元素	295(86.51%)
中医阴阳学说	213(62.46%)
眼保健操的相关穴位	283(82.99%)
中医养生知识	67(19.65%)

在"你通过哪些渠道接触过中医药知识"这一问题上，由表 5 可知，最多的是电视、微信、互联网，占比 52.49%；接受过中医药治疗和家人或亲属从事中医药相关行业分别占比 46.63%、42.52%；通过科普读物、学校课程或活动接触中医药知识的分别占 38.71%、31.38%；因家长感兴趣而接触的占 23.75%；没接触过中医药文化的占 10.26%。

表 5 资阳市中小学生接触中医药文化的渠道（多选）

接触渠道	人数[n(%)]
家人或亲属从事中医药相关行业	145(42.52%)
家长感兴趣	81(23.75%)
接受过中医药治疗	159(46.63%)

续表

接触渠道	人数[n(%)]
学校课程或活动	107(31.38%)
电视、微信、互联网	179(52.49%)
科普读物	132(38.71%)
其他	3(0.88%)
没接触过	35(10.26%)

3. 资阳市中小学生对中医药文化的态度

课题组通过 4 道题来了解学生们对中医药文化的态度。由表 6 可以看出，仅 14.96% 的中小学生对中医药文化完全不感兴趣。在学习中医药知识对自己的身心健康有帮助，愿意用中医药文化知识指导日常生活，中医药是中华优秀传统文化的代表之一且可以治病救人、养生保健这些观点上表示不同意的人数分别占 1.17%、2.34%、0.59%。大部分中小学生都表示了对中医药文化的认可。

表 6　资阳市中小学生对中医药文化的态度

题目	人数[n(%)]		
	完全同意	同意	不同意
对中医药感兴趣	118(34.60%)	172(50.44%)	51(14.96%)
学习中医药知识对自己的身心健康有帮助	260(76.25%)	77(22.58%)	4(1.17%)
愿意用中医药文化知识指导日常生活	226(66.28%)	107(31.38%)	8(2.35%)
中医药是中华优秀传统文化的代表之一，可以治病救人、养生保健	299(87.68%)	40(11.73%)	2(0.59%)

在"你对以下中医学及中药学的哪些内容感兴趣"这个问题上，如表 7 所示，其中学生们最感兴趣的是中药知识，占比 81.23%。其次分别为经络穴位、望闻问切、哲学理论部分、养生方法、保健功法、中医中药名人故事，占比分别为 73.02%、72.14%、61.88%、58.36%、48.97%、44.87%。从中我们可以看出，中小学生感兴趣的内容大多偏向实践型，可以亲身体验、可以动手操作。

表 7　资阳市中小学生对中医药文化感兴趣的内容（多选）

感兴趣的内容	人数[n(%)]
哲学理论部分,如阴阳五行	211(61.88%)
望闻问切	246(72.14%)
中药知识	277(81.23%)
经络穴位	249(73.02%)
养生方法	199(58.36%)
保健功法	167(48.97%)
中医中药名人故事	153(44.87%)

4. 资阳市中小学生对中医药文化进中小学的态度和方式认知

对中医药文化进中小学的态度,有 70.38% 的学生表示非常希望,28.15% 的学生表示比较希望,1.47% 的学生表示不希望。大部分中小学生都希望通过中医药文化进校园学习到相关知识。

通过"你比较喜欢通过哪些方式开展中医药文化宣传和教育"这个问题,如表 8 所示,课题组进一步了解了学生们最希望通过中医药实践活动:制作中药香囊等进行中医药文化教育,占比 75.07%;其次选择较多的是场馆体验项目:参观中医药博物馆等和体验中医药特色诊疗,分别占比68.33%、64.81%;学生活动:校园剧、歌舞等与观看科普漫画音像材料占比相同,均为 49.56%;专家讲座与校本课程分别占 40.76%、34.02%。通过实践的方式进行中医药文化宣传和教育是被学生更接受的方式。

表 8　资阳市中小学生喜欢的开展中医药文化宣传和教育方式（多选）

开展方式	人数[n(%)]
场馆体验项目:参观中医药博物馆等	233(68.33%)
中医药实践活动:制作中药香囊等	256(75.07%)
学生活动:校园剧、歌舞等	169(49.56%)
体验中医药特色诊疗	221(64.81%)
观看科普漫画音像材料	169(49.56%)
专家讲座	139(40.76%)
校本课程	116(34.02%)

最后，在"你对中医药文化进中小学有什么建议吗"的问题上，有35.48%的学生未提出相关建议。提出的建议总结为：中医药文化需要传承，进入中小学的宣传与教育活动应该内容简单、生动形象、重视体验，并希望活动是寓教于乐的。同时，不希望中医药文化进校园的学生表示，内容可能听不懂，再加上学业重，没有多余的时间。

四　对教师的调查现状分析

1. 资阳市中小学教师了解学校开展中医药文化进中小学的情况

针对"您所在的学校有没有开展中医药文化宣传和教育"这一问题，有30.59%的中小学教师表示开展过，有9.41%的中小学教师表示不清楚，有60.0%的中小学教师表示没有开展过。

针对开展了中医药文化宣传和教育的学校，我们继续追问了校园中医药文化建设情况，开展的中医药相关活动以及活动的频次，有没有开设中医药校本课程。其中，76.92%的学校有中医药文化墙、宣传角等校园建设。仅1名教师表示学校有中医药校本课程，叫作"小小中医"。在"您所在的学校开展了哪些中医药相关活动"问题上，如表9所示，学校开设专家讲座与参观中医药博物馆、药植园等占比相同，为50%；位居第三的是中医药曲艺表演、舞台剧、经典朗诵等，占比38.46%；种植中草药、采药或制作药材标本等，占比30.77%；制作中医药手工皂、体验耳穴、练习太极拳，均占比23.08%。还有教师表示学校通过中医药知识其他渠道进行宣传和教育。

表 9　学校开展的中医药相关活动（多选）

选项	人数/占比[n(%)]
参观中医药博物馆、药植园等	13(50.00%)
种植中草药、采药或制作药材标本等	8(30.77%)
制作中医药手工皂、中医药香囊等	6(23.08%)

续表

选项	人数/占比[n(%)]
中医药曲艺表演、舞台剧、经典朗诵等	10(38.46%)
体验耳穴、艾灸、推拿等	6(23.08%)
练习太极拳、八段锦等	6(23.08%)
开设专家讲座	13(50.00%)
其他	2(7.69%)

"以上活动，大约多长时间开展一次"这一问题是针对开展过中医药文化宣传和教育活动而设置的，有64.0%的中小学教师表示一个学期开展一次，教师选择两周和一个月开展一次的占比均为16.0%，还有一周和更长时间占比均为8.0%，另外有4.0%的教师表示两个月开展一次。因此，可以得出资阳市开展过中医药文化宣传和教育活动的学校中，其活动周期差别比较大，具有随意性，缺少系统性。

2. 资阳市中小学教师对中医药文化的认知度及态度

在中医药文化认知度方面，课题组设置了5道题。由表10可知，同样是对于专业性较高的问题"五行学说"，中学教师的认知就较差，仅有40.00%的教师知道"五行学说"中肾脏对应的是水。有67.06%的教师知道中药是在中医理论指导下的药物。在日常生活中，采取预防措施，防止生病；在疾病好转或治愈后，还要防止复发均属于"治未病"思想中"未病先防"的内容；生病之后，要防止其进一步发展和恶化属于"治未病"中"既病防变"的内容，有64.71%的教师选择了这个错误选项。"阴平阳秘，精神乃治"指的是人体内部的脏腑器官保持动态平衡，人与社会环境、自然环境保持动态平衡，对这一题教师们的认知较高。

表10 资阳市中小学教师对中医药文化的认知度

题目	选项	人数[n(%)]
"阴平阳秘，精神乃治"是中医对人体健康状态的描述，其指的是	人体内部的脏腑器官保持动态平衡	82(96.74%)
	人与自然环境保持动态平衡	73(85.88%)
	人与社会环境保持动态平衡	62(72.94%)

续表

题目	选项	人数[n(%)]
"治未病"思想中"未病先防"指的是	在日常生活中，采取预防措施，防止生病	83(97.65%)
	生病之后，要防止其进一步发展和恶化	55(64.71%)
	在疾病好转或治愈后，还要防止复发	62(72.94%)
人体的健康或疾病、长寿或夭折相关的因素	先天因素、后天生活环境条件、自我身心调养的水平	84(98.82%)
"五行学说"中肾脏对应的是	水	34(40.00%)
中药是	在中医理论指导下的药物	57(67.06%)

在中小学教师对中医药文化的态度方面。由表11可知，有98.82%的教师表示对传统文化感兴趣，仅有1.18%的教师表示对传统文化不感兴趣。针对"您生病时候，有看中医的经历吗"这一问题，44.71%的教师表示生病时一直看中医；51.76%的教师表示西医疗效不好才看中医；3.53%的教师表示没有看中医的经历。在"您愿意学习一些基本的中医技能来解除自己或亲友的病痛吗"这一问题上，76.47%的教师表示非常同意，23.53%的教师表示同意，没有教师不愿意学习中医技能来解除病痛。在"您愿意运用中医养生理论指导日常饮食生活、进行心理调节吗"这一问题上，80.0%的教师表示非常同意，20.0%的教师表示同意，同样没有教师不愿意使用中医养生理论。对"中医药是中华优秀传统文化的代表之一，可以治病救人、养生保健"这一理论，只有1.18%的教师表示不同意。

表11　资阳市中小学教师对中医药文化的态度

题目	人数[n(%)]		
	完全同意	同意	不同意
喜欢传统文化	57(67.06%)	27(31.76%)	1(1.18%)
生病时看中医	38(44.71%)	44(51.76%)	3(3.53%)
愿意学习中医技能	65(76.47%)	20(23.53%)	0(0.00%)
愿意使用中医养生理论	68(80.00%)	17(20.00%)	0(0.00%)
中医药是中华优秀传统文化的代表之一，可以治病救人、养生保健	67(78.82%)	17(20.0%)	1(1.18%)

3. 资阳市中小学教师对中医药文化进中小学的态度

教师对中医药文化进中小学的态度，如表 12 所示，有 94.12% 的教师表示完全同意，1.18% 的教师表示不同意，4.71% 的教师表示同意。对于支持中医药文化进中小学的教师，我们继续询问原因。93.75% 的教师认为能激发学生对中医药文化的兴趣，以及让学生了解一些中医药知识；88.75% 的教师认为能让学生懂得一些简单的中医养生保健方法；87.50% 的教师认为能帮助学生养成健康的生活方式；86.25% 的教师认为能够使学生感受到中华优秀传统文化的魅力；73.75% 的教师认为能够帮助学生懂得敬畏生命，树立正确的生命观。在"愿意和学生一起体验学习中医药文化的程度"这一问题上，78.82% 的教师表示完全同意，18.82% 的教师表示同意，2.35% 的教师表示不同意。在"愿意在所教课程中加入中医药文化的内容的程度"这一问题上，68.24% 的教师表示完全同意，29.41% 的教师表示同意，2.35% 的教师表示不同意。

表 12　资阳市中小学教师对中医药文化进中小学的态度

题目	态度[n(%)]		
	完全同意	同意	不同意
支持中医药文化进中小学	80(94.12%)	4(4.71%)	1(1.18%)
愿意和学生一起体验学习中医药文化	67(78.82%)	16(18.82%)	2(2.35%)
愿意在所教课程中加入中医药文化的内容	58(68.24%)	25(29.41%)	2(2.35%)

4. 资阳市中小学教师对中医药文化进中小学的内容建议

教师对中医药文化进中小学的内容建议，如表 13 所示，中医药名人故事是教师们选择最多的内容，占比 89.41%；中医养生方法和中医保健功法并列第二，有 75.29% 的教师选择；63.53% 的教师选择中医治疗手段；61.18% 的教师选择常见的中药；60.00% 的教师选择中医独特的思维方式和生命观；51.76% 的教师选择常用的方剂。

表13　资阳市中小学教师对中医药文化进中小学的内容建议（多选）

选项	人数[n(%)]
中医药名人故事(李时珍、华佗等)	76(89.41%)
中医独特的思维方式和生命观(整体观念、天人相应等)	51(60.00%)
中医养生方法(饮食养生、起居养生、情志养生、运动养生、四季养生等)	64(75.29%)
中医保健功法(太极拳、八段锦、易筋经、五禽戏、气功等)	64(75.29%)
中医治疗手段(针灸、推拿、拔罐、刮痧等)	54(63.53%)
常见的中药(百合、地黄、菊花、薄荷等)	52(61.18%)
常用的方剂(桑菊饮、藿香正气水等)	44(51.76%)
其他	1(1.18%)

5. 资阳市中小学教师对中医药文化进中小学的方式认知

教师对中医药文化进中小学的方式认知，如表14所示，选择参观中医药博物馆、药植园等的教师人数最多，占87.06%；其次，种植中草药、采药或制作药材标本等，占75.29%；70.59%的教师选择制作中医药手工皂、中医药香囊等；62.35%的教师选择练习太极拳、八段锦等；60.00%的教师选择中医药曲艺表演、舞台剧、经典朗诵等；55.29%的教师选择体验耳穴、艾灸、推拿等；42.35%的教师选择设置中医药文化墙、宣传角等；40.00%的教师选择融入其他课程教学；选择开设专家讲座与开设校本课程的教师人数相同，占比36.47%。

表14　资阳市中小学教师对中医药文化进中小学的方式认知（多选）

选项	人数[n(%)]
参观中医药博物馆、药植园等	74(87.06%)
种植中草药、采药或制作药材标本等	64(75.29%)
制作中医药手工皂、中医药香囊等	60(70.59%)
中医药曲艺表演、舞台剧、经典朗诵等	51(60.00%)
体验耳穴、艾灸、推拿等	47(55.29%)
练习太极拳、八段锦等	53(62.35%)
开设专家讲座	31(36.47%)
融入其他课程教学	34(40.00%)
开设校本课程	31(36.47%)
设置中医药文化墙、宣传角等	36(42.35%)

在"你对中医药文化进中小学有什么建议吗"的问题上，教师们一致认为中医药文化进中小学活动应该以内容有趣、重在体验为主，活动形式多样，激发学生的兴趣，并且建议由专业医生进行授课。

五　资阳市中医药文化进中小学的讨论

1. 传播中医药文化到底想要传播什么？

在问卷调查的过程中，我们发现大部分的学生和教师对中医药文化都抱着想了解、弘扬传统文化的心态。但仍有小部分的学生和教师对在中小学传播中医药文化有一个误解，认为中医药文化进校园是要对学生进行中医专业教育，培养中医小医生。如今，中医药被认为是和西医一样的医疗手段，有着治病救人的作用，却忽视了它所包含的人文精神。学习西医是学习一门技术，但学习中医是学习一门文化，它是人文学科和自然学科以及医学的综合体，并且融合了多个学派的思想精髓。我们希望在中小学生心中种下一颗小小的种子，在西方文化强大的冲击之下，它也可以生根发芽，让祖国的传统文化传承下去。

2. 中医药文化传播的困境

通过问卷调查数据我们可以看到，大部分中小学生和教师对中医药文化感兴趣，但存在受接触渠道的限制，接触中医药文化内容的碎片化，学校的教授不系统、不规范，缺乏中医药文化底蕴丰厚的团队支撑等一系列问题。这使得青少年群体虽已构建对中医药文化的初步理解框架，但其认知维度仍多集中于基础概念层面，呈现表层化与碎片化的特征。

中医药文化的传播受到现代科学思维模式的影响，现代人对于传统的理论体系和思维方法已经很陌生了。过去的人读书从"四书五经"开始，"不为良相，则为良医""弃医从文"，从医曾经是读书人的第二选择。在古代，人们的思维模式和认知方法建立在中国传统文化和哲学思想基础之上，人们习惯于从宏观的角度认识自然的规律，习惯于用中医的理论和方法认识健康与疾病。"阴阳平衡""培土生金""脾虚"等，曾经是人们交流的共同语言，因此很容易理解中医，接受中医。而现在情况发生了根本变化，西方的文化、生活方式、思维模式甚至价值观已经影响了中国社会的方方面面。想要回到古代的生活与交流方式当然不可能也不必要，但我们可以利用现有的环境与条件，用大众更易接受的方式普及中医药文化，让更多的人看到中医药文化的魅力。

3. 调查中发现的问题

通过问卷调查我们发现，同一所学校的老师以及学生他们对于自己学校开展中医药文化情况的认知是不同的，存在不一致性。究其原因，不能排除大家对中医药文化认知薄弱，在日常学习工作中没有发现与中医药文化相关的信息。从中我们也可以明确一点，中医药文化进中小学活动还有可深入的空间。

在中医药文化进中小学的方式上，教师和学生选择开设专家讲座与开设校本课程的人数比例均较低。专家讲座非常考验专家的中医药文化涵养和演讲能力，在五线城市，能够声情并茂地传授中医药文化的专家屈指可数，照本宣科对于中小学生而言也没有吸引力。自行编撰校本课程、同时开设专门的中医药文化课程的难度较大，需要投入大量的人力物力，执行力就相应减弱。

通过中小学学生和教师对中医药文化最感兴趣的内容和中医药文化进中小学方式的选择，我们可以知道，通过亲身体验、实践操作的方式更能引起中小学生的兴趣。兴趣是一切动力的源泉，在开展中医药文化进中小学的过程中，应该重视学生们的体验感，从他们身边能接触到的事物出发进行各项活动。

六　资阳市中医药文化进中小学的策略建议

2023年11月，资阳市中医药管理局同资阳市教育和体育局共同发布

《资阳市中医药文化进校园活动实施方案》，旨在弘扬传统文化，促进资阳市中医药文化发展，通过在全市中小学开展中医药文化进校园活动，进一步宣传普及中医药文化知识，提升中小学生的文化自信和健康素养。其中提出了多种中医药文化进校园的方式，但通过问卷调查可以看出，大多数中小学生对中医药文化的认知仍存在欠缺。

为更科学、有效地推进中医药文化进中小学，本文旨在通过 5W 理论，提出推进中医药文化进中小学的策略建议。5W 理论由哈罗德·拉斯韦尔提出，是传播学的基础框架，包含了"Who"（传播者）、"Say What"（内容）、"In Which Channel"（渠道）、"To Whom"（受者）、"With What Effect"（效果）这五个要素[①]。这一理论揭示了传播和推广是社会活动所共有的基本规律和特性。中医药文化在全国范围内的推广过程就是一种传播过程，适用于 5W 理论。同时，中医药文化进中小学活动的效果与 5W 理论各个环节和要素都密切相连[②]。

1. 明确中医药文化进中小学的传播者

中医药文化进中小学活动中的传播主体主要是政府、中医院校和中小学教师。首先，政府需要在政策方面起主导作用，从中央到地方给予政策支持，教育和卫生系统全面统筹，把握中医药文化进中小学的发展方向和准确定位，建立一个自上而下、系统完整的方案。在执行的过程中，细化考核标准，落实落细部门职责，各部门共同参与、共同推进，建立协同联动机制。然后，政府还需在经济上提供强有力的支撑。教师的培训、校园中医药文化基础设施的建设、中医药主题的活动等都离不开经费的支持。其次，投入资金支持学校实验项目，加速构建示范场所，比如创建中药文化走廊、中草药种植区，以及中医药研学体验馆等。再次，设置专门的研究课题，激励医学院校、医疗机构及中小学校组建教师团队，进行教学研究活动。最后，制定

---

① E. M. 罗杰斯：《传播学史：一种传记式的方法》，上海译文出版社，2005。
② 王茸慧、王子雯、李云飞等：《基于 5W 理论探讨中医药文化进校园的模式》，《中医药管理杂志》2022 年第 5 期，第 201~202 页。

激励制度，优化补助政策，为各个环节参与教师提供资助与奖励，多种手段推动中医文化进入校园。

建立一支理论扎实、践行中医药文化、教学水平过硬的高素质教师队伍，是做好中医药文化进校园工作的前提和保证①。中小学教师是主力，也可采用"中小学—中医院""中小学—中医药大学"联合的模式②，邀请具备中医药专业知识的医务工作者、大学教师及研究生等补充师资力量。教育部门应主动与卫健委、中医药管理部门加强沟通协作，建立持续深入的合作机制，逐步推进师资培养。其过程可划分为三个阶段。首先，举办专门的培训班。此培训班的参与对象涵盖医生、护士、研究生以及中小学教师，旨在通过系统的培训课程和专业指导，全面提升这些人员的教学能力，为后续相关工作的开展奠定坚实基础。其次，在基础教育改革进程中，构建跨领域教学协作体系，通过整合高校学者、临床医护及科研人员等专业资源，形成多维度指导机制。最后，在师资配置长效机制建设中，着力构建校内外互补的协同育人体系，形成以校本教师为核心、特聘专家为补充的稳定教学梯队。通过建立跨学科融合机制，引导各学科教师将中医药文化要素有机嵌入课程体系。周期性举办教学示范展评、学科竞赛等专业活动，搭建促进教师能力提升的交互式研修平台，依托竞赛驱动机制与示范辐射效应，实现优质教学经验的规模化迁移。

2. 中医药文化进中小学的传播内容

传播内容主要是中医药文化，包括中医的哲学理论、中医的辩证思维、中药知识、经络穴位、相关的历史典故、养生保健知识、养生保健功法等。不是进行中医专业教育，也不是培养中医小医生。2005 年 8 月，在安徽省黄山市举办的全国中医药文化研讨会上，第一次对"中医药文化"进行定义：中医药文化是中华优秀传统文化中体现中医药本质与特色的精神文明和

---

① 何永刚：《中医药文化进校园的实施策略——以甘肃省陇西县为例》，《甘肃教育》2020 年第 18 期，第 50 页。

② 张安然、徐彩云、张卫平：《中医药文化进校园双向模式构建与实践——以江西中医药大学为例》，《江西中医药大学学报》2019 年第 1 期，第 101～103 页。

物质文明的总和①。后张其成又对中医药文化进行了广义和狭义的区分，广义上的中医药文化本身就是一种文化，具有一定的特殊性，包含物质文明和精神文明，兼具科学性和人文属性；狭义上的中医药文化专门指与中医药学理论有关的文化内涵，主要是其概念系统产生进程中相关的文化背景，以及这些概念系统所包含的人类文化价值和文化特征等②。

中医药文化体系呈现多维度的价值内涵，不仅涵盖了治病养生的知识，还包含了"大医精诚"的价值追求和坚守医者仁心等优秀品德，并囊括了丰富的人文科学与哲学思想。中医学中蕴含着古往今来历代名家的智慧传承，《黄帝内经》中提出"法于阴阳，和于术数，食饮有节，起居有常，不妄作劳"的养生理念；东汉张仲景《伤寒论》中"未病先防"的防预观、"象思维"的思考观、"整体思维"和"辨证论治"的大局观等中医传统思维方式，有助于激发学生的创新思维，培养解决问题的能力；还有流传下来的中医传统体育养生方法（五禽戏、八段锦等），以及中医传统健康疗法（针灸、推拿、拔罐等）。有效促进学生实现三维发展目标：建立科学健康管理意识、达成身心和谐发展状态、形成正向生命价值导向。

同时，中医药文化教育需要因材施教，针对不同年级的学生，采取不同的教学方法和内容。低年级学生应该注重启发兴趣，通过接触体验来培养他们对中医药文化的认知和兴趣；针对较高年级学生，着重培养中医思维方式，通过讲述中医药名人轶事、中医药养生保健知识、中医药的发展与传承等内容，引导学生掌握辨证施治的核心逻辑，最终实现理论认知向健康行为决策的有效迁移。同时，需要注重教学方式的趣味性和互动性，让学生在轻松愉快的氛围中学习中医药文化。

3. 中医药文化进中小学的传播渠道

要用人民群众看得见、听得懂、用得会的途径和方法普及中医药健康

---

① 文苕：《全国第八届中医药文化研讨会纪要》，《医古文知识》2005年第4期，第46~47页。

② 张其成：《中医文化精神》，中国中医药出版社，2016，第3页。

知识和方法，让中医药健康养生文化直入人心。对于中小学生，课堂内可以通过学习课本、听专家讲座、观看科普漫画音像材料等渠道，走出课堂可以去参观中医药博物馆、体验中医药特色诊疗、制作中药香囊、种药采药等。

课本教材本地编撰困难，可以参考其他地区，比如由国医大师路志正担任主编，学苑出版社出版的《中医药与健康》一书①，内容全面系统，专业知识权威，图文并茂，设计有趣的动漫人物，逐层深入，让中医药文化潜移默化地深入中小学生的日常生活学习中，帮学生学习和了解中医药治病救人的思路和方法。还可以将中医药文化融入各学科，如科学课上，教师给学生介绍中药的化学成分和药理作用；体育课上，教授八段锦、太极拳、经络手指操等养生方法；劳动课上，组织学生进行中药的种植和采摘。

举办中医药文化讲座。中医院校和中小学合作，定期开展讲座、义诊等活动，让中小学生接触和了解中医药文化。讲座的内容可以是中小学生所期待的中医药典故、中医药保健知识，也可以结合生活实际，让学生认识中医药在生活中无处不在，比如讲解日常生活中食用的蜂蜜、杏仁、花椒等，这些都属于中药，让学生从生活中发掘中医药的魅力②。

校园中医药文化建设。可以通过打造中医药文化走廊、建立班级中医文化角、建立校园"百草园"，来营造中医药文化氛围。通过视觉化教学（中药材图片、蜡叶标本及3D动态生长模型等）、设置互动阅读区（中医经典著作、现代科普读物等）和中医人文展示墙（张仲景、李时珍等历史名医画像，二十四节气养生图谱等）、百草园生态种植（种植菊花、金银花、薄荷等药食同源品种，春季播种、夏季维护、秋季采摘等实践课程）、传统文化手作（香囊制作、本草拓印等），让学生在日常校园生活中就受到中医药文化的熏陶，进一步加深对中医药文化的了解与认同。

---

① 路志正主编《中医药与健康：五年级下册》，学苑出版社，2021，第1~52页。
② 罗文佳、缪峰、卫培峰：《中医药文化进校园的意义及实施建议》，《教育教学论坛》2020年第51期，第128~130页。

挖掘本地中医药文化资源，进行研学实践活动。挖掘本地道地中药材，组织学生进行中医药文化进校园研学活动，在种植基地开展"采收三部曲"教学：科学采收、古法炮制、品质鉴定，从中了解中药的制作过程与药用价值。参观本地中医药博物馆，让学生亲身体验中医药的魅力，了解中医药在当地的应用和发展。

围绕传统节日和节气开展中医药活动。二十四节气反映了季节、物候现象、气候变化，有着丰富的中医养生方法和习俗。可以紧扣这些传统节日和节气，开展相关的中医药文化活动，让学生了解不同节日节气的中医文化内涵。例如："冬病夏治"三伏天贴三伏贴；大寒喝腊八粥驱寒；讲解冬至早睡晚起的养生理念。

4. 中医药文化进中小学的受众

中医药文化进中小学的受众主要是中小学学生。同时，在中医药文化传播过程中，对中医药文化有浓厚兴趣并孜孜不倦地学习的社会人士也属于受众。梁启超《少年中国说》有言：故今日之责任，不在他人，而全在我少年。少年智则国智，少年富则国富；少年强则国强，少年独立则国独立；少年自由则国自由，少年进步则国进步；少年胜于欧洲，则国胜于欧洲；少年雄于地球，则国雄于地球。学生们学习中医药知识不仅影响个人，也会波及整个家庭对中医药文化的认识和应用。这种影响会逐步扩展，从家庭到社会，再从社会到全国，最终提升民族自信和文化自信。

5. 中医药文化进中小学的传播效果

通过最终的传播效果，可以检验中医药文化进中小学活动方案的可行性。中医药文化进校园的效果主要体现在增强学生的文化与民族自信心，同时提升整个社会的健康素质。通过在中小学推广中医药文化教育，可以营造一个充满探索和学习中医药文化的环境，使学生们有机会深入了解中医药文化的历史底蕴及其在促进民众健康和传承中华文化中的关键作用。这样的教育不仅能够激发学生对中医独特思维模式的理解和欣赏，还能够帮助他们建立正确的生命观和科学观，并将中医药知识自然地融入日常生活，比如饮食、生活习惯和身体锻炼中。这不仅有助于提高学生的自信和对民族的自豪感，还能促进人文素质、文化素养和道德水准的提升。此外，通过这种方式，能够激发民众对中医药健康养生文化的兴趣，从而促进中医药文化的传承，推动其在现代社会的创新和发展，为维护民众全周期的健康生活提供更加坚实的支持。

七 结语

中医药文化是中华优秀传统文化的重要组成部分。它承载着中华民族几千年的健康养生理念及其实践经验，是古代科学的瑰宝，也是打开中华文明宝库的钥匙之一。推进中医药文化进中小学，无论是对学生个体的成长，还是对中医药行业的长远发展，都具有诸多积极意义。作为中医药从业人员，笔者深知中医药文化在传播中所遇到的困难。希望一步一个脚印地推进中医药文化进中小学，让孩子们逐渐认识到中医药不只在生病时有用，它还有更多的价值。中小学生是祖国的未来，他们更多知道中医药文化，深入学习中医药文化，中医药文化的传承与发展才能后继有人。

文化传播

T16　精准传播视角下中医药国际传播"一国一策"研究：现状、挑战与策略

王乐鹏　李菁格*

摘　要　在全球化和信息化的背景下，中医药作为中华优秀传统文化的重要组成部分，其国际传播正面临着前所未有的机遇与挑战。本文基于精准传播视角，通过分析中医药国际传播的现状及挑战，创造性地提出了"一国一策"定制化传播策略，并结合马来西亚、伊朗及英美等国的传播案例，总结和探索新时代中医药国际传播的经验和启示，以保持策略的灵活性和实用性，在实践中不断寻求优化。精准传播理论指导下的中医药国际传播"一国一策"策略，旨在通过差异化、本土化的传播策略，解决当前中医药国际传播中面临的文化冲突、语言障碍、法规限制等挑战，推动中医药在全球范围内实现更广泛、更深入、更精准地传播，提升中医药的国际认可度和接受度。

关键词　中医国际传播　精准传播　"一国一策"

世界是多元文明组成的共同体，中华文明中的传统医学一直为增进全球人类健康福祉提供中国方案与中国智慧。中医药智慧在历史上早已惠及亚、非、欧、美等地区，而且至今仍然发挥着重要作用。2018年6月，世界卫

---

* 王乐鹏，北京中医药大学副教授，博士，硕士研究生导师，主要研究方向为中医国际传播、中医英译、中医基础理论；李菁格，北京中医药大学人文学院在读硕士研究生，主要研究方向为中医国际传播、中医英译。

生组织（WHO）首次将在中国、日本、韩国和世界其他地区应用的中医药纳入其最新修订的国际疾病分类第 11 次修订版（ICD-11）。作为权威的国际标准供全球卫生专业人员从事医疗、教学和科研使用，并通过通用语言交换世界各地卫生信息的疾病分类手册，WHO 此举是中医药发展的突破性成果，为中医药知识资源的国际化奠定基础。《自然》（*Nature*）杂志上刊登了题为"为什么中医药能够走向世界"（*Why Chinese Medicine is Heading for Clinics Around the World*）文章，入选 *Nature* 杂志 2018 年最受欢迎的十大科学长篇专题报道。[①]

　　中医药文化"走出去"是中华文化"走出去"的重要组成部分，也是满足造福世界人民健康的需要[②]。当今中医药国际传播的广度和深度不断深化，根据国家中医药管理局数据，中医药已经传播到世界 196 个国家和地区，全球设立了 30 多个高质量的中医药海外中心，中医药在国际上的影响力和接受度不断提升。但由于各国国情不同，中医药国际传播所面临的文化差异与理解障碍、政策与法规限制等挑战呈现复杂而多元的特点，不同国家与地区的人群对于中医药文化的理解度和接受度存在不同维度的差异。而中医药国际传播的策略与方法却大多一概而论，区分度有限，缺少精准化分析与对策。精准传播理论主张针对全球不同国家及其多样化的受众群体，量身定制差异化的传播策略与传播方式，可为改善中医国际传播现状、优化并提升中医国际传播效果提供新视角与新方法。本研究将在精准传播视角下探讨中医国际传播的"一国一策"策略，以实现中医在海外的高质量高效率传播，助力中医药在不同国家文化和社会环境的本土化进程，促进中医药文化的国际化和现代化发展。

---

① 荣念赫、赵宇平、荣培晶等：《不忘本来、吸收外来、面向未来——试论中医药走向世界》，《科学通报》2019 年第 26 期，第 2672~2676 页。
② 赵冠南、张恒、张宗明：《新媒体视域下中医药文化国际传播研究：以 Facebook 为例》，《中国医院》2024 年第 5 期，第 25~28 页。

一 中医药国际传播的现状与挑战

（一）中医药国际传播现状

随着"一带一路"倡议的持续推进，截至2022年底，中国已同40多个国家和地区签署了中医药合作协议，并设立了548所孔子学院和1193个孔子课堂，中医药"走出去"迎来发展的黄金时期。但与此同时，中医药国际传播在不同国家的影响存在差异性。

日本、韩国和越南在历史上较早接受中医文化，形成各具特色的中医药文化氛围，对中医某些方面的认知甚至超过中国，这些国家在法律上认可中医药文化；南亚及东南亚其他国家对中医药文化有一定认知，对中医药接受程度不及日、韩和越南，法律上多不认可也不禁止；欧洲、大洋洲、非洲国家对中医药文化缺乏民众认知基础，多数国家在法律上把中医药视为补充或替代医学，采取有限认可。中医药在不同国家承认度、本土化的程度有差异，不同国家的主要影响因素是海外传播者应了解的内容。

（二）中医药国际传播所面临的挑战

中医药国际传播在推动全球健康福祉、促进文化交流与融合方面具有重要意义，但其过程并非一蹴而就。

首先，文化差异影响中医药的国际传播和接受程度。中医在东南亚地区有着良好的传播基础，早在秦汉时期，东南亚诸国与中国的医药交流已经开始。目前，共建"一带一路"倡议为中医药在东南亚地区的传播提供更多机遇。但在西方国家，由于东西方文化存在差异，中医的国际传播面临更大的挑战。语言障碍、思维方式和医学体系的不同，使得西方人在理解和接受中医时面临诸多困难。例如，新媒体平台上的中医药文化传播研究发现，实用疗法范畴的帖子更受欢迎，而关于中药、方剂等深层次的文化内涵则鲜有关注。这表明，在西方文化中，中医的诊疗方法虽得到一定程度的认可，但其背后的文化价值和哲学思想往往被忽视。

其次，法律法规是中医药海外生存和传播所直面的核心问题。如中医药能够进入当地的医疗法规、卫生医疗体系、保险体系中，说明其在当地得到制度化的认可，所以立法是中医药国际化的"重头戏"，中医药立法方面的研究其实是中医药国际化传播研究领域至关重要的一部分。① 通过调查不同国家对中医的法律和政策限制，了解到海外对中医的立法一般分为三种形式：未立法、针灸单独立法及中医全面立法，英国、美国和澳大利亚是中医药立法程度不同的典型例证，有学者通过比较分析，得出英美澳三国的中医药立法受多方面因素的综合影响。② 不同国家和地区对中医药的政策和法规存在差异，一些国家和地区对中医药的监管较为严格或存在限制，这增加了中医药在国际上推广和应用的难度与成本。

最后，传播策略的粗放也给中医国际传播带来阻碍。随着全球数字化进程的加速，多元化的传播渠道为中医药的国际化提供了广阔的空间，但如何精准定位目标受众、选择最适合的传播平台和方式，以实现高效、精准地传播，仍是当前面临的一大难题。我国中医药文化传播的机构和组织，大多热情高、目标大，但缺乏对传播国客体的精细分析，传播方案不具有针对性，传播活动千篇一律。③ 部分传播策略缺乏足够的创新和深度，未能有效地将中医药文化的精髓以易于国际受众理解的方式呈现，导致信息传递障碍和令人误解。

综上所述，中医药国际传播面临着文化差异、法规限制及传播策略不足等挑战，这需要传播者在传播过程中不断创新思路和方法，深化对目标受众的了解和研究，精准制定传播策略，充分利用多元化的传播渠道和平台，努力降低文化折扣和认知偏差，推动中医药在全球范围内的广泛传播和深入发展。

---

① 朱民、严暄暄：《海外中医见证实录》，中国中医药出版社，2020。
② 董静怡、张宗明、陈骥等：《基于跨文化传播视角的英美澳中医药立法对比研究》，《浙江中医药大学学报》2022 年第 4 期，第 468~472 页。
③ 杨雯静、麦健华、刘霁堂：《基于传播学范式的中医药文化走出去策略探究》，《亚太传统医药》2023 年第 12 期，第 6~10 页。

二　精准传播理论及其在中医药国际传播中的应用

如今在数字技术和传播环境的发展带动下，受众的不同导致信息传播效果不同，传播从泛化传播到精准传播，存在靶向个体或群体的差异化。"精准传播"概念的产生与新媒体的发展息息相关，传播平台可将受众或客户按照年龄、学历或爱好等进行区分，从而实现传播内容的精准传达。作为一种新颖的传播理念和方式，精准传播倡导通过精细化的目标定位、个性化的内容定制以及高效化的渠道选择，实现对特定受众群体的有效触达。从传播学的视角看，精准传播理论的核心为对受众研究的不断深化，重点考察在信息传播过程中，信息和传播与受众之间存在怎样的对应和匹配关系，并引导受众转换为有效的信息利用者[①]。相较于模糊传播，精准传播能够增强传播的互动性和高效性。如通过构建多元化的传播平台和渠道，鼓励受众积极参与讨论和反馈，形成传播者与受众之间的良性互动；优化传播策略、提高传播内容的针对性和吸引力，有利于传播内容覆盖更广泛的受众群体。更为重要的是，精准传播能够有效解决传播过程中可能存在的传播对象模糊不清、传播内容形式单一、传播方式简单匮乏等问题。"要采用贴近不同区域、不同国家、不同群体受众的精准传播方式，推进中国故事和中国声音的全球化表达、区域化表达、分众化表达，增强国际传播的亲和力和实效性。"[②]　中医的国际传播可以借鉴中华武术国际传播，既要关注数量上的问题，也要关注其"质"的问题[③]。广西电视台对东盟国家传播，以精准定位为指导，增

① 岳琳：《中国精准传播研究的理论渊源、发展历程与未来展望》，《人文杂志》2022 年第 8 期，第 11~22 页。
② 张起铭、任者春：《习近平关于优秀传统文化的重要论述的国际系统层次分析》，《周易研究》2024 年第 2 期，第 5~16 页。
③ 拜崇善：《中华武术文化国际化精准传播路径探析》，《中国出版》2023 年第 20 期，第 66~69 页。

强对东盟传播针对性和实效性，获得较好效果①。国际化传播并非易事，需要探索合适的传播路径和策略，精准传播必然是传播策略优化的趋势。

中医国际传播的重要性在学术界日益凸显，相关研究呈现实证研究多、理论研究少的态势。近年来，中医国际传播的研究主题多为传播现状研究与对策，如从新媒体视域分析中医药国际传播的问题和注意点②；通过深度访谈和田野调查，运用跨文化交际理论，分析外派中医师的现状、问题与策略；③ 讨论中医传播在一定区域下的现状与思考；④ 中医国际传播中术语、人才、立法探讨⑤⑥⑦。从目前来看，分析中医符号和聚焦传播媒介仍是研究热点。学者钟磊研究中国医书在李氏朝鲜时代的传播与翻刻⑧；陈少宗等人论述针灸的国际传播与国际学术界对针灸的实用价值、科学价值看法；⑨ 胡以仁等学者将中医药文化国际传播主体聚焦在孔子学院与海外中心建设上⑩⑪，石海英等学者则关注中医药高等院校对"中文＋中医文化"的课程体

---

① 周文力：《精准定位 增强国际传播针对性和实效性——广西电视台对东盟国家传播的实践与思考》，《中国广播电视学刊》2017 年第 5 期，第 10～14 页。

② 许静荣、王朝阳、姚群峰：《中医药文化国际传播人才培养模式研究》，《时珍国医国药》2022 年第 9 期，第 2246～2248 页。

③ 胡以仁、朱民、严暄暄等：《"一带一路"战略下基于海外中医药中心的中医传播与发展》，《世界科学技术－中医药现代化》2017 年第 6 期，第 1012～1015 页。

④ 白璐：《中医药国际传播与发展合作思考——以泰国为例》，《产业科技创新》2024 年第 1 期，第 33～35 页。

⑤ 张喆、徐丽、蒋建勇：《2022 世界卫生组织中医国际标准术语与已有中医术语英译标准的比较——脏象术语部分》，《世界科学技术－中医药现代化》2023 年第 11 期，第 3533～3540 页。

⑥ 许静荣、王朝阳、姚群峰：《中医药文化国际传播人才培养模式研究》，《时珍国医国药》2022 年第 9 期，第 2246～2248 页。

⑦ 耿慧、吴凯、和兴娟等：《中医药在澳大利亚的发展研究》，《世界中医药》2022 年第 10 期，第 1485～1490 页。

⑧ 钟磊：《中国医书在李氏朝鲜时代的传播与翻刻》，《中国出版》2023 年第 19 期，第 66～69 页。

⑨ 陈少宗、张擎宇、李爱华等：《针灸的国际传播与针灸的实用价值、科学价值》，《医学与哲学》2024 年第 9 期，第 74～78 页。

⑩ 胡以仁、何清湖、朱民等：《基于"中医＋"思维探讨孔子学院在中医药文化传播中的作用》，《中医杂志》2017 年第 15 期，第 1336～1338 页。

⑪ 胡以仁、何清湖、朱民等：《"中国－卢森堡"中医药中心传播中医药文化的探索》，《中医杂志》2017 年第 14 期，第 1247～1249 页。

系构建、中医英语教学改革，中医类专业学生的国际观培养①。此类研究的出发点在于肯定中医自身价值和传播媒介对中医走向世界具有意义，但其作用亦多局限于此。在理论构建上，拉斯韦尔的"5W 模式"经常被用以分析中医药的传播过程。如在构建中医药文化传播体系问题上，湛嘉欣等学者认为应从传播的主体、受众、媒介、内容和效果五个系统着手，充分发挥各个次传播体系的角色功能并加强各体系之间的联动效应以真正提升中医药传播合力②。但研究中医药海外传播的国际学者较少，具有代表性的是伊朗籍专家艾森·杜思特穆罕默迪。他发表的"中医药学在伊朗的现状与发展前景"回顾了自公元前 119 年以来中医方药、针灸传入伊朗的历史，从当地中医诊所情况、中医药执业规定、针灸博士专业开设、针灸协会的成立与发展四个层面梳理了中医在伊朗的发展现状，指出近年来中医药在伊朗的发展较为迅速且具有广阔的发展前景，支持两国从政府、企业、高等院校等多维度开展合作，共同推进中医药在伊朗的传播③。通过梳理中医国际传播相关研究，发现中医国际传播具备理论与实践的双重价值，但近年来相关研究多侧重于对其实践的讨论，而对传播理论自身的价值和其应用潜力重视不够；中医国际传播的对策呈现缺少精细分析、传播方案不具有针对性等问题，泛泛而谈，进而阻碍中医学国际传播的进度。基于此，中医国际传播急需精确传播方法论。

三　"一国一策"定制化传播策略

本文聚焦中医国际精准传播，拟提出"一国一策"的定制化传播策略，

①　石海英、李鑫：《中医类专业学生国际观教育存在的问题及培养策略》，《中医杂志》2021 年第 6 期，第 550~552 页。

②　湛嘉欣、罗瑞琪、柯玉莲等：《后疫情时代中医药文化国际传播体系构建研究》，《时珍国医国药》2023 年第 7 期，第 1692~1695 页。

③　艾森·杜思特穆罕默迪：《中医药学在伊朗的现状与发展前景》，《国际汉学》2022 年第 S1 期，第 55~59、126 页。

以探索中医药现代化、国际化的路径，促进中医文化的国际交流与合作，为全球健康治理贡献中国智慧和中国方案，共同提升人类健康水平。此策略框架主要涉及区域划分、受众细化、传播精准三个维度。区域划分为定制化传播策略的第一步，笔者研究团队拟初步选取东南亚和欧美一些具有代表性的国家，搜集并分析中医药文化在各国成功或失败的案例，做到因国而异，优化精准化传播策略。第二步，细化传播受众，通过访谈中医从业者、政策制定者及普通民众等利益相关者，获取真实、深入的信息，解构中医传播的实际运作机制。第三步，深化精准传播，与利益相关者（如政府部门、中医机构、当地社区等）进行沟通，确保策略的实际可行性和有效性。

"一国一策"定制化传播策略的实施路径需综合考虑多方面因素。首先，针对不同国家的法律和政策环境深入研究并提出定制化的政策建议，确保中医药文化传播能够在符合当地法律法规的前提下顺利进行。其次，文化适应是中医国际传播的关键。对于目标国家的文化背景应具备一定的知识储备，尊重并融入当地的文化习俗，据此调整中医传播的内容和方式，以增进当地民众对于中医理念的理解和认可。此外，传播渠道的优化也不容忽视。可充分利用新媒体和目的地的传播渠道，如社交媒体、电视、广播以及当地的健康讲座和研讨会等，多渠道、多形式地推广中医文化，以提高其在全球范围内的可见度和接受度，让更多人了解并受益于中医的独特魅力。这一精准传播的路径不仅为中医药的国际化推广提供坚实的实践方案和理论依据，还有助于推动中医药更好地融入不同国家的文化和社会环境，促进中医药本土化和现代化进程。

四　案例分析

（一）马来西亚：精准生产内容，主动融合本土医学

自"一带一路"倡议提出以来，中医药文化国际传播已经成为推进

"一带一路"建设的重要载体。以共建"一带一路"东南亚国家马来西亚为例，探索精准传播理论与"一国一策"定制化传播策略的应用潜力。中医在马来西亚的发展历史悠久，社会认可度较高，马来西亚中医药的发展现状，是积极响应并深入实践"一带一路"倡议的生动体现。谭备战与荆莹针对马来西亚中医从业人员、马来西亚非医学类从业人员、赴马研学教授、马来西亚留学生等群体进行问卷调查，总结出中医在马来西亚的发展优势：中医具有跨越多元族群文化的能力，当地民众基础较好，中医用于新冠疫情的临床疗效显著①。马来西亚中医界在卫生部的积极倡导与组织下，展现出高度的开放性和包容性。在多元文化的马来西亚社会中，唯有通过深入的沟通与融合，中医才能更加深入人心，发挥其独特的医疗价值。因此，中医界不仅坚守传统，更勇于探索，积极与本地马来传统医学及印度传统医学搭建起互学互鉴的桥梁。

在这一过程中，中医界采取了主动而务实的态度，主动引进马来与印度医学中的有效验方。一方面，这些验方经过精心筛选与科学验证后，被巧妙地融入中医的治疗体系中，既丰富了中医的治疗方法，也增强了中医治疗的针对性和有效性。同时，中医的针灸、拔罐等经典治疗方法，凭借其独特的疗效和广泛的应用范围，逐渐赢得了其他传统医学界的认可与接纳，实现了治疗方法上的相互借鉴与融合。另一方面，中医理论中的"因地制宜、因时制宜"原则在马来西亚得到了生动的实践。"一方水土养一方人"，不同的地域环境和气候条件会对人体的生理机能产生不同的影响。当地中医根据马来西亚独特的热带海洋性气候特点，以及当地不同族群的体质特征和健康状况，积极开展本土草药的发掘与研究工作。这些努力不仅取得了显著的成果，发掘出了许多具有显著疗效的本土草药，而且使得中医治疗更加贴近马来西亚民众的实际需求，更易于被当地民众所接受和信赖。此外，马来西亚中医界还积极与其他传统医学领域的专家学者进行

---

① 谭备战、荆莹：《"一带一路"背景下中医药融入东南亚发展的困境与应对路径——以马来西亚为例》，《南京中医药大学学报》（社会科学版）2024年第2期，第99~103页。

学术交流与合作，共同探索跨学科的治疗方法和技术。这种开放合作的态度不仅促进了中医在马来西亚的本土化发展，也为中医的国际传播与发展注入了新的活力与动力。

马来西亚的成功案例对于中医国际传播具有多方面的启示，相关实践不仅展示了中医药文化在马来西亚的传播成效，也为中医在国际舞台上的进一步推广提供了宝贵经验。在跨文化传播与交流过程中，中医本身不能固步自封，应保持开放包容、平等尊重的态度，注重与当地文化的深度融合，在精准贴近受众需求的基础上生产内容，比如结合当地的气候特征、饮食习惯、节日庆典、传统医学等，开展具有地方特色的中医文化活动，通过创新和丰富传播内容与方式，增强中医文化的亲和力和认同感。另外，疗效是硬道理，是中医发展的立身之本，也是中医国际传播中最具说服力的语言。归根结底，中医是治病救人的医学，其对于疾病的治疗效果直接关联着患者的生活质量与健康福祉，是可以跨越语言限制、为不同种群人民所感知和认可的。在中医国际传播过程中，通过实践验证的卓越疗效可向全球展示中医医学体系的独特魅力和现代价值。基于"整体观念"和"辨证论治"，针对个体差异制定个性化治疗方案，让国际友人亲身体验到症状的缓解、体质的改善以及生活质量的提升等实实在在的改变，将有利于中医赢得国际社会的广泛认可与尊重。

（二）伊朗：双边传播主体合作，培养精准传播人才

近年来，中医药凭借其独特的健康哲学与治疗方法，逐渐在伊朗民众中引起了广泛的关注与兴趣。随着时间的推移，当地居民对中医药，特别是针灸疗法的接受程度日益提升，展现了对这一古老医学体系价值的深刻认识与信赖。中医在伊朗的发展与两国友好交往和当地政策支持息息相关。2017年，国家中医药管理局副局长王志勇与伊朗卫生部部长资深顾问达伍德·丹尼斯·贾法里（Davood Danesh Jafari）在京签署《中华人民共和国国家中医药管理局与伊朗伊斯兰共和国卫生和医学教育部传统医学合作谅解备忘

录》。这一协议的达成，不仅标志着两国在传统医学领域的合作迈出了坚实的一步，更预示着双方将在中医药传承、研究、教育及临床应用等方面展开广泛而深入的合作，共同促进传统医学在全球范围内的传播与发展。2019年底，伊朗政府积极响应协议精神，采取了一系列具有前瞻性的举措。为了进一步提升民众对传统医学的认可度和可及性，伊朗政府决定将部分传统医学的挂号费用以及传统药物纳入国家医疗保险的报销范围①。这一政策的实施，不仅减轻了当地患者的经济负担，也极大地促进了中医药在伊朗社会的普及与应用，为两国传统医学的深入合作奠定了坚实的民众基础。

与此同时，在伊朗的学术界，一股对中医药文化充满热情与好奇的风潮悄然兴起。其中，伊朗青年汉学学者、西南大学伊朗研究中心特聘研究员艾森博士，以其深厚的学术功底和对中医药文化的热爱，成为连接中伊两国传统医学的桥梁。他不仅致力于将《濒湖脉学》《中医舌诊》等中医经典著作翻译成波斯文，让伊朗读者能够直接领略到中医诊断学的精髓与智慧，还积极参与中医药文化的国际传播与交流，为增进两国人民之间的友谊与理解做出了积极贡献。尤为值得一提的是，在新冠疫情肆虐全球、对人类健康构成严重威胁的艰难时刻，艾森博士将《新型冠状病毒肺炎公众防护手册》翻译成波斯文。这本手册以其科学、实用、易懂的内容，为伊朗民众提供了宝贵的防疫知识和自我防护指导，有效助力了伊朗的疫情防控工作。艾森博士的这一善举，不仅展现了他作为学者的社会责任感与担当，也再次证明了中医药文化在应对全球性公共卫生挑战中的独特价值与贡献。

中医药之所以能够在伊朗取得良好的传播效果，离不开中伊两国政府的友好合作与政策支持。两国政府作为精准传播的主体，通过政策对话和协调，共同推动中医药在伊朗的合法化、规范化进程。这包括中医药在伊朗的立法、注册、监管等方面的政策支持，为中医药在伊朗的长期发展提供了有

---

① 艾森·杜思特·穆罕默迪、鲁明源：《伊朗中医药发展现状研究》，《中医药文化》2022年第6期，第539~546页。

力保障。未来中医药在其他国家的传播过程中，也可通过签订合作协议、建立合作机制，加强在中医药领域与科研、教育、医疗、产业等方面的合作，推动中医药在更多国家和地区的传播和应用。

艾森博士作为推动中伊两国间中医传播的代表人物，验证了中医药精准传播区域国别型人才培养的重要性。当前中医药文化国际传播人才不足，高素质的跨学科复合型人才数量有限。为了推动中医国际传播的高质量发展，需要加大人才培养力度，培养既精通中医药文化又掌握多国语言的复合型人才。人才培养模式可借鉴艾森博士的成长轨迹，通过两国专业人员的合作与交流，培养出本土的中医精准传播人才。本土中医传播人才熟悉当地的语言、文化和社会环境，能够更好地将中医药文化融入当地社会，促进当地民众对中医药文化的理解和认同，并且能够为当地培养更多的中医药专业人才，提高中医药服务的可及性和质量。

（三）英美：精准传播机制缺位，文化碰撞与立法缺失

中医作为中国文化的瑰宝，其独特的理论体系和治疗方法在全球范围内逐渐受到关注，但其在海外的传播道路也并非一帆风顺。中医药文化所蕴含的儒家智慧、道家哲理以及"天人合一"的宇宙观，加之其综合辨证论治的独特思维方式，对于注重实验与数据的西方人士而言，显得难以理解与接纳①。在西医占主导地位的英美等西方国家，所有传统医学形式均被归类于"补充与替代医学"范畴，中医药亦不例外，尚未被正式纳入医学教育与医疗体系。英国虽已实现全面医保，但由于中医门诊在获得国家卫生保健体系（National Health Service，NHS）认证的医疗机构中相对稀缺，因此，接受中医药治疗的患者大多数情况下需要自行承担相关费用②。1994 年，美国国会颁布的《膳食充剂与教育法案》为长期以来在美国市场流通的中药提供了

---

① 董静怡、张宗明、陈骥等：《基于跨文化传播视角的英美澳中医药立法对比研究》，《浙江中医药大学学报》2022 年第 4 期，第 468~472 页。

② 张杰、廖启顺、穆丽华等：《中医药文化近十余年来在英国的传播发展》，《云南中医学院学报》2013 年第 5 期，第 82~84 页。

法律上的认可，允许其销售，但仍旧限定在非"药品"范畴内使用；与此同时，"中医医师"这一职业身份尚未获得官方认证，中医药在治疗与预防疾病方面的实效也未能得到广泛承认①，因此一直难以融入当地医药主流市场，从而给当地中医药文化传播与发展带来重重阻力。

中医海外传播依然面临诸多现实困境，这背后既有文化差异和语言障碍等软性因素，也有立法限制等硬性障碍。中西方价值观念存在差异，西方社会在接受中医时，往往难以完全理解其背后的文化理念和哲学基础，导致对中医的接受度有限。某些中医特色概念在翻译成其他语言时往往难以准确传达其原意，造成理解上的偏差和误解；而且中医的诊疗过程也涉及大量的口头交流和解释，进一步加深了中医传播的难度。此外，部分国家严格的医疗立法体系，对中医的执业资格、药物审批等方面设置了较高的门槛②，使得中医在这些国家的传播和发展面临多重困难。

当今中医国际传播过程中的种种压力和挑战，更是新时代提升传播质量和效率的一系列新机遇。文化差异很难完全消除，但多元文化可实现和谐共存。中医的传播可伴随着中国文化的介绍和普及，通过举办文化交流活动、展览、讲座等形式，增进国外民众对中医药文化背景的理解和认同。传播过程中也要充分考虑目标受众的文化背景和接受习惯，采用更加贴近当地文化的传播方式和语言风格，以增强中医的亲和力和可接受度。语言方面，推动中医术语的标准化和国际化，培养多语种中医人才。建立科学统一的中医术语翻译标准，可减少翻译不准确造成的误解和混淆；鼓励和支持中医从业者学习并掌握多种语言，特别是在国际上具有重要影响力的语言，以便更好地与国际同行和患者沟通。另外，中医界应加强与各国政府和国际组织的沟通与合作，争取在立法和政策层面为中医的传播和发展创造有利条件。如通过参与国际规则制定和标准设立，为中医争取更多的国际话语权。同时，注重

---

① 赵慧玲、吴云、刘新燕：《中医药文化在美国发展现状及展望》，《世界中医药》2017年第2期，第436~439页。

② 邱崖：《"一带一路"视域下中医药在东盟的传播研究——以福建省为例》，《中医药管理杂志》2022年第3期，第1~3页。

提高中医自身的规范性和科学性，通过不断加强自身的规范化建设，提高诊疗水平和疗效稳定性。总之，中医海外传播面临的困境，既是挑战也是机遇。这需要中医界在传播过程中不断探索和创新，利用精准传播策略和方法，对传播主体、内容、媒介和方式等多层面进行改进和突破，以更加灵活和包容的姿态应对各种挑战和难题，推动中医更好地走向世界并造福全人类。

五　中医精准国际传播策略优化与建议

中医国际传播是系统性工程，精准传播理论指导下的"一国一策"定制化传播策略在中医国际传播与发展中大有可为。与此同时，根据主客观条件的变化，及时针对策略进行优化，落实具体举措，是推动其深入发展、改善中医国际传播所处困境、提升中医国际传播效果的关键。

首先，应加大跨文化精准传播的研究力度。中医作为源自中国的传统医学体系，其医学体系的复杂性和文化内涵的丰富性是跨文化传播与交流过程中的关键课题。因此，应加强对跨文化传播的研究，深入理解不同文化背景下人们对健康、疾病及治疗方式的认知差异。在此基础上，提升中医术语和典籍的翻译质量，确保中医的核心价值和理念能够准确、生动地传递给国际社会。

其次，深化与当地政府、社区的合作，实现多层面共赢。中医的国际传播不仅仅是一种文化的输出，更是与当地社会不断磨合与融合的过程①。为此，应积极寻求与当地政府、社区及非政府组织的合作机会，充分发挥当地机构主体在精准传播中的效能，共同推动中医在本地的立法进程和本土化发展。通过参与当地的医疗政策制定、开展社区健康服务、举办中医文化体验活动等方式，增强中医在当地社会的认可度和影响力，为中医的长期发展奠

---

① 滕金聪、张宗明：《"一带一路"背景下中医药在印度的传播困境与对策》，《亚太传统医药》2020 年第 12 期，第 8~12 页。

定坚实基础。

再次，建立一套完善的中医国际传播数据监测和评估体系，及时掌握中医国际传播的效果和存在的问题，实现传播效果精准反馈。该体系应涵盖中医国际传播的多个维度，包括传播渠道、受众反馈、政策环境等，通过定期收集、分析和报告相关数据与资料，为传播策略的调整和优化提供科学依据。

又次，培养精通中医和本土文化的核心人才。不仅仅服务于中医自身的传播与发展，国际社会同样需要既精通中医理论和技术，又具备国际视野和跨文化交流能力的中医传播人才。他们应具备扎实的中医专业知识，了解国际医疗市场的需求和趋势，能够熟练运用多种语言进行中医文化的传播和推广。

最后，丰富传播内容与形式，实现传播渠道全球化、区域化、分众化。深入挖掘中医药的文化内涵和时代价值，创作一批面向不同受众的中医药文化作品，如科普书籍、纪录片、动漫、短视频等；利用线上线下相结合的方式，通过展览展示、互动体验、巡讲直播、文化作品征集、知识大赛等多种形式，普及中医药健康养生知识、方法，传播中医药文化理念；充分利用社交媒体、短视频平台、在线课程等新媒体工具，以更加个性化、互动性的方式传播中医药文化；与广播、电视、报刊等传统媒体合作，共同打造中医药文化传播的精品栏目和节目；加强与国际组织、机构的合作，推动中医药文化走向世界，提高中医药在国际社会的认知度和影响力。

综上所述，中医精准国际传播策略优化需考虑多个层次的因素。通过加强跨文化传播研究，深化与当地政府社区的合作，建立数据监测评估体系，培养精通中医和本土文化的人才，实现传播渠道与平台全球化、区域化、分众化等优化策略与具体建议的实施，我们有信心推动中医药文化得到更广泛、更深入的传播与发展，在国际舞台上绽放更加绚丽的光彩。

六　结语

随着全球化的深入和"一带一路"倡议的推进，中医国际传播取得了显著进展。但当前中医国际传播策略较为粗放笼统、细分度不足，一定程度上限制了中医药文化的国际传播。本研究分析和探讨了精准传播理论在中医国际传播中的理论价值和应用潜力，提出了"一国一策"定制化策略，通过深入研究不同国家和地区的文化背景、民众生活习惯和健康观念，有针对性地开展中医药文化传播，从而实现中医药文化高质量高效率传播。

本文为中医国际传播研究提供了新的理论视角，并基于此理论产出"一国一策"定制化传播策略。精准传播理论可基于国际受众的文化背景等条件，增强传播主客体间互动性，提升传播质量和效率，为当前传播困境提供了有效的解决路径，是推动中医药文化走向世界、提升中华文化国际影响力的重要手段。在实践层面，"一国一策"定制化传播策略为中医国际传播提供了具体可行的操作指南。根据不同国家的实际国情和文化背景，制定差异化的传播方案，并通过加强受众分析、创新传播方式、推动融合发展等措施，可有效提升中医药文化的国际认可度和接受度。未来中医国际传播应继续深化"一国一策"定制化传播策略，进一步探讨中医药文化国际传播的具体机制和效果评估方法，为中医国际传播提供更加科学的理论支持和实践指导。中医国际传播之路任重而道远，但随着全球对自然疗法与健康养生理念的日益重视，中医文化必将在世界舞台上展现出其独特的魅力和价值。

T17 从文化自信到全球健康：中医药文化的创新传播路径

贾云峰*

摘 要 本文主要分析了中医药文化传播的现状与困境，基于新时代中医药文化传播的必要性，提出了一系列创新性传播路径，包括娱乐化营销、年轻化产品、数字化赋能和国际化推广，以期为中医药文化的传播提供新思路，促进中医药在全球健康领域的广泛应用和认可，提升中医药的全球影响力，促进其文化传承与创新发展，同时满足现代社会对健康与福祉的追求，为全球健康治理贡献中国智慧。

关键词 中医药文化 跨文化传播 数字化

中医药，作为中国传统文化的瑰宝，不仅是治病救人的医术，更是一种哲学、生活方式和文化自信的体现。在全球健康危机面前，中医药以其独特的优势为全球公共卫生体系提供了补充和支持。

中医药文化倡导的"治未病""整体观"等健康理念，与全球健康趋势不谋而合，强调预防、调养和身心平衡。在应对慢性病、老龄化社会以及心理健康的全球挑战时，中医药提供了一种综合性的健康管理模式。

随着全球对中国传统医学兴趣的增加，中医药文化的国际地位日益凸显，但其在全球范围内的传播效果与影响力仍有待提升。在文化自信的引领

---

* 贾云峰，联合国旅游组织专家、世界中医药学会联合会扶阳专委会副会长，主要研究方向为中医药品牌建设与创新传播、区域健康经济发展与认证。

下，探索中医药文化的创新传播路径，不仅有助于提升中医药的全球影响力，而且对于促进康养产业发展及促进全球健康具有重要意义。

一　中医药文化传播的现状与困境

（一）中医药文化存在各种误读现象

首先是语言与文化障碍。中医药文化中核心概念如"阴阳""五行"难以直接翻译，导致概念理解失真，影响其国际接受度。其次是海外的认知偏差。海外民众对中医药的了解往往局限于针灸，忽视其整体性，加之从业人员素质参差不齐，进一步加剧了文化误读。近几年，随着互联网的普及，文化的归属引发了公众的关注。日本和韩国对中医药（在日韩分别被称为汉方医学和韩医学）的积极推广及其在国际标准竞争中的表现，对中国中医药的国际认同构成了一定的挑战。

（二）中医形象的多元化与信任危机

尽管历史上涌现了无数中医大家，如扁鹊、华佗等，但现代"国医大师"的稀缺与高龄化，加之各类"伪大师"频现，严重损害了中医的公信力。虚假宣传、夸大疗效的案例屡见不鲜，导致中医市场发展参差不齐，公众辨别真伪难度加大，降低了对中医的信任与接受度。同时，在当代医疗格局中面临西医主导的现实，尽管拥有悠久历史和独特疗效，但在公众就医选择中仍处于次位，中医在急症救治上的局限性也固化了其"慢郎中"的形象。

（三）中医的传承仍以口授心传为主

中医和西医的根源有差异，文化背景、理论基础、研究对象、诊断方法等方面都具有明显的不同。中医的传承仍以口授心传为主，侧重于历史演进，缺乏对现代应用与保健知识的普及，限制了公众对中医全面认知的构建。因此，未能有效展示中医在疾病预防、健康促进方面的独特优势，削弱了中医在日常生活中的影响力。

（四）传播手段的单一性与范围局限

1. 缺少创新传播方式

在全球化与数字化时代，中医药的传播方式显得相对陈旧，未能充分利用新媒体和数字技术，导致其在全球范围内的影响力受限。传统传播渠道如书籍、讲座等虽然有价值，但难以触及更广泛的人群，尤其是在年轻一代中，中医药的吸引力有限。创新传播方式的缺失，阻碍了中医药文化与现代社会的融合，限制了其在全球范围内的普及与认可。

2. 缺少专业策划团队

中医药的市场推广和品牌建设往往由行业内部人士主导，其缺乏专业营销和策划知识，使得中医药的市场定位模糊，难以形成有力的品牌形象和市场竞争力。

3. 缺少海外推广经验

尽管中医药在某些海外市场取得了一定的认可，如针灸美容和运动康复领域的应用，但整体而言，中医药在海外的推广仍然存在诸多障碍。在多数国家的医疗体系中，中医药被边缘化，医保覆盖不足，教育体系缺乏相关课程，社会认知度不高。这些因素共同制约了中医药在国际市场的拓展。

（五）缺少适应市场的特色消费产品

尽管中医药在预防和治疗疾病方面有着独特的优势，但在特色消费产品开发方面落后于现代健康产品市场。产品创新不足，科技含量低，品质控制不严，导致中医药产品在消费者心中缺乏吸引力。此外，缺乏专业的研发平台和人才培训体系，限制了中医药产品向高质量、高附加值方向发展。

二　新时代中医药文化传播的必要性

（一）中医哲学思维与国家治理的同构性

中医整体观，根植于"天人合一"的哲学思想，强调人与自然的和谐统一，体现于"辨证论治"的医疗实践中，倡导以人为本的健康理念。其系统思维与创新态度，不仅在医学领域展现深邃智慧，亦与国家治理理念产生价值同构，如生态文明建设中"绿水青山就是金山银山"的理念，以及治国方略中预防为主、标本兼治的策略，均彰显了中医哲学对现代社会治理的深远启示。中医整体观为治国理政开辟了理念阐发和实践创新的新方式，具有重大意义。

（二）中医药是树立文化自信的重要基石

新时代中医药文化传播不仅是文化传承的需要，更是健康理念推广、产业发展促进、国际交流深化的多重需求。在全球健康领域，中医药因其天然、温和、副作用小的特点，以及在慢性病、亚健康状态调理方面的独特优势，越来越受到世界各国的关注与认可。特别是在"一带一路"倡议下，中医药已成为中国与共建国家文化交流与合作的重要纽带。在全球化背景下，中医药的国际传播有助于增强中国文化的国际影响力，促进世界文化的多样性与互鉴性，同时也为全球健康问题的解决贡献中国智慧。

（三）应对当代年轻人健康养生需求的迫切性

随着生活节奏的加快和工作压力的增大，年轻人对健康养生的需求日益增长，他们更加注重生活质量，追求身心的平衡与和谐。中医药的养生保健理念，如"治未病""调养""食疗"等，恰好契合了年轻一代的健康需求。

传播中医药文化，不仅能够满足年轻人对健康生活方式的追求，还能引导他们树立正确的健康观，促进身心健康。同时，可以激发年轻一代对传统文化的兴趣与热爱，培养新一代的中医药人才，为中医药的持续发展奠定坚实的基础。

（四）中医药文化引领康养产业蓬勃发展

近年来，康养产业作为健康产业的重要分支，呈现爆发式增长。中医药在康养产业中的应用，如中药浴、中医按摩、针灸、拔罐等，为康养服务增添了特色与亮点，提高了服务质量与顾客满意度。中医药的融入，不仅丰富了康养产业的内容，还促进了产业转型升级，为经济发展注入了新的活力。

三 中医药文化传播的创新性路径

现针对图1中医药文化传播分别提出四种创新路径，即娱乐化、数字化、年轻化、国际化，具体实施如下。

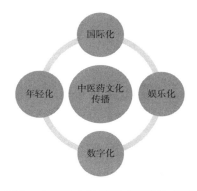

图1 中医药文化传播"四化"战略

（一）娱乐化营销

将中医药文化的传播与娱乐化思维结合，可以创造出既有趣味性又能有效传达信息的传播方式。借助热门短视频、动画等形式，以娱乐化方式传播中医药文化，提升品牌知名度和口碑。如创建以中医药为主题的真人秀节目，邀请明星嘉宾参与，通过游戏、挑战、体验等方式，展示中医药的魅力和实用性；或开发手机游戏或在线游戏，让玩家在游戏中学习中医药知识，比如通过配制药方来治愈虚拟病人。通过娱乐化的传播方式，中医药文化可以更加生动、直观和贴近现代生活的方式呈现给大众。关于大众对中医药文化的需求与娱乐度之间的关系可以图 2 表示，随着中医药文化与娱乐度融合传播越深，大众对中医药的认知增强，需求也随之增高。

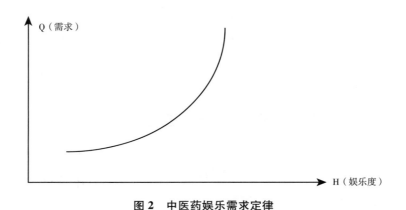

图 2　中医药娱乐需求定律

（二）年轻化产品

当前，年轻人成为疗愈养生的主力军，养生受年轻人关注的同时，养生方式也在不断更新换代，疗愈养生或将演变成一种生活方式。将中医药文化与当下年轻人的养生需求相结合，把传统医学智慧融入现代生活方式，打造生活化产品。这种结合不仅满足了年轻人追求健康和平衡的生活态度，同时也促进了中医药的普及和创新。如开发多种口味的中药茶包，推出含有中药成分的功能性饮料，满足不同养生需求；或结合全谷物、坚果和中药成分，开发适合健身和减肥人群的中药养生代餐产品。

与时尚、科技、体育等领域的品牌合作，将中医药元素融入其产品中，拓宽市场边界。如开发中医体质辨识类应用，利用算法和数据库，帮助用户了解自己的体质类型，提供个性化的养生建议和食疗方案。与智能穿戴设备合作，集成中医脉诊技术，监测健康数据，提醒用户及时调整生活习惯。这些产品和服务的开发，旨在满足年轻群体对健康和生活质量日益增长的需求，让人们可以享受到更加全面和自然的健康管理方式。

（三）数字化赋能

中医药文化在数字化的赋能下，尤其是在元宇宙这一新兴概念的背景下，有了更多的可能性。

首先，通过元宇宙，将中医药文化转化为数字资产，常见的形式如中医药数字藏品，即将珍贵的中医药古籍、名医画像、经典药方等制作成非同质化代币（NFT），赋予它们独一无二的数字身份，既保护了文化遗产，又创造了收藏价值。比如将《本草纲目》金陵本这样的珍贵文献数字化，制作成 NFT，供全球爱好者收藏和交易。

其次，在元宇宙中构建虚拟的中医诊所，用户可以通过 VR 设备进入，体验中医诊断、治疗的过程，如虚拟针灸、拔罐等。这种虚拟体验可以提供给全球用户，不受地域限制，同时教授用户了解中医药的原理和方法。

近几年，伴随数字技术而出现的数字疗法[①]，也可以与中医药结合，创造出一种新型的医疗保健模式。传统医学的智慧与现代科技的力量相结合，利用大数据和机器学习算法分析患者的生理数据、生活习惯以及遗传信息，结合中医药理论，为患者制定个性化的中药处方和养生计划。图 3 为一张中医药数字化全场景地图，概括了中医药数字化应用全过程。

---

① 数字疗法（Digital Therapeutics，DTx）是一种基于软件程序的医疗干预手段，旨在预防、管理或治疗疾病，通常通过移动应用、在线平台或其他形式的数字技术来实现。数字疗法目前重点集中于慢病领域，产品主要为应用程序类、可穿戴设备类、AR/VR 类和电子游戏类等。

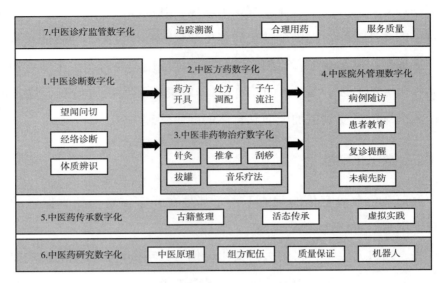

图 3　中医药数字化全场景地图

资料来源：《中医诊疗数字化发展白皮书》（2023 年）。

（四）国际化推广

在进行中医药文化的国际化推广时，可借助跨文化传播模型①，有效地跨越文化障碍，增进全球对中医药的理解和接受。主要核心是文化适应和国际标准的建立。

1. 文化适应与本土化

在推广中医药文化时，充分了解目标国家或地区的历史、社会、宗教和文化背景，以便进行适当的本土化。调整中医药的表达方式，使其与当地的文化语言和价值观相适应，比如通过当地的神话、故事或医学传统来解释中医的理论和实践。

---

① 跨文化传播模型（Cross-Cultural Communication Model）关注的是不同文化背景下的信息交流。在中医药文化传播中，它强调如何调整信息内容、传递方式以适应不同文化的价值观、信仰和习惯。例如，通过寻找中医药与目标文化中已有健康观念的共通之处，促进更有效地接受与理解。

2. 建立国际标准与认证体系

参与国际组织和标准制定机构的工作，推动中医药的国际标准化，提高其全球认可度。与国际认证机构合作，为中医药产品和服务提供国际认证，确保质量和安全。

四 小结

中医药文化的传播，从文化自信出发，最终服务于全球健康。中医药文化传播的创新路径不仅对于弘扬中华优秀传统文化、增强文化自信具有重要意义，而且在全球健康治理中扮演着不可或缺的角色。未来，中医药文化的传播需更加聚焦于实用价值，强化与现代生活方式的关联，以提升公众对中医药文化的认同与应用。跨越文化和地域的界限，为全球民众提供更加多元、高效、便捷的健康解决方案。

T18　中医药对外传播的理论建构与行动路径

——以中匈"中医桥"为例[*]

课题组[**]

摘　要　在新形势下，如何抓住"一带一路"的机遇，在人类卫生健康共同体视域下构建中医药对外传播新路径，实现中医药在海外的健康传播，面临着新挑战。为此，本文在"中医药世界行"主题下，通过文献梳理、问卷调查、深度访谈等方法，全面考察中匈"中医桥"案例，提出"中医桥"的概念建构，指出其实质深意是在人类命运共同体愿景下通过中医药国际传播实现共商共建共享，从而构筑健康之桥、友谊之桥、和平之桥、幸福之桥。本文还考察了中匈"中医桥"在国家组织、日常网络和人才培养三个方面的具体实践措施，并从跨文化传播视角探讨海外"中医桥"的一般构建路径，最后总结出"中医桥"建构的重要意义。中匈"中医桥"的成功，有助于弘扬中华优秀传统文化，增强文化自信，促进文明互鉴，为构建人类卫生健康共同体贡献力量。

关键词　人类卫生健康共同体　中医药对外传播　"中医桥"　"一带一路"　中医药世界行

---

[*] 本文系东北财经大学2024年大学生创新创业训练计划研究"人类卫生健康共同体视域下中医药对外传播的理论建构与行动路径——以中匈'中医桥'为例"和2020年度教育部人文社会科学研究规划基金项目"家风与国运：中华家谱文化价值提升及其传播研究"（项目编号：20YJA850004）的阶段性成果。

[**] 李思馨、韩洁、王琳茜、钟佳怡、赵佳怡，东北财经大学人文与传播学院本科生；廖卫民，教授，博士，东北财经大学人文与传播学院新闻系主任、马克思主义新闻观与全球传播研究中心主任，主要研究方向为新闻学、新媒体及多学科交叉。

　　一株小草改变世界，一枚银针联通中西，一缕药香穿越古今。始自"神农尝百草"，中医星火自此点燃。"岐黄之火，燎原之势"，岐黄之火在一代代的薪火相传中兼容并蓄，在华夏大地上守护中华民族的繁衍生息。在新时代坚定中医药文化自信，为中医药传承发展适时"把脉""开方"，让千年瑰宝依旧焕发活力。更为重要的是，伴随着人类卫生健康共同体理念的提出，全人类的健康问题上升到了一个新的高度。"中医桥"的构建将助力中医药在新时代逐步"走出去"，为全球健康治理贡献中国方案，推动共建人类卫生健康共同体。坚信岐黄之火，终将燎原。

一　中医药发展及其对外传播现状

（一）中医药发展传播的政策支持

　　当前，中医药发展正处于大有可为、大有作为的重要战略机遇期。一直以来，我国高度重视并大力支持中医药医疗保健以及中医药跨文化交流合作，并不断推动中医药文化走向世界，为构建人类卫生健康共同体贡献力量。如今，中医药文化的海外影响力正在逐渐提升，中医药逐渐成为国际"通用语言"，"中医药世界行"也逐渐成为时代课题之一。特别是在新冠疫情后，中医药受到国际社会越来越多的关注，世界行的机遇与路径也在不断增加，让中医药化身促进民心相通的坚固桥梁、推动文明互鉴的强劲引擎。而这些进步离不开国家政策从旁助力，为其保驾护航。

　　近年来，国家出台一系列中医药健康发展与对外传播的方针与政策，并与海外各国相继在中医药领域实现合作，"中医药世界行"发展势头正猛。随着全球卫生挑战不断增加，构建人类卫生健康共同体成为国际社会共同追求的目标。党的二十大报告明确提出，要系统推进中医药文化遗产保护、科技创新转化与现代产业升级的协同发展。作为这一战略的配套实施方案，2023 年发布的《中医药振兴发展重大工程实施方案》提到，中医药振兴发展的过程中，既要着力构建覆盖诊疗服务、人才培养的体系，推进中西医结合医疗模式创新建设，也要搭建起中医药文化传播的平台，通过建设中医药博物馆等方式弘扬中医药文化。

此外，国家和地方还出台了很多其他相关政策。这些政策以"中医药高质量发展"为主旨，以充分发挥中医药的独特优势为落脚点，将中医药高质量发展融入"一带一路"建设，通过推动中医药产业创新升级与标准体系接轨，加速传统医学成果的全球转化应用，为完善全球公共卫生治理体系提供中国智慧。

（二）中医药对外传播优势与机遇

在当前国家新发展格局、全球文明交流新趋势、国际卫生合作新需求的共同推动下，中医药文化对外传播正迎来历史性机遇。中医药作为中华文明的瑰宝，蕴含着深邃的哲学智慧与健康养生理念，具有其独特性。中医药在维护健康与预防疾病方面形成了独特的方法与手段，随着技术的发展，中医药显著的疗效与独特的优势也逐渐被越来越多的人所知晓。中医药在中医国际化的背景下，正在更广范围、更深层次地走向世界。目前，中医药已传播至 196 个国家和地区。我国积极推动中医药国际化进程，与 40 余个外国政府、地区管理机构及国际组织达成合作意向，签订了专门的合作协议。与此同时，我国大力开展相关建设项目，涵盖 30 个高品质的海外中医药中心、75 个中医药国际协作基地，以及 31 个国家中医药服务出口基地。在经贸合作领域，中医药相关条款已被成功纳入 16 个自由贸易协定，有力推动了中医药在国际市场的发展。①

1. "一带一路"促进中医药文化传播

我国提出的"一带一路"倡议为"中医药世界行"提供了重要机遇，

---

① 《国家卫生健康委员会 2022 年 9 月 23 日新闻发布会文字实录》，中华人民共和国中央人民政府网站（2022 年 9 月 23 日），https://www.nhc.gov.cn/xcs/c100122/202209/5c2d9f21b31f4f0abbfb4d03d3db8f1c.shtml，最后检索日期：2025 年 3 月 15 日。

该倡议的实施加快了中国与共建"一带一路"合作伙伴相互间的多领域、多层次、全方位地开放。中医药在"一带一路"倡议的助力下，融入国际医药体系，在全球卫生治理中扮演着日益重要的角色，成为国际"通用语言"。在此背景下，新增匈牙利等17个合作国家通过签署双边备忘录方式深化政策对接，通过构建政治互信、利益共享、发展协同的三维合作机制，为中医药文化国际传播创设了制度化保障环境。

2. 新科技赋能中医药文化表达

全球范围内正在迎来新一轮科技变革，这次变革以智能化技术为核心，深刻影响着人类的日常生活和社会发展。近年来，海外多元形态社交平台（即时、长视频、短视频）加速构建全球信息传播核心枢纽。从人工智能到物联网，再到虚拟现实等领域的不断发展，这些智能化技术正以前所未有的方式融入我们的日常生活。它们改变着我们的工作方式、娱乐方式和社交方式，同时也在医疗保健、教育和社会传播等领域发挥着重大作用。

中医药在匈牙利的传播运用了很多新兴科学技术，其中包括网络媒体、社交媒体平台等。这些技术手段在推广中医药和传播中医疗法方面发挥了重要作用，创新了中医药的对外传播方式，有助于人们更便捷地了解中医药文化。然而，目前中医药文化的海外传播态势仍处于初级阶段，还未得到完全的发展和孵化。[①]"科技+中医药"仍有很大潜力，有待我们进一步开发，依托更多先进的技术，例如人工智能、大数据分析和虚拟现实等，为中医药对外传播提供新方法、新路径。

（三）中医药对外传播面临的挑战及问题

尽管中医药的对外传播在新形势下取得了新发展，但中医药的对外传播仍面临严峻的挑战及问题。例如，由于文化差异，中医药文化在国际市场被接纳的进程缓慢，中医药在大多数国家和地位的身份地位仍只归属替代医学

---

① 周莉、孙晓星：《中医药养生文化对外传播现状及策略研究——以 TikTok 为例》，《国际公关》2023 年第 18 期，第 127~129 页。

或者补充医学领域，部分海外群众对于中医药甚至并不了解。[①] 这些认知不足限制了中医药在国际市场的推广与应用。中医药在多数海外市场尚未取得合法地位或未被纳入医疗保障体系。一些国家和地区在医药政策方面存在不确定性与不连续性，导致中医药的推广与运行仍面临风险。同时，中医药服务机构规模与中医教育规模仍有待进一步扩展。

中医药对外传播正面临着共建"一带一路"国家国情复杂、国际传播人才短缺、国际传播力亟须提升的复杂的现实情况。让中医药"走出去"，让中医故事和中医药文化更好地传播，真正走入世界人民心中，并让中医药得到国际消费者的认可，形成一条中医药自我图强和可持续发展之路，仍然任重道远。

二 中匈"中医桥"的构建背景

（一）中匈交往背景

中国和匈牙利有着悠久的历史渊源，以及跨越千年的深厚情谊。两国自1949 年建交以来就一直保持着紧密的联系。匈牙利是第一个在国内开办孔子学院和实行中匈双语教学的欧洲国家之一。[②] 2011 年，中国与匈牙利建立了全面战略伙伴关系。2013 年，中国提出了"一带一路"倡议，匈牙利是第一个支持这一倡议的欧洲国家。从那以后，中匈在国际政治、经济、基础设施、能源、金融、科技、文化等领域的合作不断深化。

中匈双方基于平等互利的合作，为中医药的国际交流与创新发展打下了坚实基础。

---

① 白亚楠：《跨文化视角下中医国际市场传播困境与对策分析》，《中国市场》2022 年第 24 期，第 102～108 页。

② 《新闻背景：中国和匈牙利合作大事记》，新华网，2017 年 11 月 28 日，https：//www.gov.cn/xinwen/2017-11/28/content_5242728.htm，最后检索日期：2025 年 3 月15 日。

（二）匈牙利中医药传播源起和发展过程

早在中世纪，中医就已经传入了匈牙利。中国和匈牙利有着悠久的历史渊源、密切的文化交往，在经济上也有着广泛的合作。在这漫长而曲折的历史进程中，匈牙利人始终认为自己拥有东方血缘，故尔对中国有着一种特殊的亲近感和好奇心，这让中医药进入匈牙利后很容易被当地人们所接受。近些年来，中国与匈牙利两国人民情谊愈加深厚，在国际事务范畴，彼此协同合作、相互声援，配合极为紧密；而中医药合作作为中匈关系发展的关键纽带，是"一带一路"倡议下民心相通建设的鲜活实践。2013 年，匈牙利正式对中医立法（见图 1）。匈牙利也成为欧美国家中唯一允许中医执业的国家。当前，新一轮的"中医热"正在匈牙利兴起。2023 年 10 月 27~28 日，纪念"'一带一路'十周年"及"世界中医药日"中东欧大型义诊在布达佩斯举行。2024 年，匈牙利有近千名针灸师和中医按摩师，中医诊所大多分布于布达佩斯、德布勒森等 12 个主要行政区域，形成覆盖全国 87%人口聚居区的中医服务网络。"中医桥"也在政府和民间力量的共同推动下逐步建立起来，"中医桥"不仅是连接两国人民的健康之桥，更是友谊之桥、和平之桥、幸福之桥，助力人类命运共同体的构建。

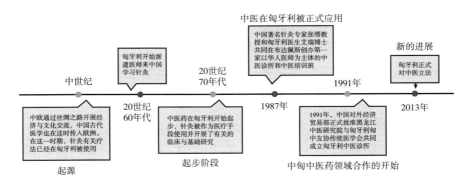

图 1　匈牙利中医药传播时间轴

三　中匈"中医桥"的概念建构与现实基础

中医药是中华民族的瑰宝，也是世界人民的宝贵财富。本文在人类卫生健康共同体视域下，顺应当前国家政策支持中医药发展、世界人民期待高水平医疗卫生、中医药对外传播趋势，以"中医药世界行"为主题探究中医药对外传播的理论构建和行动路径；同时从中匈中医药合作入手，对中医药国际传播进行丰富补充。在理论建构方面，本文对中医桥理论进行了相对细致阐释，对其表层和深层价值以及在匈牙利的具体实践做出梳理，不仅明晰理念架构，同时也为后续研究奠定理论基础。在现实意义方面，本文基于中医药国际传播现状进行分析，对多学科多领域的研究，为中医药走出国门提出科学合理的新路径。这一研究不仅有利于弘扬中华优秀传统文化，坚定国人文化自信；同时，中医药对外传播也对实现人类卫生健康共同体理念、促进文明交流互鉴具有重要意义。

（一）"中医桥"的概念建构

"中医桥"这一理念模型是基于研究中匈中医药传播提出的新理念，其表层含义便是以中医药资源为依托，丰富各国医疗卫生资源，搭建中国与国际医疗合作的健康之桥；其深层含义是在人类命运共同体这一宏观愿景下，通过中医药国际传播，在经济、文化、健康多领域实现共商共建共享，搭建起人类共同的友谊之桥、和平之桥、幸福之桥。

目前，健康中国的美好愿景在中医药的助力下逐步实现，中医药的国际认可度和影响力不断提升。匈牙利作为首个加入共建"一带一路"的欧洲国家，中医药在其国内传播的历史悠久。在政府和民间层面的广泛支持下，"中医桥"理念得以实施。"中医桥"即中医药对外传播路径的系统整合，打造具有创新性、时代性的中医药国际交流互鉴新路径，发挥中医药国际传播在构建人类命运共同体中的重要作用。

（二）中匈"中医桥"理论建构的民意基础、文化基石与参考经验

1. 基于中英版探测性调查问卷，摸底中匈"中医桥"的民意基础

为了给"中医桥"理论建构提供具体现实依据，课题组就中医药传播相关问题展开了一次小样本的探测性问卷调查。此次中英版的调查问卷主要围绕人类卫生健康共同体理念、对中医药的了解认知程度、对中医药对外传播的看法和意见进行调查，进而了解海内外受众对于中医药的了解现状及对中医药传播的态度与意见。此次调查问卷的调查对象分为国内与国外两部分，海外主要针对匈牙利人民。国内版随机答卷人数共148人，国外版随机答卷人数共39人。两份调查问卷分别对应着国内外两大群体，范围广泛，遍及各个年龄阶段。问卷均采用匿名填写方式，以保证信息源的准确真实。通过初步地统计分析，可以得出如下三大结论。

第一，中医药对外传播需要拓宽渠道，加强线上线下整合宣传。调查数据的分析结果显示，在了解中医药信息的渠道方面，海内外受访者存在一定的一致性和差异性（见图2、图3）。两者一致的是"朋友、家人或身边人推荐"都排在第一位，但在线上信息渠道的偏好上，国内外有一些明显的差异，国内更多靠短视频传播，国外则更多通过搜索引擎和影视作品了解中医药，国内还有其他更多渠道获取中医药信息。

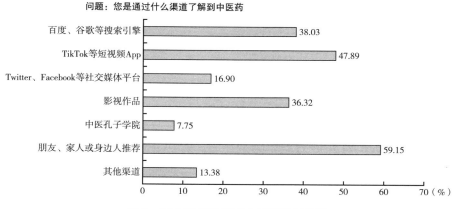

图2　国内版问卷调查中医药信息渠道

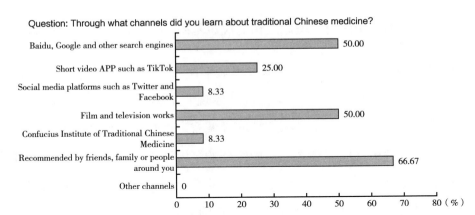

图 3　国外版问卷调查中医药信息渠道

　　具体而言，在国内的各种信息渠道之中，有 59.15% 的人通过朋友、家人或身边人推荐，有 47.89% 的人通过 TikTok 等短视频 App，有 38.03% 的人通过百度、谷歌等搜索引擎，有 36.32% 的人通过影视作品，有 16.90% 的人通过 Twitter、Facebook 等社交媒体平台，有 7.75% 的人通过中医孔子学院，13.38% 的人通过其他渠道，了解中医药信息。在海外的各种信息渠道之中，66.67% 的人通过朋友、家人或身边人的推荐，50% 的人通过百度、谷歌等搜索引擎，50% 的人通过影视作品，25% 的人通过 TikTok 等短视频 App，8.33% 的人通过 Twitter、Facebook 等社交媒体平台，8.33% 的人通过中医孔子学院，了解中医药信息。

　　第二，中医药产品标准化、产品认证与品牌建设仍有待进一步完善。调查表明，海外民众认为中医在当地的价格、专业性及服务水平等方面存在较大改进空间。与此同时，尽管中医药在海外应用程度相对有限，但部分接受过中医药服务的受访者对其疗效表示认可，并给予较高满意度评价。尤其在中药养生等领域，中医药的应用已初步形成一定受众基础。

　　第三，中医药对外传播需要因地制宜，根据不同地域文化进行创新性传播。大多数海内外人士均表示文化差异和语言障碍是传播难点。为此，可以通过中医药题材影视作品的创作与输出，运用高质量的文化产品提升中医药的国际影响力。借助国外社交媒体平台推动中医药典型案例和趣味科普的传播，提升中医药在海外的认知度与接受度。

2. 基于"匈中文协"会长张艺铭专访，考察中匈"中医桥"的文化基石

为了进一步为"中医桥"理论建构提供具体现实依据，课题组于2024年4月21日联系到匈牙利中国传统文化协会的创始人张艺铭，对她进行了约半小时的视频采访。通过这次采访，课题组对中医药在匈牙利的发展有了更清晰的了解，这对于中医药文化传播研究和"中医桥"理论构建，都具有启发性意义。

根据采访内容加以总结归纳，课题组了解到匈牙利中国传统文化研习协会（简称"匈中文协"）以促进中匈文化交流为宗旨，专注于中国传统文化的研习与传播。在当前多元文化交流融合的背景下，构建中匈"中医桥"对增进两国医学文化互动、提升民生健康福祉具有重要意义。中匈"中医桥"的构建应结合匈牙利当地的医疗传统与社会需求，探索出双向立体化传播路径。在线下，应积极与当地学校建立合作关系，将中医药文化纳入学校特色课程或兴趣活动中；应设计匈英双语的《中医养生手册》，融入中医基础理论、常见病症的中医应对策略及养生理念；在匈牙利圣伊斯特万节的市集上，设立中医药文化体验专区，展示中医药器具、中药材标本，开展中医义诊与推拿体验活动，增强民众对中医药的感性认知。同时，还可以推动中医药诊疗与匈牙利传统草药疗法的融合，与当地联合开展科研与诊疗项目，实现优势互补，提升其在当地医疗体系中的影响力与应用程度。在线上，依托Facebook、Instagram等本土化社交媒体平台建立中医药主题社群，通过短视频等趣味方式科普推拿技法、药膳食疗等实用内容。

3. 基于"针灸大拿"邵百军医生专访，调研中匈"中医桥"的参考经验

为了进一步为"中医桥"理论建构提供具体现实依据，2024年4月下旬，课题组与欧洲针灸学会联合会主席邵百军医生取得了联系。邵百军医生是著名针灸专家张缙的亲传弟子，而张缙教授是联合国教科文组织人类非物质文化遗产代表作名录中医针灸代表性传承人、国家级非物质文化遗产针灸项目代表性传承人、黑龙江省中医药科学院首席科学家，他在20世纪80年

代就赴匈牙利讲学，用精湛的针刺手法征服了匈牙利医学界，奠定了匈牙利中医药针灸的发展基础，并且合作开办了第一家匈牙利中医针灸诊所。邵百军医生于 20 世纪 90 年代初在匈牙利布达佩斯创建了邵氏中医针灸诊所，致力于针灸研究、传承及本土化应用。他通过临床诊疗和人才培养，逐步提升了匈牙利当地民众对中医的认知与接受度。邵百军医生是中医药国际化进程中的重要推动者。邵医生日常诊治非常忙碌，而且中匈之间存在时差，课题组与他联系进行线上沟通之时，邵医生非常有耐心，一一详细地回答了课题组提出的一系列问题，为调研中匈"中医桥"的实践效果提供了宝贵的现实案例和参考经验。

对采访内容加以总结归纳，邵百军医生曾工作于北京中国中医科学院针灸研究所，从事针灸的临床与科研工作，移居匈牙利后创建邵氏中医针灸诊所。作为匈牙利当地有名的针灸医师，邵医生对世界针灸的发展有重大贡献。首先，针对匈牙利中医立法的问题。他认为，在中医资质核验处，必须有相对规范的统一标准，避免因从业者水平的参差不齐而"抹黑"整个中医。匈牙利中医立法则对于三大群体有积极影响，包括早已享有行医资格的 13 名医师，掌握中医治疗能力的医师和中匈两国学习中医的学生。立法对中医行医有了更明确的规定，使更多有中医治疗能力的人取得在当地行医的资格，解除了监护医生的监督。同时，中医药在海外发展，从业者自身知识水平、临床经验、语言掌握、医学知名度等都应有较高的水平，对中医研究和创新性突破必须予以重视。法律法规的建立与完善，也能吸引更多人来学习中医。

其次，针对针灸这一疗法在匈牙利接受程度的问题，邵医生指出，匈牙利人对此疗法接受程度较高，有很多匈牙利人慕名前往他的诊所。其中，临床效果的证明和宣传是越来越多的匈牙利人愿意尝试该疗法的重要原因。放眼整个欧洲，匈牙利的中医药发展可以说是最好的。

最后，邵医生认为在匈牙利人接受针灸治疗中主要有两大问题。第一，文化认知壁垒，对针灸畏惧。第二，制度性成本约束，现行商业医保体系尚未将中医纳入报销范畴，导致在匈牙利看中医费用高昂，这会极大程度上降低匈牙利民众寻求中医疗法的动力。邵医生在深度访谈中强调，相较于中药在欧盟面临的法规壁垒和现实困境，针灸作为非药物疗法更具推广可行性——其镇痛效果已被纳入 WHO 疾病分类代码（ICD-11），这为实施"针灸先行"的战略提供了循证医学支撑。

总之，通过这次采访，本课题组对中医药立法的进程以及立法对匈牙利的意义有了更深刻的认识。同时，邵医生所反映出的中医药对外传播面临的困境，也为我们寻求解决路径提供了方向指引。尤其邵医生对我们提出的"以针灸作为突破口"带动中医药传播这一想法表示赞同，这对于后续"中医桥"概念的深化具有重要意义。

四 中匈"中医桥"的具体实践措施

本课题组基于匈牙利中医药文化发展现状，从国家组织推动中医药发展应用、民间参与和人才培养三个层面切入，全面考察中匈"中医桥"的具体实践措施。

（一）国家组织推动层面：两国合作搭建起中匈"中医桥"的结构框架

本课题组通过系统考察整合中匈在中医药文化交流合作方面的发展进程及相关政策，从中吸取借鉴可行之处。从两国外交层面看，中匈两国之间的友好往来有着很深的历史渊源，早在中世纪，中匈两国便在中医药领域进行交流互鉴，近年来，中国"一带一路"倡议和匈牙利政府"向东开放"政策相互契合。

中方不仅在政策上大力支持中医药对外传播，还派出中医药代表团出访匈牙利，2023 年 5 月 27 日，国家中医药管理局、黑龙江中医药大学代表团随同国家中医药管理局代表团访问了中国驻匈牙利大使馆和匈牙利国家卫生健康委员会，一致同意继续加强在中医药领域的交流与合作，并继续支持中国—中东欧中医药中心（匈牙利）的发展，这也是新冠疫情后的第一个国家级中医药代表团访问匈牙利。[①]

同时，匈牙利政府出台一系列支持中医药的相关政策，并颁布匈牙利中医法案，为中医药在当地规范化提供了有力保障。中匈两国通过合办中医药团体组织以及教育科研的拓展，也为中医药传播提供了可行的实践路径。中匈两国在政策上的相互支持，为"中医桥"现实建构奠定了坚实有力的基础。

（二）民众参与层面：民间机构支撑起中匈"中医桥"的日常网络

本课题组综合考察当地民众自发组织创立的一些民间中医药组织机构，考察它们的日常活动，归纳总结中医药海外本土化传播新方法。例如，匈牙利当地的民间中医药组织机构广泛开展义诊与中医药知识普及宣传活动，促进民众中草药种植炮制应用、中医药保健运动参与，激发当地居民的多元化参与，从而增强匈牙利人民深入学习感受中医药的自信心。据前述问卷调查发现，当地民众的中医体验主要源自中医义诊，活动内容包含把脉问诊、针灸治疗以及提供个人辨证治疗的防治方案。事实证明，通过每年 30 次以上的中医义诊体验宣传，当地民众对中医疗法的信心和好感度不断提升，从而使得中医在匈牙利的国际影响力日渐扩大。

同时，匈牙利中医药从业人员数量在中东欧国家占据优势，并且在中东欧地区的中医药教育和政策支持方面处于领先地位。匈牙利许可华人医师在匈牙利开展中医诊疗和进行中医药文化传播。20 世纪 60 年代后，匈牙利派遣医生来中国学习相关的针灸技法，匈牙利中医药医师队伍愈加壮大，主要是钻研针灸领域的针灸师，为匈牙利民众带来了极好的中医体验。[②] 此外，匈牙利当地成立的一些弘扬传统中医理念的民间机构，以匈牙利自然疗法协

[①] 中东欧中医药学会：《"一带一路"十周年 中东欧中医药发展回顾》，新导报（布达佩斯），2023 年 12 月 31 日专稿，https：//www.xindb.com/static/content/BBZG/2023－12－31/1191137979851620352.html，最后检索日期：2025 年 3 月 15 日。

[②] 徐晓婷、沈远东：《匈牙利中医药立法对中医国际化传播的启示》，《中医药文化》2018 年第 1 期，第 80~84 页。

会为例，其会员普遍认同东方传统医学的诊疗体系与养生哲学，中医养生保健理念在当地盛行。

（三）人才培养层面：教育机构担负起中匈"中医桥"的传承重任

匈牙利自 1987 年起，陆续在部分医学院校开设中医药课程，匈牙利普通高校也陆续开办中医药课程，但仅限于少数医学专业，培养出的毕业生才有资格从事针灸疗法执业。自 2003 年起，匈牙利学术机构与中国各高校、科研院所进行了有关中医药专业教育的交流合作。[①] 2014 年 8 月，匈牙利佩奇大学揭牌运行的孔子学院聚焦于中医药学科体系构建，作为中东欧地区首所专项化传统医学教育机构，其建制创新为中华传统诊疗理论与养生智慧的跨国传播搭建了战略支点。

除了官方的制度性教育体系外，匈牙利民间中医教育生态也呈现蓬勃发展态势。其中以匈牙利生物物理学会为代表的专业学术团体（如自然疗法研究会）、非营利组织（健康档案培训中心）及文化机构（匈中友协传统医学基金会）共同构建了多元化的针灸理论与技术知识传播网络。官方的中医教育和非官方的中医培训普及，为匈牙利的中医药人才培养做了良好的储备工作，也为当地民众的健康提供了有力的支持，担负起中匈"中医桥"的传承重任。

综合以上三方面情况，可以总结得出中匈两国目前已经对"中医桥"的结构框架、日常网络与传承重任等领域采取了具有明显效用的具体实践举措，这些举措将在实践中不断完善，从而将使得中匈"中医桥"建设更加稳固、更加畅达、更加便利，从而造福当地人民。

五 跨文化传播视角下"中医桥"的一般构建路径

上述对中匈"中医桥"的具体案例研究和具体实践经验总结可以帮助

---

① 张咏梅：《匈牙利中医药的发展与现状》，《世界中医药》2013 年第 8 期，第 1364～1367 页。

我们从更加一般意义去探讨在跨文化传播视角下海外"中医桥"的一般构建路径。中医药文化海外传播过程中机遇与挑战并存，为了在跨文化传播背景下实现中医药文化在世界各国的本土化发展，本课题组将从跨文化传播领域相关理论出发，探究构建海外中医桥的可行路径，实证中医药文化在国际社会多元异质的医药文化中与其他文化的共存路径。

詹姆斯·W. 凯瑞认为：传播与文化融为一体。① 从跨文化传播视角审视，中医药的国际传播呈现双重动力学特征：其一，以体系化诊疗范式创新，实现传统医学知识对现代医疗生态的范式转型介入，彰显文化主体性效能；其二，在文明互鉴维度构建起多元医药知识体系的推动机制，形成以文化融合互鉴为特征的知识网络。具体而言，跨文化传播视角下海外"中医桥"的一般构建路径将从以下方面展开。

首先，在意识形态层面，海外"中医桥"的构建过程当中，需要加强与各国政府在中医药领域的大力合作，谋求各国政府对中医药文化的政策支持，实现对不同医药文化主体共存的价值尊重，在所在国开展适合当地文化生态的丰富多样的对外传播方式，以国际话语中"科学"的方式阐释中医药的核心思想，使得中医药文化能得到所在国的文化包容、文化接纳和文化欣赏。

其次，在传播技术手段层面，加强中医药标准化建设与媒介技术传播，统一中医药规范标准，利用全媒体平台的渠道优势，以国际化模式融会贯通地讲好"中医药故事"，在中医药对外传播的方法路径上不断创新优化，将传统方式与现代化渠道相结合，扩大中医药传播效果。

最后，在传播进程把握层面，要注意方式方法，在充分尊重所在国的法律制度环境和文化规范的前提下，要把握节奏，通过分解中医药文化博大精深的知识体系，化繁为简，由浅入深，由表及里，由术入道，先易后难，循序渐进，才能渐入佳境，桥梁越建越多，障碍越来越少，道路越走越宽。

---

① 〔美〕詹姆斯·W. 凯瑞：《作为文化的传播》，丁未译，华夏出版社，2005，第 10 ~ 15 页。

六　建构"中医桥"的重要意义探讨

（一）弘扬中华优秀传统文化，增强民族自信和文化自信

中医药文化传承千载，底蕴深厚，凝聚匠心精华。中医药文化植根于中国传统哲学智慧和中华优秀传统文化，其独特的理论体系和丰富的临床经验不仅是医学上的宝贵财富，也是中华优秀传统文化的重要组成部分。从医学发展的角度来看，中医药文化国际传播既是保护与拓展中医药学的重要途径，也是应对其他同源传统医学国际竞争的重要途径。

在实现文化强国战略中，中医药文化的对外传播是一项重要的文化输出工作。现代中医药文化是现代健康文化的一部分，充分体现了中国人的生命观、健康观和生活智慧，是国家软实力的重要组成部分。在国际软实力竞争日趋激烈的情况下，发掘更多的软实力资源并实现有效转化是提升国家软实力的重要途径之一。中医药文化蕴含着丰富的软实力资源，其文化资源的开发工作和国际传播工作有助于弘扬中华优秀传统文化，对建设文化强国和提升国家软实力具有重要意义。我们要推广中医药文化所体现的"预防为主""整体平衡"等独特的健康价值观，在增强民族自信和文化自信的同时，提升国家形象和文化软实力。通过一系列"中医桥"生动的具体实践，中医药的国际影响力会不断扩大，中医药与世界各国医学体系、各国人民生命健康事业的融合会不断增强。

（二）促进文明互鉴和民心相通，推动构建人类命运共同体

中医药学是打开中华文明宝库的钥匙，中医药文化是构建人类卫生健康共同体理念的重要组成部分，将中医药文化转化为全球健康治理的认知公约数，能够促进跨文化的交流和理解，增进不同文明间和谐交流互鉴。

"中医桥"的建构不仅是医疗技术上的交流，更是两国人民情感上的沟

通。中医药文化在匈牙利的传播，让当地民众更加深入地了解中国的传统文化和医学智慧，增强其对中国的亲近感和认同感。同时，中医药在匈牙利的成功实践，也为中匈两国在医疗、教育、文化等领域的合作提供了新的契机和动力。这种基于共同健康需求的合作，有助于深化两国人民之间的理解和信任，推动中匈关系的健康发展。

人类卫生健康共同体是人类命运共同体理念的具体体现之一。中医药国际推广以针灸等特色疗法为载体，用实际疗效架设跨文化理解桥梁，有助于凝聚各国合作共赢的意识，也有助于各国在医学研究、医疗技术和公共卫生等领域展开更深层次的跨界合作与互助。同时，中医药文化"走出去"对我国"一带一路"建设具有重大意义，其传播与"一带一路"民心相通有密切关系，成为共建"一带一路"高质量发展的新亮点，为世界各国人民增进健康福祉，推动构建人类命运共同体。

（三）提升中国国际话语权，为增进世界健康福祉提供中国方案

中医药作为中国传统医学的重要组成部分，蕴含着深厚的文化底蕴，是中国国家形象的代表符号之一。中国始终积极参与全球卫生健康治理，运用中医药独特的医学体系，为全球卫生事业提供不同的治疗选择和思路，助力全球卫生事业发展。

"中医桥"的建构促进了中医药在匈牙利等国家的规范化、标准化和国际化发展。通过与当地医疗机构的合作与交流，中医药在诊疗技术、药物研发、人才培养等方面不断取得新的突破和进展。这种高质量的发展不仅提升了中医药的国际竞争力，也为全球健康事业贡献了中国智慧和力量。中医药文化的对外传播，能够提升中国在全球医疗领域的话语权和影响力，推动中医药文化"走出去"，为全面推进健康中国建设、更好保障人民健康提供有力支撑，推动全球健康服务水平的提升，为构建人类卫生健康共同体注入新动力，为增进世界健康福祉提供中国方案。

七 结语

在中医药世界行的旅程中，全面考察中匈"中医桥"建设的案例，让我们不仅见证了中医药文化这一古老智慧如何跨越千山万水，在匈牙利这片土地上生根发芽，更深刻体会到了文化交流的力量与美好。这座中匈"中医桥"，不仅是一座连接健康与攻克疾病的桥梁，更是中匈两国人民心灵相通的纽带，它让不同文化背景的人们在追求健康、向往和平的道路上找到了共鸣与共识。随着"中医桥"在匈牙利的日益稳固与拓展，中医药的独特魅力正逐渐绽放；"中医桥"在为当地民众带来健康福祉的同时，也促进了中匈两国在医疗、教育、文化等多个领域的深度合作。这种基于共同利益和相互尊重的合作模式，不仅为中医药的国际化发展开辟了新路径，也为构建人类命运共同体贡献了新力量。

展望未来，"中医桥"将继续发挥其独特作用，成为连接中匈两国乃至世界各国的友谊之桥、健康之桥和文化之桥。我们坚信，在两国人民的共同努力下，这座桥梁将越来越坚固，越来越宽广，为更多国家和地区的人民带去健康与希望，共同书写人类生命健康事业的崭新篇章。

T19 生态翻译学视角下《本草纲目》核心术语英译研究

罗旋晓 张子豪 罗迪江*

摘 要 在中国文化"走出去"的时代潮流下，中医药知识文化的对外宣传与推广依然面临诸多困难。生态翻译学作为中国本土翻译理论，为翻译研究开拓了全新的审视角度，其独特的三维转换策略应用于《本草纲目》核心术语的英译研究恰是业已明朗的纾困之道，为核心术语的文本生命在目的语生态中延续提供了现实路径。本文通过全面、多维度的归纳分析，选择最具适应性的译文，以实现原语和译语在语言层级、文化向度和交际维度的平衡与和谐，以期为中医经典翻译构筑范式先验，助推中医药知识文化在世界文化的滔滔洪流中绵延流淌，润泽千秋。

关键词 《本草纲目》 生态翻译学 适应性转换

引 言

在中国文化"走出国门"的时代潮流下，历史性机遇与挑战汇流至中医典籍翻译领域。然而，由于中医术语所固有的隐喻性特征，加之译者知识

* 罗旋晓，广西科技大学外国语学院在读硕士研究生，主要研究方向为民族文化翻译；张子豪，广西科技大学外国语学院在读硕士研究生，主要研究方向为民族文化翻译；罗迪江（通讯作者），文学博士，广西科技大学外国语学院教授，硕士生导师，主要研究方向为理论翻译学、生态翻译学和理论语言学。

结构的不完整性，中医术语的英译在翻译实践中荆棘弥漫。中医药文化别具一格的精神内涵在其起源便已铸就，集中体现于其"天人合一，阴阳平衡"的思维认知。中医是以独特的民族文化表述体系来阐释人体客观生命规律及疾病诊疗经验的。这一知识体系在学理层面呈现双重特征：既缺乏现代科学所要求的普适性特质，亦难以满足实证研究的可验证条件。究其根本，在于中医阐释人体生理机能与病理机制的核心术语系统具有显著的文化特异性，这种基于东方哲学构建的认知范式与当代国际医学话语体系存在显著的互译障碍，因而致使中医理论在跨文化传播中解释力受限[①]。就当前而言，大部分西方译论与中医典籍英译研究的契合度并不高，难以解决语言置换过程中文化"失真"的问题。综观中西方翻译理论的发展，西方翻译理论凭其系统性、融合性、创新性不断实现新发展，而中国本土译论在历史上因缺乏系统性论证，用于支撑中国典籍翻译的本土理论仍存在较大空缺。不过，中国本土译论——生态翻译学的诞生恰为此提供了纾困之道，打破了"言翻译，必奈达"的单一局面，为实现典籍翻译"魂"归本体之效发挥了重大作用。由此，以生态翻译学作为中医典籍英译研究理论支撑已是大势所趋。

生态翻译学作为中国本土译论的时代创举，挣脱了西方强势文化主导境遇下二元译论的桎梏，进而转向三元译论的研究向度，提倡"翻译生态群落平衡调合"的理念，与中华传统文化翻译极度适配。《本草纲目》不仅是一部集大成的本草学医书，更是一部自然科学巨著，先后被翻译成日、德、英、韩等十余种语言。然而，中医药文化深深根植于中国传统文化生态，在西医占据主导地位的境遇下，传播东方医药理念举步维艰。中医典籍翻译绝不可止于语言层面的转化，更重要的是准确传达中医药理论、临床实践以及流传千古的哲学思想，促进中医药文化在异域文化生态环境下得以移植再生。

---

① 付明明：《中医英译史梳理与存在问题研究》，黑龙江中医药大学博士学位论文，2016，第75页。

一　《本草纲目》译介钩沉

中医典籍翻译史可分为四个阶段：启蒙期、早期、快速发展期和逐渐成熟期。其一，中医古籍英译的启蒙阶段。这一阶段的译者局限于西方文化和西方医学的理论框架，致使翻译存在疏漏、误译等缺陷。其二，中国古代医学书籍英译的早期阶段。这一时期的翻译工作者大多来自西方。他们的英译成果初步展现了古籍的医学内涵和文化价值。在翻译过程中，译者主要采用归化法，并辅以脚注。大量借用了西方医学术语来表达中医的概念，同时保留了拉丁化翻译。然而，这样的翻译只是部分地反映中医典籍的原貌、知识及文化内涵。其三，中国古代医学书籍英译的快速发展阶段。在此阶段，国内译者的数量大幅增加。他们更加重视中医典籍的医学理论、临床价值和历史文化内涵，并开始总结自己的翻译经验与理论。其四，中医英译的逐渐成熟阶段。1992 年至今，近 40 部中医经典英译本的作者紧跟时代步伐，国内翻译家成为中医典籍英译的主力军。许多译者都有独特的翻译方法，且注重中医经典的历史、人文和哲学价值[1]。

《本草纲目》的跨域传播史可追溯至 17 世纪，其西传历程与来华传教士的推介密切相关。1697 年法籍来华传教士白晋（Joachim Bouvet）曾向路易十四敬献 49 部中国典籍。这批文献中有一部以金黄丝绸包裹的医典珍本，即后被法兰西国家图书馆典藏的《本草纲目》，此事成为中西文化交流史上的重要见证[2]。1735 年，法国编著者杜赫德编撰了《中华帝国全志》在巴黎出版，这部百科全书式著作系统梳理了中华文明的多元图景，涵盖中医药学体系、王朝治理模式、礼制民俗、地理风貌等领域。其医学篇章聚焦《本草纲目》序卷内容进行摘译。该著作为当时欧洲认知东方文明提供了基础

---

① 邱玏：《中医古籍英译史实研究综述》，《中西医结合学报》2011 年第 4 期。
② 张焱、尹娜：《〈本草纲目〉在欧美的译介与传播》，《华北理工大学学报》（社会科学版）2022 年第 5 期。

性文献，由此成为中医药文化西传的核心读本①。迄今为止，《本草纲目》在学界被广为流传的主要有两个英文版本。一是由中国社会科学院罗希文教授于 2003 年翻译，二是由德国汉学家文树德于 2006 年翻译。

术语研究是中医翻译研究的基础和关键。20 世纪 70 年代以来，国内外诸多学者已然开启对中医典籍英译的深入探索与研究。尤为值得一提的是中医术语的翻译领域，众多学者提出了富有建设性的宝贵建议，同时制定出了区域性的标准方案。长久以来，中医典籍英译的国际标准化进程始终在中国政府与世界卫生组织的密切关注之下。二者积极践行使命，采取诸多切实可行的举措，并对该项工作进行指导，全力推动其稳健向前发展。李照国等在中医翻译理论领域建构了系统性框架，该体系包含五大核心要素：语言原生性维护、文本简易化处理、文化独特性保留、回译对等性优化及术语标准化规范②。谢竹藩在论文中提出：音译不仅要考虑语音规则和习惯，还要考虑一个约定俗成的过程。英译本的语法结构与汉语的语法结构相匹配则更为标准。

二　生态翻译学与"三维转换"的思想碰撞

生态翻译学始于 21 世纪初，是扎根于中国本土的翻译研究范式。2008年，《生态翻译学解读》的发表标志着"生态翻译学"（Ecotranslatology）作为独立学科概念的问世。生态翻译学是翻译研究领域内一项方兴未艾的生态范式。该理论体系以生态整体观为哲学根基，根植于东方生态哲学价值观，依托翻译适应选择论的学理架构传导出系统性理论。这不仅是翻译研究中对于整体性研究的一次积极尝试，更是一种在生态范式层面展开的科学探索③。将生态范式纳入翻译研究是过往翻译研究简单思维模式的消解，是当

---

① 邱玏：《中医古籍英译史实研究综述》，《中西医结合学报》2011 年第 4 期。
② 李照国、朱忠宝：《中医英语》，上海科学技术出版社，2002，第 105~153 页。
③ 胡庚申、王园：《生态翻译学研究范式：定位、内涵与特征》，《外语教学》2021 第 6 期。

下整体复杂性思维模式的建构，推进了翻译理论、翻译模式与翻译实践一体共生①。生态翻译学以生态理性为本体旨归，提出了"三维转换"的翻译原则，于翻译即"文本移植"的视域下而言，翻译实践的核心关切在于双语系统间语义符号、文化阐释、交际意图三个层面构成的动态场域中，实现文本意义的适应性迁移，以促进原语文本生命在目的语生态环境中延续、繁荣与赋新。

聚焦语言维度层面，译者需将原语的词汇、语法结构以及修辞手法等进行适应性转化，以成就译入语中的对应表达。此过程要求译者不仅要精准洞悉并把控源语的内涵深意，还需充分顾及译入语的语言表达习惯，以实现语言层面的适应性转换。跳脱语言层面的翻译活动是各地文化于世界视角下的碰撞与交融，理解并弥合原语与译入语之间的文化差异实为译者的必达之任，文化维度审视意味着唯有运用契合文化背景的表达方式，适应目的语文化思维的良好效果方可显象。此间，需要译者具备深厚的文化底蕴和敏锐的文化洞察力。所谓交际，即消除交流界限，进而助力沟通。交际维度意指译者需要把源语言的意义和信息转化为目标读者易于理解的形式，为彰显源语期望达成的交际效果而进行适应性选择转化，在此过程中可暂时剥离原文的形式束缚。交际维度的转换旨在确保信息的有效传递和交流的顺畅进行。于"三维转换"翻译原则的普照之下，原语文本生命在异质文化生态中得以移植再生、赋形赋新。

三　"三维转换"理论在《本草纲目》核心术语英译中的应用

翻译活动本质上是一种涉及原文解构与译文重构的复杂过程，传统一维视角下单一的语言层面的转化已然难以纾解中华传统典籍英译困局，而生态翻译学下的三维转换则助力于进一步打破异域间的语言壁垒、文化屏障、交

---

① 罗迪江：《生态翻译学研究的生态范式及其效应》，《南华大学学报》（社会科学版）2022 年第 1 期。

际界限，实现了翻译研究由单维向多维、由平面向立体的转渡。当《本草纲目》这一具有深厚历史文化底蕴的典籍在借助英译跨越国门之时，其语言的简明练达、文化的自成一格却成了隐形屏障。由此，译者在跨语际转换过程中需遵循"策略性调适"和"动态适应机制"的双重路径，以确保原语文本的语义表征、文化意义、交际功能完成生态化移植且使之在译入语的翻译生态环境中"生存"和"长存"①。这一转换过程旨在实现异质翻译生态的平衡状态，即在不失原文精髓的前提下，使译文能够适应目标语言的文化环境，达到有效交流与传播的目的。鉴于中医术语独特的语言结构、深厚的文化内涵以及医学领域的高度专业性，译者在适应中医术语的翻译生态环境时，需全面考量多重因素，致力于达成双语在语义表征、文化意义、交际功能生态中的系统性和谐。

（一）语言维的适应性转换

《本草纲目》核心术语在语言形式上具有古雅精炼的特点，这既体现了中医药学深厚的文化底蕴，也符合古代文献的书写传统。这些术语往往用字简洁、含义丰富，能够以一字或数字概括复杂的医学概念。同时，这些术语还大量采用了复合构词的方式，由两个或多个单音节词素组合而成新的具有特定医学含义的术语。这种构词方式既丰富了中医药学的词汇体系，又增强了术语的表达能力。语言维度视域下的适应性转换彰显之意为译者依托原语与目的语在形式架构层面的非对称性特征，所采取的能动性调适与系统性转换策略。鉴于汉语和英语分属于截然不同的语言体系，两者的语言生态在性质和内容上的差异颇为显著（见表1）。鉴于中医语言的隐喻特性与文化积淀，译者不可避免地面临中医术语核心语义空缺这一挑战，故此，译者必须从多个层次出发，进行精细而富有策略性的语言维适应性选择转换。首先，要深入理解中医语言，准确把握其文字表象；其次，厘清术语内链逻辑，灵活运用翻译策略以弥补其核心语义的空缺。

---

① 胡庚申：《生态翻译学：建构与诠释》，商务印书馆，2013，第117页。

表 1 "脏腑"术语的英译

原文	[时珍曰]《战国策》云：长桑君饮扁鹊以上池之水，能洞见脏腑①。
罗译本	Li Shizhen：It is recorded in Zhanguo Ce that Doctor Changsang Jun fed his student, Doctor Bian Que, with Shangchishui (water from the upper pond). After that, Doctor Bian Que could see clearly the Five Viscera (Liver, Heart, Spleen, Lungs and Kidneys) and the Six Bowels (Gall Bladder, Stomach, Large Intestine, Small Intestine, Urinary Bladder and Sanjiao) of his patients②
文译本	Li Shizhen：the Zhanguo ce states："Chang Sangjun let Bian Que drink the water from elevated ponds enabling him to clearly see the long-term depots and short-term repositories"③

资料来源：①李时珍：《本草纲目》，人民卫生出版社，1999，第 335 页。
②李时珍著，罗希文译《本草纲目》卷 2，外文出版社，2003，第 814 页。
③Shizhen L. ，"*Ben Cao Gang Mu*" *Volume II*：*Waters*，*Fires*，*Soils*，*Metals*，*Jades*，*Stones*，*Minerals*，*Salts*，California：University of California Press，2021，p. 50.

中医理论的语言具有抽象深奥的特征，语言上通常使用表象合成的方法来传达内里逻辑，以此使之形象化、具体化，便于理解。"脏腑"分属于两类人体器官，其中，"脏"包括心、肝、脾、肺、肾，统称"五脏"；"腑"则包括胃、胆、大肠、小肠、膀胱和三焦，统称"六腑"。"脏"和"腑"皆属人体器官系统之下，汉语以简单的表象合成托衬复杂的内链逻辑。而英语的语用系统则于此存异，即多关注于以内在逻辑凸显外在表象。由此译者需在语言层面进行适应性转换，调和原语与目的语差异，准确传达中医文化意涵。聚焦译文，罗译本采用直译的策略将"脏腑"译为"Five Viscera"和"Six Bowels"，并运用注释加以阐述。由此可见，这一译本实为译者从目的语读者的角度出发，寻求了原语与目的语之间的最大公约数，达成了双语同频共振之效，准确传达了原语文化内涵，易于读者接受理解，实现了原语与目的语之间语言生态的平衡与和谐。文译本则采取了意译的策略将"脏腑"译为"long-term depots and short-term repositories"。从语义角度分析，"depots"常见的中文释义为"仓库、储藏处"等，在中医语境中，"脏"的主要功能是藏而不泻，具有储存人体精气等重要物质的作用。将"脏"比作"long-term depots"（长期的储存库），旨在体现"脏"的长期储存功能这一内里含义。"repositories"的中文释义有"贮藏室、宝库、存放处"等。

对于中医中的"腑",其功能主要是传而不藏,负责消化、传导等过程,将食物和水液等进行暂时的储存和转运。将"腑"译为"short-term repositories(短期的储存处)",旨在传达"腑"的短期储存和快速转运的特点。然而,从译文层面分析,由于原语与目的语对于脏腑的概念是一致的,因此采用对应词的直接互换,方可实现原文译文之间的额度等值,这一译本剥离了语言表象,直接传达该术语的隐喻含义,略显"超额翻译"之式;转而从读者层面考虑,该译本相对晦涩,难以为读者所理解并接受,不利于原语的语言生命在目的语生态中移植再生。综上所述,针对"脏腑"的翻译,罗译本更具备适应性。

(二)文化维的适应性转换

原语与译语之间的文化生态在性质和内容上均呈现显著差异,为规避目标读者因其固有的文化视角而对原文产生误读,译者的职责不仅局限于语言层面的转换,更在于深入理解并适应该语言所属的文化系统,即文化生态,力求在两种语言的文化生态间达成平衡和谐之式①。文化维度的适应性转换并不是将独有的中医文化意蕴强制性地嵌置于异质文化生态,以迎合译语文化观点,而应是同时关照源语与译语,追求中医文化的准确传达。中医药文化蕴含"天人合一"的哲学思想,是数千年中医科学理论沉淀的成果。中医典籍翻译是中医文化传播的重要桥梁,历年来,如何精确传达中医文化的核心理念一直是翻译领域的一大难题。因此,在中医典籍的翻译实践中,必须充分考虑文化维度的适应性选择与转换,尤其需聚焦于中医文化的核心内涵。以便更准确地传播中医典籍的深层意义与核心理念,同时使译文更加契合目标语的文化生态,促进中医文化的跨语言、跨文化交流。

鉴于文化的差异性与语言的独特性,中医术语与其译语环境存在显著文化差异,尤为突出的是,"气学说"所蕴含的哲学思想,构成翻译实践中的一大挑战。中医理论体系中,"气"被界定为人体内活力强盛、持续运行的

---

① 胡庚申:《生态翻译学——建构与诠释》,商务印书馆,2013,第117页。

极精微物质，它不仅是构成人体的基础元素，也是维持人体生命活动不可或缺的要素之一。其源头可追溯至由父母先天之精所化生的先天之气，即元气。相对照地，在西方哲学领域中，关于"气"的思想研究同样存在。西方哲学家认为"气"是万物本源，秉持"一切均由空气产生，一切又消失于空气之中"的哲学观。中西"气"论的差异在于，几乎所有研究气论的西方学者都坚信在气中存在某种特殊的、具有精神属性的气，而中国"气"论则不尽然[①]。汉英两种语言的不同文化属性和中华传统文化的隐喻性特征，使中医学具有大量的文化负载词在英文中并无对应概念，即存在文化缺位。于此，不妥协于目的语文化生态下的意象缺位，运用异化策略倒逼目的语读者主动贴近原语文化，亦可促进中医文化的独有意象传扬四海（见表 2）。

表 2　"气"术语的英译

原文	时珍曰:地气升为云,天气降为雨,故人之汗,以天地之雨名之[①]。
罗译本	Li Shizhen：WhenVital Energy from Earth ascends to the sky, it becomes cloud. When Vital Energy from Heaven descends, it becomes rain. As a classical work puts it, human perspiration is equivalent to rain in nature[②]
文译本	When the qi of the earth rises, they become clouds. When the qi of heaven descend, they become rain. Hence the sweat of man is named after the rain of heaven and earth[③]

资料来源：①李时珍：《本草纲目》，人民卫生出版社，1999，第 267 页。
②李时珍、罗希文译：《本草纲目》卷 2，外文出版社，2003，第 603 页。
③Shizhen L，"*Ben Cao Gang Mu*" *Volume V*：*Waters*，*Fires*，*Soils*，*Metals*，*Jades*，*Stones*，*Minerals*，*Salts*，California：University of California Press，2021，p. 96.

　　原文所述"地气升为云，天气降为雨"，意在阐释雨水形成的自然过程：地气上升至高空凝结成云，随后降下成为雨水，由此可明确"气"在此处被视为一种物质实体。译者罗希文将"气"译为"Vital Energy"，此译法着重强调了生命的能量的概念及其与生命力的紧密联系。然而，在中医文

---

①　许苏民：《评杜维明"存有的连续性"——兼谈中西哲学气论》，《中国社会科学评价》2019 年第 2 期。

化理论框架内，"气"被定义为人体内一种生命力旺盛、持续运行的极精微物质。相比之下，"Vital Energy"这一表述更倾向于精神意识层面，未能全面充分传达中国古代哲学中唯物质论的文化意蕴。鉴于中医术语的抽象性与深刻性，当意译或直译难以精准捕捉原语文化内涵时，音译策略便成为一种可行的选择。因此，在译文中，将"气"直接音译为"qi"，不仅保留了原语的音韵特色，文化转换维度上也保留了原语的文化特色。时至今日，在国际学术交流中，"qi"作为"气"的英译已被广泛接受，成为一种标准且通行的译法。

（三）交际维的适应性转换

翻译学理探讨凝合析出交际维度的适应性转换的精髓要义。在交际维度适应性转换的框架下，译者承担着双重任务，既要确保原语作者的宏观交际意图等效重现于译语系统，准确传达至目的语读者；也要完成原语系统中的语言文化深层意义的跨系统移译[①]。在翻译实践中，力求原文的交际意图及文化精髓能够得以准确无误地传达，从而维护原文与译文在交际功能上的等效性。此过程绝非仅限于单纯的语言形式对应，而是深入涉足文化意义的交流与融合之境。对于中医典籍英译而言，应将揭示其深层意蕴作为首要任务，以阐释医理作为首要原则。具有交际适应性的译文若为学界渐纳，则成规约[②]。在此过程中，译者需忠实于原语文化与所要传达的含义，审视译文是否承载了原文的真切信息和特色，使读者真切地感受到中医文化的醇厚韵味，进而推动中医文化的国际化交流与传播，增进世界对中国传统文化的理解与认同。

以"五行"术语的翻译为例。五行学说，作为中国古代的一种物质观与哲学体系，广泛应用于哲学探讨、中医理论构建和占卜实践。此学说旨在

---

① 胡庚申：《生态翻译学——建构与诠释》，商务印书馆，2013，第117页。
② 李成华、孙慧明、孙慧：《生态翻译"三维"译论视角下的中医英译初探》，《中国中医基础医学杂志》2019年第11期。

阐释世界万物的生成原理及其内在相互关系，为中国古代哲学家提供了洞悉宇宙运行规律的重要视角。李时珍在其著作《本草纲目》论述："木，乃植物，五行之一。""水为万化之源，火为万物之先，土为万物之母。次之以金、石，从土也。"以此阐释了五行不仅指代金、木、水、火、土这五种基本物质，更揭示了它们之间运动变化的深刻哲理。译者罗希文采用的"five elements"译法，虽广泛被接受，但主要聚焦于五行的物质属性，未能充分展现其动态相互作用的过程。而流传的另一译本"five phrases"虽试图捕捉变化之意，却因与五行学说所强调的"持续相互作用和整体平衡观"存在偏差，故未能完全忠实于原文所要传达之意，未能将"五行"所涵纳的真切信息传达给目的语读者。五行学说在中医理论体系中占据核心地位，它依据事物的性质、作用及形态，将万物归纳为金、木、水、火、土五大类别，从而建立了自然界变化与人体生命活动之间的紧密联系。鉴于此，对于"五行"术语的英译需在保留其物质形态的同时，准确传达其相互作用的动态特性。由于五行学说在西方文化中缺乏直接对应的概念，以上译本所采取的归化策略无法实现其核心内涵的准确传播，故此，有必要进行交际维度的选择性适应。通过与"阴阳"概念的横向比较，笔者认为，采用音译结合注释的方式，将"五行"译为"wu xing"（metal, wood, water, fire, earth, and their interactive movements as applied in Chinese medicine），既能精准传达原文的深层含义、保留中医文化的独特韵味，亦能反逼目的语读者主动贴近中医学理。综上所述，"wu xing"这一英译方式切实促进了原文与译文之间交际意图的有机传递，助推中医文化在世界范围内的深入交流与理解。

四 结语

生态翻译学为深入探讨翻译活动提供了一隅新视角，它强调将翻译分析置于整个翻译活动的核心要素。"三维转换"理论凸显了译者的主体性创造空间，其核心在于译者需要运用"策略性调适"和"动态化抉择"的辩证方法调和原语与译语在语言、文化和交际层面的生态差异，以期创造出与原语高度适配的译文。在当下中国文化积极寻求"走出去"的时代分野之下，中医药文化的国际传播迎来了前所未有的发展机遇。然而，中医药知识文化的对外推广与宣传仍面临着多方面的挑战与困难。鉴于此，将生态翻译学视角下的三维转换策略应用于《本草纲目》中核心术语的英译研究，无疑成为一条行之有效的纾困之道，以此烛照中医典籍在目的语生态环境下的再生之路。移目译者层面，归依于该理论的行为导向油然而生：核心术语的翻译是否保持了译语语言的生态平衡、是否合理阐释原语语言文化并适应译语生态环境、原文的交际意图是否在译文中得以体现，以此提升《本草纲目》核心术语的翻译质量，有效助推中医典籍跨越语言与文化的界限。借以生态翻译学的三维转换策略，中医药文化生命于新时代、新场域再度轮回，呈现绿色之势、盎然之姿，静水渗流蔓延至西方医学之域，汇聚世界医学之江河。

T20　中医医疗机构中医药文化建设现状的分析

——以四川省域中医医院为例*

张顺玉　陈　莉　周　州**

　　摘　要　四川拥有中医之乡、中药之库的知名度和美誉度，中医医院是传承发扬中医药文化的极其重要的载体媒介。本文对四川省域中医医院中医药文化建设传播取得的成绩和发展现状进行分析研究，探讨存在的不足，并提出进一步加强中医医院中医药文化传播建设，不断提升中医药文化生产力；探索现代中医药文化传播建设新技术新路径；培养中医药文化技术人才，打造中医药文化建设传播专业队伍等对策建议。

　　关键词　中医药　中医医院　文化建设　四川省

一　四川医院中医药文化传播现状分析

（一）发展的背景

　　四川地处西南，国家战略腹地，中医药文化的发祥地之一，川药、川

---

　　*　本文系四川省中医药管理局项目："三级公立中医医院全生命周期'医养结合示范区'中医药文化建设方案研究"（项目编号：2023MS214）、四川省中医药科学院青年人才培养计划（项目编号：QNCJ-2024-ZZ）阶段性成果。
　**　张顺玉，四川省中西医结合医院副主任护师，主要研究方向为医养结合与中医药文化研究；陈莉，四川省中西医结合医院主管护师；周州（通讯作者），四川省中医药科学院助理研究员，主要研究方向为中医药系统研究与健康产品开发。

方、川医、川人的"川派"中医药文化源远流长、传承不息，拥有中医之乡、中药之库的知名度和美誉度。党的十八大以来，习近平总书记就弘扬中华优秀传统文化作出一系列重要指示批示，同时指出，中医药学是中国古代科学的瑰宝，也是打开中华文明宝库的钥匙。四川省委、省政府高度重视中医药传承创新发展，全省中医药系统大力实施中医药文化传承发展工程，奋力推进中医药文化高地建设。以中医药文化自信增强发展自觉，中医药文化已成为四川推动中医药全面发展的核心力量。打造川派中医药文化品牌标识，增强中医药文化吸引力，将中医药文化送到人民群众身边，全省"信中医、爱中医、用中医"的氛围空前浓厚。

中医医院是传承发扬中医药文化的极其重要的载体媒介。近年来，国家和四川省相继出台系列事关推动中医药文化发展的政策文件，对医院的中医药文化发展提出了更高要求。医院作为中医药文化继承和创新、展示和传播的重要场所，加强中医药文化建设，不仅有利于体现中医服务的基本特征，还有利于巩固中医学科的发展方向，同时有利于提高核心竞争力，更好地保持中医药特色优势，满足广大人民群众对中医药服务的需求[①]。

（二）价值吸引力

四川中医医疗卫生资源逐年丰富，医疗机构、门诊部、诊所等数量连续多年呈上升趋势，民众享受中医医疗服务意愿和诊疗数量不断增长。网络检索显示，2017~2021 年，四川省中医类医疗卫生机构数量呈增长趋势，截至 2021 年末，四川省中医类医疗卫生机构总数达 8166 个，较 2020年增加 876 个，同比增长 12%。其中，中医类医院 343 个，占 4.2%；中医类门诊部 91 个，占 1.1%；中医类诊所 7728 个，占 94.6%；中医类研究机构 4 个。

四川省卫生健康委公报显示，2022 年末，四川省医疗卫生机构总数升

---

① 俞利霞：《构建现代化中医特色文化服务团队的探讨》，《中医药管理杂志》2019 年第 3 期，第 229~230 页。

至 74041 个。其中：医院 2465 个，基层医疗卫生机构 70671 个，专业公共卫生机构 686 个，其他 219 个。医院中，公立医院 680 个，民营医院 1785 个。全省中医类医疗卫生机构 8532 个，中医医疗卫生机构床位 88176 张，全省中医类医疗卫生机构总诊疗 10507.13 万人次，与上年相比增加 570.80 万人次（增长 5.74%），其中：中医类医院 4727.96 万人次（占 45.00%），中医类门诊部 108.51 万人次（占 1.03%），中医类诊所 2743.09 万人次（占 26.11%），其他医疗机构中医类临床科室 2927.57 万人次（占 27.86%）。全省中医类医疗卫生机构出院人次数 346.76 万人次，比上年增加 16.5 万人次（增长 5.00%），其中：中医类医院 251.81 万人次（占 72.62%），中医类门诊部 0.02 万人次，其他医疗机构中医类临床科室 94.93 万人次（占 27.38%）①。

（三）文化生产力

广义上讲，文化是指人类在社会实践中所获得的物质、精神的生产能力和创造的物质、精神财富的总和，即有人参与的文化；狭义上的文化概念是指精神生产能力和精神产品，其包括自然科学、技术科学和社会意识形态等一切社会意识形态②。生产力是指人类创造社会财富的能力。文化生产力融合精神的价值体系、物质的符号体系、行为的制度体系，是硬实力和软实力的综合体现③。近年来，四川省域内的中医医院不断强化中医文化研究，大力挖掘传播川派名医良方的内涵，不断增强文化软实力，注重改善和提升基于中医药的医院环境形象，大幅提高医院作为中医药文化宣传展示载体的传播力。

四川是扶阳学派的发源地和兴盛地，百余年来，扶阳学派在四川、云南、贵州等一带广为流传，并代有传人。成都中医药大学通过学院建立平

---

① 《2022 年四川省卫生健康事业发展统计公报》，四川省卫生健康委员会网站，https://wsjkw.sc.gov.cn/scwsjkw/njgb/2023/11/17/48dd95c375c649c49612a2c9d273e53a.shtml。
② 冯向明：《当代中国的主流文化及其社会认同》，河南师范大学硕士学位论文，2014。
③ 熊澄宇：《文化生产力彰显文化自信》，《人民日报》2016 年 10 月 20 日，第 7 版。

台，大力推进学院和附属医院开展郑钦安"扶阳学派"和李仲愚"杵针学"等系列川派中医传承研究及传播。杵针疗法在传承过程中并不是通过文字记载，而是通过师徒之间口口相传。历经 300 余年的传承，杵针疗法形成了一套独特的理论体系及操作手法，2021 年入选第五批国家级非物质文化遗产代表性项目名录。成都体育学院附属医院以该医院具有"体医渗透—武医结合"鲜明特色的"郑氏伤科"资源的宣传、普及为主要方向，围绕"郑氏武医文化精髓、中医运动医学发源、竞技体育中医干预手段"三张名片，构建和完善"体医—武医特色·运医—骨医文化"宣传体系，建设成为集运用、学习、研究、转化、服务与宣传于一体的中医药文化传播特色平台。2024 年 3 月，成都体育学院附属体育医院新增为全国中医药文化宣传教育基地。此外，还有多家医院如眉山市中医医院大力挖掘创新推广谢氏骨科疗法等均在不同程度不断提升四川省域中医医院的文化力量。

（四）社会影响力

四川省将中医药文化传承发展列为全省中华优秀传统文化传承发展重点工程，积极推动中医医疗机构发挥排头兵先锋队作用，开展中医药文化研究、民众普及、出川出海。成都中医药大学成立中国出土医学文献与文物研究院，加大对"天回医简"等出土医学文献和文物的研究①。建成全国中医药文化宣传教育基地 3 个，建立四川省中医院、凉山州中西医结合医院等省级中医药文化宣传教育基地 12 个。四川省中西医结合医院、四川省第二中医医院等多家中医医院大力普及中医药文化知识，开展"中医中药中国行"、中医药文化"六进"活动 2000 余场次，公民中医药健康文化素养水平、知识普及率分别达到 19.51%、97.43%。推动中医师带上中医技术"走出去"，吸引海外信中医爱中医学中医的人才走进来，中医药海外传播不断加强。西南医科大学附属中医医院在乌兹别克斯坦首都塔什干举办"四川

---

① 《央视〈简牍探中华〉今日关注成都出土"天回医简"》，《成都日报》2024 年 5 月 5 日，第 3 版。

中医药海外行—中医药文化节"活动，医院为与会 100 余名人员开展了两场健康讲座。培训来华留学生 1200 名，持续举办"海外中医药文化周""驻蓉领事官员走进中医药"等系列活动，四川中医药对外交流日趋深入①。2021 年，四川获批建设全国七个之一、西部唯一的国家中医药综合改革示范区②。建成中医药文化高地，被确定为示范区建设标志性成果③。近两年来，四川中医医疗卫生机构整体的文化影响力在不断提升，社会影响力不断扩大。在《2023 年全国中医药行业新媒体研究报告》中，四川省中医药管理局入列"中医药政务新媒体传播影响力 TOP10"。

二　存在的问题

四川省域的中医医院是中医药文化建设的排头兵，对中医药文化软实力的提升起到了积极的推动作用。四川中医之乡浓厚的文化土壤为中医药文化的传承弘扬提供了充分的营养，川派中医各大流派蓬勃发展，为四川经济的发展提供了新的智力支持，医院在推动中医药文化发展的同时，带来了先进的技术、高端的人才、科学的管理、健康的医院环境等。扶阳学派、神奇杵针等在四川乃至西南的传承推广，甚至影响到长江经济带，得益于四川省委、省政府对中医药的高度重视，在人财物等方面加大政策引导和支持力度。川派中医文化的传承创新发展，一方面，为民众就医、康养、理疗等健康需求提供了因地制宜、因人而辨、因症而治的医学技术，大幅度提高了群众信中医、用中医；另一方面，各家医院均进行具有自身特色的川派中医文化的挖掘、传承和弘扬发展，良好的医技带来了群众的口碑，这也是中医医院门诊量不断增加的

---

① 王文凭等：《从不了解到竖拇指 川派中医药扬帆海外》，《四川日报》2021 年 12 月 30 日。

② 王文凭等：《四川中医药开启攻坚"加速度"》，《四川日报》2022 年 10 月 31 日，第 7 版。

③ 田兴军：《奋力推进国家中医药综合改革示范区和中医药强省建设》，《健康中国观察》2023 年第 10 期，第 17~19 页。

根本所在，越来越多的老百姓获益于中医药事业产业文化三位一体发展。在取得成绩的同时，四川医院的中医药文化传播建设也存在不足之处。

（一）名老中医学术思想挖掘力度不够

川派医学与儒学和道学结合紧密，互相贯通，临床疗效显著，是四川中医药文化特色。名老中医学术流派和医技思想是中医药文化传承创新的重要组成部分，部分医疗手段、治法治则没有文字文献记载，而是依靠师承体系口口相传。医院是名老中医施展医技传承口碑的重要平台，眼科陈达夫的金针拨障法就因未能及时传承而失传绝技，因此，医院对名老中医学术思想的重视和挖掘，对四川中医药文化的建设传播具有重要的影响。

一是在实际生产生活中，医院在运营过程中需要平衡各个科室的发展，对名老中医学术思想的挖掘往往需要投入大量资金和人力资源，这在资源有限的情况下可能难以保证，包括文献整理、数据挖掘、临床研究等需要先进的设施和设备支持方面也需要医院统筹衡量。

二是数据挖掘技术在中医领域的应用仍处于起步阶段，存在挖掘需求不明确、目标不够具体、研究方法不完善等问题。这可能导致医院在挖掘名老中医学术思想时，难以准确捕捉和提炼关键信息。针对已经明确发展的学术思想流派，还沿用传统的研究方法，缺乏创新性和针对性，导致挖掘效果不佳。

三是名老中医学术思想的挖掘需要跨学科合作，但部分医院在跨学科合作方面存在不足，中医药专业研究者与计算机、数理统计等专业研究者之间的沟通和协作不够顺畅，缺乏跨学科研究团队。

（二）对康养领域的介入不足

康养文化既是中医药文化的一部分，又有所独立。中医药文化强调整体观念和辨证论治，注重个体差异和预防保健，强调"天人合一"的哲学思想。它以阴阳五行、脏腑经络、病因病机、诊法辨证等基本理论为基础，形成了一套独具特色的医疗康养体系。近几年来，随着老龄化进程加速，健康养生逐渐受到老龄人群重视，康养文化随之兴起。iiMedia Research（艾媒咨询）数据显示，2021 年，中国 65 岁以上老龄人口比例为 14.2%，老龄化进程加速。2021 年，养老产业的市场规模达 8.8 万亿元，同比增长 22.3%，预计 2023 年市场规模达 12.0 万亿元[1]。然而，医院在中医药文化建设传播方面对康养的重视还存在不足。

一是医院在中医药康养文化的建设和环境氛围塑造方面缺乏创新。随着老年健康养生的兴起，部分医院如四川省中西医结合医院开展亚健康、颐养中心等科室建设，但是在实际运营中重医疗资源的应用而忽视了强化医院环境的中医药文化的氛围塑造，来院银发老人缺少对康养过程的中医药认识。

二是由于传统观念和认识的不足，一些老年人对医院开展中医药康养缺乏信任和认同，特别是对康养资金花销方面存在认识偏差，子女也受到传统观念的影响，对医养机构高额服务费用、服务能力等存在质疑，需要加强正面宣传和推广。

三是中医药康养文化知识生产力有待提高。医院是中医药康养文化的研究、普及、推广的前沿一线，由于缺少懂中医、讲科普、会康养的专业人才队伍，以及存在管理制度不健全等问题，在康养类科研和科技的知识创新方面还有待提高。

（三）医院中医药文化传播建设标准缺乏

早在 2010 年，国家中医药管理局就发布了《中医医院中医药文化建设指南》，指出中医医院中医药文化建设范围非常广泛，内涵十分丰富，主要包括了价值观念、行为规范、环境形象等方面。在建设中，要坚持突出特色，以中医药文化为主体，融合时代文化特征，在继承传统的基础上创新发展，与时俱进，充分体现中医药文化特色；坚持统筹规划，中医药文化建设

---

① 杨有韦、张毅：《大数据时代的"老有所养"》，《大数据时代》2022 年第 7 期，第 20~27 页。

与医院总体发展规划相衔接，与医院文化建设相结合，做到价值观念、行为规范、环境形象的有机统一；坚持因地制宜，按照总体要求，从医院实际出发，制定切实可行的措施，使建设工作充分体现医院个性特征和区域文化特征；坚持促进发展，紧紧围绕医院改革发展的中心工作，以中医药文化建设促进科室建设、技术服务、学术研究、人才培养以及科学管理等各项工作水平的不断提高。但也仍然存在中医医院中医药文化传播建设参差不齐的现象。一是对中医药内涵把握不足。一些医院对中医药的定位和理解不够深入，中医药文化在医院整体建设中所占比例不足，开展中医药科普、名医文化建设、对外开放研学教育等对应服务的中医师比例和中药的利用率相对偏低。二是标准研究匮乏。中医药标准化工作在我国起步较晚，中医药文化建设的相关标准更是亟待从零到一的突破，对于省市县的不同地区的中医医院环境、中医科室、院区病床和康养理疗等区域文化的建设缺乏更为科学的指导。三是中医药文化科研创新能力不够。部分医院在中医药文化科研方面的投入和创新能力不足，重视广义上的中医药文化，缺乏对中医药文化精神力和精神产品的研究挖掘和输出传播，川派名医文化、大院文化、古方文化等有影响力的中医药文化科研成果数量还比较少，制约了中医药的发展和应用。

（四）传承创新的社会影响力有待加强

一是在中医药的文化传承创新方面，未能与现代技术紧密结合，多数市县级中医医院还在使用传统的门诊义诊等宣传模式，传播途径单一，而没有将互联网思维运用在中医药文化传承中。

二是目前川派中医药文化作为地方特色，还未能很好地融入大学术圈，交流促进和应用覆盖面存在一定的局限。

三是提高社会普及度是中医药文化建设的重要内容。中医药文化是中华传统文化的重要组成部分，社会大众对中医药文化氛围认同不断加强，但是科学的、规范的、中医药思维的认知度还不够高，这在一定程度上限制了医院中医药文化传承创新的建设质量。

三　建议

（一）进一步加强中医医院中医药文化传播建设，不断提升中医药文化生产力

积极树立中医药全生命周期健康意识，主动用好中医药资源，创新发展和弘扬中医药文化。

一是加强中医药资源的整合与利用。充分利用现有的中医药资源，包括名家中医师、川产道地中药材、中医医疗机构等，提供全方位的中医药服务，包括中药饮片、中成药、针灸、推拿、拔罐等。同时，应该加强中医药资源的整合与利用，推动中医药资源的共享和优化配置。

二是高标准立足中医药文化载体前沿阵地，积极在院内医养重点领域推广中医药养生保健知识。中医药强调预防为主，养生保健是中医药文化的重要组成部分。加强对中医药养生保健知识的宣传和推广，包括中药药膳、中药保健品、中药保健饮品等，让人们了解和掌握中医药养生保健的方法和技巧，提高人们的健康意识和自我保健能力。

三是持续强化中医药文化传播深入群众生活，深度结合中医药大健康的实际，加大个性化中医药服务力度。中医药强调因人而异、因病施治，不同的人有不同的体质和养护情况，需要个性化的治疗和调理。根据不同年龄段、不同健康状况的人群，加大提供个性化的中医药服务的力度，包括中医师的诊疗服务、中药饮片的调配、中医养生保健方案的制定、居家养护方案回访等方面。

（二）探索现代中医药文化传播建设新技术新路径

加强中医药文化挖掘、开发、研学、应用转化等技术研究，高质量推动中医药文化建设传播。中医药有着深厚的理论基础和丰富的临床经验，中医医院具有得天独厚的人（医师）、技（医技）、物（古籍古方古法）等中医

药文博资源，需要与时俱进，不断进行科研和现代化发展。

一是因地制宜地深化研究川派中医各学派的中医药文化内涵和特点。了解其中的基本概念、历史演变、理论基础和实践经验等，深入研究和挖掘内在隐藏的学术价值、康养价值，为中医药文化技术的创新研发提供坚实的理论基础。

二是加大对中医药文化技术创新和研发的鼓励支持力度。积极探索院内政策创新，鼓励和倡导中医药文化技术的创新和研发，包括名方古籍推广适用的新药研发、名老中医经验名方医院制剂开发等。采取有效的措施和方法，强化医院已有的川派中医药文化的传承和保护，包括通过研制和实施相关政策法规、加强中医药文化宣传和教育、保护中医药文化遗产等，为中医药文化的传承和发展提供有力保障①。

三是注重与现代科技相结合。四川中药产量丰厚，资源广阔，川产道地药材效果良好，极具特色，在国内外享有盛誉，应借助中药平台使中医药文化的物质资源不断扩大影响力。加强中医药文化与 VR、AR、移动互联网等技术的衔接，扩大中医药文化创新及服务，如借助互联网开展相关八段锦、五禽戏等养生功法视频宣讲，结合四川气候特点开展四时节气养生，开展香囊、药枕、袋泡茶等康养项目，不断提高川派中医药文化传播水平。

四是持续加强学术交流平台建设，增强中医药文化的国内国际交流与合作。积极参与国际医学交流与合作，通过举办国际学术会议、开展中医药文化海外推广活动等方式，不断推动中医药文化国际交流融合演进的繁荣发展，如借助省市县三级医学专科联盟、乌蒙山中医药区域联盟等平台开展学术交流学习，推动吴门医学、孟河医派等形成自己的配套体系，并积极走出四川服务惠及更多民众。

---

① 史晓晖、李俊等：《中医药自信教育融入思想道德与法治课教学的探析》，《中国中医药现代远程教育》2023 年第 7 期。

（三）培养中医药文化技术人才，打造中医药文化建设传播专业队伍

人才是事业发展、文化传承弘扬的基础。重视中医院内中医药文化人才培养，是推动中医药文化高质量发展的关键①。

一是在院内建立健全中医药文化技术人才培养体系，加强中医学、中药学、中医工程学等专业学科建设，培养具备扎实的中医药理论基础和实践能力的高素质中医药文化技术人才。

二是要有意识培养中医药文化专业专精人才。采取开展课题、整合社区医疗服务机构、协同推进医联体专科联盟等方式，灵活构建中医药文化人才培养机制，提供多元化的学习和发展机会，如参加学术会议、专业培训、国际交流等，帮助他们拓宽视野、提高专业素养和增强创新能力。

三是加强中医药文化传承与创新意识培养。通过师承教育、经典研读、临床实践等多种方式，培养中医药人才的传统医学素养和中医药文化底蕴，引进中医药普法人才，强化中医药文化宣传的规范性。推进中医药文化与现代科技的结合，培养一批既掌握传统中医理论又具备现代科技素养的复合型人才，包括在中医药专业课程中引入现代科技知识，以及开展跨学科的中医药研究项目等，提高中医药文化传承与创新的意识和能力。

---

① 高一人、王健：《中医药传统文化在现代卓越中医人才培养中的应用探索》，《中国医疗管理科学》2023 年第 6 期。

康养研究

T21　中医药健康促进与教育在健康中国中的地位作用及实施路径

课题组[*]

摘　要　党的二十大以来，以习近平同志为核心的党中央提出了"健康中国"战略，其中推动中医药继承与发展为其重要组成部分。国家对中医药发展的支持力度逐步加大，各地对中医药的重视与支持空前增加，迎来了中医药发展的新的历史机遇期，全面推动中医药健康促进与教育刻不容缓。本文对中医药健康促进与教育在健康中国中的地位作用进行论述，并提出一些具体的实施途径，以供参考。

关键词　中医药　健康促进与教育　健康中国

党的二十大报告提出推进健康中国建设，"促进中医药传承创新发展"被纳入其中。自新一轮医改实施以来，我国中医药事业取得长足发展：服务能力全面提升，覆盖网络更加完善，特色诊疗优势充分彰显。在传承精华、守正创新方面成效显著，不仅有效满足了人民群众的健康需求，更为健康中国战略的实施提供了重要支撑。在此背景下，推动中医药健康促进与教育迫在眉睫。

---

*　刘聪毅，北京中医药大学在读硕士，主要研究方向为中医药防治内分泌代谢病；王宁、许晶晶、丁颖，北京中医药大学在读硕士，主要研究方向为中医药防治内分泌代谢病；张弘，牡丹江市中级人民法院科员，主要研究方向为医疗卫生法律法规；刘铜华，教授，北京中医药大学教授，主要研究方向为中医药防治内分泌代谢病。

自《黄帝内经》问世以来，凝聚着深邃中国哲学智慧的众多中医药学典籍论述，犹如闪亮的星云，荟萃于中华文明的浩渺苍穹。中医药文化在新时代的创新发展，源于三大核心动因：其一，根植于"医易同源"的传统理论体系，彰显了中医药独特的学术逻辑；其二，契合健康中国建设的战略需求，展现了与时俱进的实践价值；其三，肩负着增强民族文化自信的时代重任。这些因素共同决定了中医药文化既要坚守精髓、又要创新发展，在新时代必将焕发蓬勃生机，走出一条传承与创新并重的发展之路。鉴往所以知来，守正故能创新。悠久的中医药历史文化孕育了无尽的宝藏，这是当下中医药文化创造性转化、创新性发展的基点。现如今我国正处于社会主义现代化建设的新时代，科技高速发展，社会面貌日新月异，所经历的变局前所未有。在这样的大背景下，我们更应当将传统的中医药文化赋予新的时代内涵，大力推动中医药健康促进与教育，以实现中医药成果的创造性转化、创新性发展。推动中医药健康促进与教育在健康中国项目的实施中发挥着越来越重要的作用。

一　中医药健康促进与教育在健康中国的地位

（一）是人民生命健康的重要保障

生命健康权作为人的基本权利，包含生命权与健康权两大核心内容。生命权是公民作为权利主体存在的基础和前提，构成了个人行使其他一切权利的根基。从法律视角看，生命权的保障直接关系每个人最根本的人身权益。而健康权则要求公民在生命存续期间保持身体组织的完整性和生理机能的正常运转，这是个体参与民事活动和社会交往的必要生理基础。这两项权利相辅相成，共同构成了现代法治社会中人的基本权利保障体系。医学作为治病救人的学科，对于人民群众生命健康有着十分重要的保障作用。尽管随着经济与科技的发展和整体受教育水平的提高，我国的医疗水平已经有了突破性的提高，然而基于人口基数大、医疗资源分布不均等原因，依然有很大部分的人民群众对医学知识缺乏深入了解，在面对一些突发性疾病时常常缺乏必要的医学常识而导致疾病的恶化，甚至危及生命。推动中医药健康促进与教育这种持续的科普活动，有利于提升群众的健康认知水平和自我管理能力，使每个人都能成为自己健康的第一责任人。这种科学普及工作重在长期坚持，最终目标是让健康知识真正转化为民众的健康行为和生活方式。

（二）是推动中医药创新性发展的战略支撑

中医药是中华民族的瑰宝，我们党历来高度重视中医药事业发展。党的二十大报告提出："促进中医药传承创新发展。"习近平总书记指出："要坚持人民至上、生命至上，研发生产更多适合中国人生命基因传承和身体素质特点的'中国药'，特别是要加强中医药传承创新发展。"① 在过去的 4 年，我国中医药服务体系建设取得显著成效。数据显示，2019~2023 年，国家发展改革委累计安排中央预算内投资近 400 亿元，重点用于改善中医药机构基础设施条件，大幅提升了中医药服务能力。截至 2022 年，全国已建成 250个中医优势专科建设项目。在质量监管方面，截至 2022 年底，全国 31 个省（区、市）和 237 个地市均已建立中药药事管理质控中心，实现了对医疗机构中药饮片质量的全流程监控，有力保障了用药安全。这一系列举措使中医药服务体系得到全面优化升级②。中医药持续创新发展，其社会保障与教育也应当持续跟进。加强中医药健康促进与教育，有助于充分发挥中医药贴近生活、简便廉验等优势，深入推进中医生活化，让更多人了解中医药、认识中医药、应用中医药，有助于推动健康中国战略目标的实现。

（三）是实现中华民族伟大复兴的重要举措

党的二十大以来，以习近平同志为核心的党中央更加把维护人民健康摆

---

① 转引自王子锋《以更加奋发有为的精神状态推进各项工作推动京津冀协同发展不断迈上新台阶》，《人民日报》2023 年 5 月 13 日，第 1 版。

② 程辰、孙昭睿、王珩等：《实施中医药传承创新发挥中医药促进人民健康的独特作用》，《中医药管理杂志》2024 年第 17 期。

在更加突出的位置，召开全国卫生与健康大会，确立新时代卫生与健康工作方针，在先前印发的《"健康中国2030"规划纲要》基础上，发出建设健康中国的号召，明确了建设健康中国的大政方针和行动纲领，人民健康状况和基本医疗卫生服务的公平性可及性持续改善。健康作为人类全面发展的基本前提，既是经济社会持续发展的根基所在，更是衡量国家繁荣与民族振兴的核心指标，同时也是全体人民共同向往的美好愿景。维护人民群众的健康权益是一个系统工程，其中加强中医药健康促进和教育就是重要的一环。健康是人民群众获得感、幸福感和安全感的重要基石。要全面推进健康促进与教育事业发展，切实为人民群众提供全方位、全周期的健康服务。

二　中医药健康促进与教育在健康中国的作用

（一）有利于推进中医药生活化

世界上每个历史悠久的文明都孕育了独具特色的传统医学体系。作为中华文明的重要瑰宝，中医历经数千年的传承与发展，凝聚着中华民族对生命本质的深刻认知、健康维护的丰富实践以及疾病防治的集体智慧。这一源于生活实践、经过长期医疗经验积累而逐步形成的系统医学科学，以其独特的理论架构、诊疗理念和技术方法，在世界医学史上占据着不可替代的重要地位。党的二十大报告提出，要"深入开展健康中国行动和爱国卫生运动，倡导文明健康生活方式"。这是对人民群众日益增长的卫生健康需要的直接回应。随着我国社会主要矛盾的转化，人们已经不满足于生病后可以得到及时有效治疗，而更加注重未病先防，更加追求预防疾病、健康生活、养生长寿等目标。中医紧密融合日常生活的特点、独特的养生之道、治未病的预防理念，以及科学、文化的双重属性，契合这一需求的变化。这就要求更多优秀中医药人才深入百姓生活，普及中医药知识、智慧和健康理念，倡导健康生活方式。推进中医药健康促进与教育可以培养人们更加健康的生活方式，在潜移默化中为广大人民群众普及中医药知识、智慧和健康理念，让健康的生活观念深入大众之心，为健康中国建设提供强大的群众基础。

（二）有利于完善医学科普工作机制

健康中国建设的核心，是人民群众健康水平的提升、健康生活方式的普及、身体素质的增强、健康素养的提升、"人人是自己健康第一责任人"的健康理念的形成，以及自我健康管理意识的强化。医学科普是一项系统性的社会教育活动，其核心在于将专业的医学知识、科学的健康理念、有效的疾病预防方法和正确的就医观念，通过大众化的语言和多样化的传播形式转化为公众易于理解接受的内容。这项工作的本质是搭建专业医学与公众健康认知之间的桥梁，通过持续的知识传播和能力培养，提升全民健康素养水平，使公众掌握自主健康管理的知识与技能，最终实现从被动医疗到主动健康的观念转变。建设健康中国，医学科普工作具有重要意义和独特作用。建立中医药健康促进与教育科研协调联动的医学科普工作机制，通过政府的引导、各类行业组织和社会机构的推动以及医护人员的参与，将医学知识转化为老百姓听得懂、记得住、用得上的科普知识，提高群众的健康素养。同时，中医药健康促进与教育也培育了高水平的医疗科普人才，权威、专业的健康知识通过不同渠道，以更加多样、亲民的形式传递到了公众身边。

（三）有利于加快推进中医药与现代医学相结合

中医药的发展需要秉持科学务实的态度，既要扎根传统医学精髓，系统梳理其理论体系和临床经验，又要积极融合现代医学技术，构建国际通行的评价体系。在守正创新的发展道路上，中医药始终保持着兼收并蓄的开放姿态。当代中医诊疗已呈现鲜明的时代特征：患者带着现代影像学报告就诊，"中西医结合"的诊疗能力成为中医师的必备素养。通过整合人工智能、大数据等前沿技术，中医药正在实现诊疗水平的现代化提升，为全球健康事业贡献独特的中国智慧。这种既尊重传统又面向未来的发展模式，正推动中医药在现代化进程中焕发新的生机。要推动中医药与现代医学相结合，加强中医药健康促进与教育的意义举足轻重。加强中医药健康促进与教育有利于破解中医药现代化发展这一时代命题，培育更多德才兼备的中医人才，发掘更多疗效显著的经典方剂，使中医药这一传统瑰宝在当代焕发新生。通过守正创新、传承发展，中医药必将为人类健康事业谱写更加辉煌的篇章。

三　实施路径

（一）实施对策

1. 举办宣传讲座

邀请中医专家开展讲座。围绕中医人体理论，各季气候特征，日常饮食、生活运动、居家习性等方面向人民群众进行讲授，提高居民保健意识，养成科学、健康的生活方式，宣传合理膳食、适量运动、保持个人卫生、身体一旦出现不适要及时就医等良好习惯。

2. 开展义诊活动

组织广大医疗工作者和医学生深入基层开展义诊活动。积极为人民群众提供 B 超、X 线检查，测血压、测血糖等体检服务，同时发放健康宣传资料，做好健康促进工作。义诊实践作为医学生早期接触临床、服务社会的重要载体，不仅搭建了理论与实践相结合的桥梁，更是培育医者仁心的关键环节。通过深入基层的医疗志愿服务，引导医学生树立"生命至上"的职业信仰，培养其人文关怀精神与责任担当意识，在服务群众健康的过程中深化对医者使命的认知。这种实践教育模式，既强化了临床技能的早期训练，更注重塑造未来医者"悬壶济世"的职业品格。通过义诊活动不仅可以培养医学生的社会责任感，也可以推动广大人民群众更加了解中医知识，实现

"双赢"①。

3. 开展"中医药进校园"活动

将中医药引进大中小学校园。推进中医药文化跨界融合，提升中医药健康文化素养，不断增强群众中医药服务获得感。可以通过开展公开课、示范教学和专题学术讲座等形式，与中小学师生深入交流，共同探讨教育创新发展中的关键议题，包括学校治理现代化、教学理念革新与教学方法创新等核心内容，重点推进中医药传统文化教育特色建设。比如在高校资源支持下，辽宁中医药大学关宏远副研究员等人在中小学校园打造了融合百草园、本草馆等元素的中医药文化景观，通过文化墙和长廊的立体展示，生动呈现"望、闻、问、切"等中医精髓，系统展示中医药文化的深厚底蕴。

为增强师生对中医药的认知兴趣，可以设计沉浸式文化体验活动，让学生在校园环境中自然而然地感受中医药的独特韵味。定期组织大学生志愿服务团队走进中小学，开展心理健康指导、中医药知识竞赛、社团指导及文艺展演等特色活动。特别设立中医药特色实验班，构建拔尖创新人才培养体系，显著提升学校办学特色和社会影响力，打造具有示范性的中医药文化教育品牌。

这一系列举措形成了"课程渗透—环境熏陶—活动体验—特色培养"四位一体的中医药文化教育模式，实现了传统文化传承与现代教育创新的有机融合。②

4. 参观中医药博物馆

中医药博物馆作为集文物保护、文化传播与学术研究于一体的重要平台，在推动中医药文化传承创新中发挥着不可替代的作用。当前，中医药博物馆正处于功能升级与转型发展的关键期，其已从完成传统的文物征集、藏品保护等基础工作单位，逐步拓展为集教育宣传、学术研究、文化体验职能

---

① 黄明明、李杰、于子洋等：《德医交融背景下的医学生义诊实践活动的调查研究——以北京中医药大学为例》，《中国中医药现代远程教育》2022 年第 3 期，第 7~10 页。
② 关宏远、袁佺：《以高校为主体推进中医药文化进校园策略探究》，《辽宁经济职业技术学院．辽宁经济管理干部学院学报》2024 年第 3 期，第 47~49 页。

于一体的综合性文化机构。

通过对馆藏文物的系统性研究，我们不仅能够重构古代医学的理论框架与临床实践体系，更能深入解读其中蕴含的社会文化与哲学思想，为当代中医药创新发展提供历史借鉴与理论依据。在数字化转型的浪潮下，中医药博物馆的传播方式正经历深刻变革：从传统的实体展览、纸质出版物等单向传播模式，逐步转向融合虚拟现实、数字交互等技术的多维传播体系。

推进中医药博物馆体系建设，重点在于构建"教育—体验—思考—共享"的立体化服务平台，通过开展健康科普、文化鉴赏、生命哲学探讨等特色活动，使博物馆成为公众认识中医药的重要窗口。这一建设不仅有助于深化中医药学术研究，更能促进中医药文化的创造性转化与创新性发展，让古老的中医药智慧在当代社会焕发新的生机与活力。①

（二）实施建议

1. 针对不同的社会群体，有针对性地制定促进方案

要考虑到社会各个群体的年龄特征和接受程度，有针对性地进行宣传。对于中小学生可以通过播放中医药宣传短片、创作中医药相关电子游戏、组织中小学生义务种植中药材等活动来促进宣传；广大大学生群体由于已经具备了较扎实的科学文化知识，可以在校园内增设中医药相关选修课程，或组织中医药相关社团；中老年群体由于身体普遍处于亚健康状态，可以组织医务工作者或者在读医学生深入基层进行中医养生讲座，或开展中医养生保健体验活动。

2. 创新实施方法，与时俱进

中医药宣传与促进方式要做到与时俱进，不能因循守旧、固步自封。要将传统与现代有机结合，比如我国于 2019 年拍摄的"本草中国"系列纪录片，有效地利用大众媒体宣传了传统的中医药知识。我们也可以在短视频平

---

① 张其成、张瑾瑜、邹宇轩等：《中医药博物馆助推中医药文化传播路径探讨》，《中医杂志》2024 年第 13 期。

台、党建学习平台等加入中医药知识，让广大人民群众在潜移默化中学习中医、了解中医。

3. 加强中医药健康促进与教育，需要社会各界共同努力

推动中医药健康促进与教育不仅需要广大医疗人员的努力，还需要社会各界人士的支持。如今国家政策进一步优化，中医药发展较以前有了更加优渥的土壤。我们要推动中医药走进校园、走进社区、走进企业、走进机关，形成全民学习中医药的良好氛围，推动国民卫生事业发展进步。

4. 完善教学模式，寓教于乐

要想推动中医药健康促进与教育，需要形成科学完善的教育体系。我们鼓励在中小学教材中加入中医药知识，或单独开设中小学中医药课程，并形成完整的教学评估体系。各大高校可以利用寒暑假时间组织广大师生进行与中医药宣传有关的社会实践活动，普及中医药知识，学以致用，在良好的中医药文化氛围中学习中医。

四　总结

习近平总书记指出："中医药学凝聚着深邃的哲学智慧和中华民族几千年的健康养生理念及其实践经验，是中国古代科学的瑰宝，也是打开中华文明宝库的钥匙。"[1] 普及中医药知识、应用中医药养生保健技术是现实需要，更是传承、发展优秀传统文化和中医药文化的一件大事。推动中医药健康促进与教育不只是为了自身健康的考虑，更有传承发展中医药文化的责任。学习中医药文化的好处，不仅是养成良好的生活方式和得到强健的体魄，其中的哲学思维和认知方法根植于中国传统文化的土壤，体现了中华文化的精髓，在推动健康中国建设与实现中华民族伟大复兴的历史重任中有着举足轻重的作用。中医药文化作为中华文明的瑰宝，蕴含着深厚的哲学智慧和人文

---

① 转引自曹洪欣：《中医药是打开中华文明宝库的钥匙》，《人民日报》2015 年 3 月 25 日，第 20 版。

精神。其理论体系以"天人合一"的整体哲学为核心，融合"阴阳五行"的辩证思维、"治未病"的预防理念以及"大医精诚"的伦理追求，形成了独具特色的健康观和生命观。这种文化传统培育了民众"仁和精诚"的价值取向，引导人们追求身心和谐、人际和睦、社会和平，使中医药智慧不仅成为健康生活方式的重要组成部分，更转化为民众自觉的文化实践。

在推进中医药健康促进工程中，需要构建多方协同的工作机制。地方政府、卫生健康部门、教育机构、中医药高等院校、科研单位、医疗机构以及中小学校等主体应当形成合力，通过优化资源配置、创新合作模式，共同推动中医药文化在校园中的创造性转化和创新性发展，让中医药的健康理念和养生智慧更好地惠及青少年群体。这种系统推进的策略，对于实现中医药文化的代际传承具有深远意义。这是一项长期的工作，要持之以恒地展开，并不断丰富和完善，要做到让中医药普惠到每一代中国人。做好中医药健康促进与教育，让中医药文化走进校园、走进基层、走进社会的各行各业，不仅能帮助提高全民健康素养，养成健康的行为方式和生活习惯，提升自身的个人综合素质和能力，还能培养民族自信心和自豪感，弘扬中华民族传统文化、培养中医药预备人才，从而实现中医药文化岐黄薪火世代相传。

综上所述，中医药健康促进与教育是一项具有深远意义的时代工程。它不仅致力于普及中医药保健知识和健康生活方式，更承载着传承中华文明精髓的重要使命。这项工作通过将中医药智慧融入现代生活，在潜移默化中培育国民的文化认同，激发民族文化的自觉意识与自信力量，最终实现全民健康素养与文化素养的双重提升。这种植根传统、面向未来的健康促进模式，正在为中华民族的文化复兴注入持久动力。

T22　社区老年性疾病运用中医药健康养生服务概况

李青松　刘铜华*

摘　要　随着人口老龄化的加剧，老年病已成为社会关注的重点问题之一。中医药作为中国传统医学的瑰宝，同时也是中华优秀传统文化的重要载体，在治疗疾病上具有多层次、多途径、不易反弹等优势，在老年病的预防、治疗及康复中也发挥着重要作用。社区居民中老年患者自我保健、科学养生的健康观念不断增强。同时，社区通过中医药文化知识讲座、中医药体验、编写中医药科普手册、中医适宜技术推广等多种形式进行中医药知识宣传教育，进一步增强了社区老年居民中医养生保健意识，并促进了社区养老服务体系的发展。本文旨在概述当前社区老年病中医药服务的现状、特点、服务模式及成效，探讨其未来发展方向，以期为提升社区老年健康服务水平提供参考。

关键词　社区　老年病　中医药　健康养生

随着全球老龄化进程的持续深化，罹患慢性疾病的老年群体规模不断扩大，这一特殊人群的健康问题日益引发国际社会的高度重视。老年慢性病患病率的持续上升和患者数量的快速增长，不仅对医疗卫生系统形成严峻挑

---

*　李青松，陕西中医药大学在读硕士；刘铜华，博士，北京中医药大学主任医师，教授，博士生导师，主要研究方向为中医药防治内分泌及代谢性疾病治疗。

战，也给家庭照护带来沉重负担。① 中医健康管理是以中医理论为基础，秉承"治未病"理念，通过系统监测、综合分析、科学评估、针对性干预及持续随访等手段，对个体或群体的健康状况及相关影响因素进行全面管理，最终实现将亚健康状态转化为健康状态的系统性服务过程。②③④ 我国常见的老年病有糖尿病、高脂血症、高血压、老年痴呆、冠心病等。老年患者多为慢性病，久病多虚多瘀，因此老年患者多虚证、瘀证，同时致病因素还多痰饮之邪。根据 2021 年第七次全国人口普查结果，我国老年人口比例呈现显著增长态势：60 岁及以上老年群体占总人口比例已达 18.7%，规模约为 2.6亿；其中 65 岁及以上高龄老年人口占比 13.5%，总数约 1.9 亿人。2020 年，80 岁及以上人口有 3580 万人，占总人口的 2.54%，比 2010 年增加了 1485万人，比重提高了 0.98 个百分点。未来几年，我国老龄化人口还会进一步增加，合理运用中医药来缓解老龄化所带来的疾病必不可少。⑤⑥

近年来，党和国家高度重视中医药发展，社区居民对中医药文化及养生保健知识有一定了解。据此，中医药应发挥其优势，促进养生保健服务，以更好地促进慢性疾病恢复。

一　中医对老年病的认识

（一）老年病的病因病机

从《灵枢·天年》"人之寿，百岁而死"和《尚书·洪范》"寿，百二

---

① 王浩、张琳、方晓雅等：《中国中老年人慢性病共病现状及其空间分布研究》，《中国全科医学》2022 年第 10 期，第 1186～1190 页。

② 陈瑾：《健康促进管理模式对患者术后康复的系统管理价值》，《中医药管理杂志》2020年第 6 期，第 168～169 页。

③ 吕一星、张静波、陈妮妮等：《我国健康管理事业发展对策研究》，《中国卫生质量管理》2022 年第 2 期，第 1～3 页。

④ 何露佳、胥巧玉、胡晓坤等：《公立医院健康管理服务运作管理模式研究》，《中国卫生事业管理》2022 年第 3 期，第 173～175 页。

⑤ 宁吉喆：《第七次全国人口普查主要数据情况》，《中国统计》2021 年第 5 期，第 4～5 页。

⑥ 张岱、王炳元：《老年人和老年病》，《肝博士》2022 年第 1 期，第 30～31 页。

十岁也"中可以看出，古人对寿命已经有了明确的见解。衰老是生物随着时间的推移，自发的必然过程，也是老年病的最大危险因素。老年病的核心病机可归纳为两类基本证型：一类以虚损为主，另一类则表现为虚实夹杂。其中，虚证尤以脾肾两脏亏虚最为突出；实证则以血瘀证候最为显著，同时常兼见气机郁滞、风火内扰、痰湿壅盛等复合病理表现。① 肾为先天之本，先天之精气受之于父母。精气盛衰决定了人之夭寿。《素问·上古天真论》中女子七岁，男子八岁生理反映了肾气与机体生长、衰老密切相关。随着年龄增加，肾虚证出现率逐渐增加，老年人常以肾虚多见。脾胃为后天之本，水谷之海，气血生化之源。由"五七阳明脉衰，面始焦，发始堕"可见，脾胃虚衰是衰老发生的一个重要机制。此外，血瘀也是衰老的病因之一。《素问·灵兰秘典论》曰："主不明则十二官危，使道闭塞不通……以此养生则殃。"指出血脉不通有碍健康长寿。华佗认为"血脉通流，病不得生"，并创立了五禽以行气血，养生延寿。现代认为邪实血瘀多由气虚、气滞、肾虚等导致。

（二）中医药防治老年病的优势

现代医学迅速发展，但也有其局限性，如依赖辅助检查较多、局部治疗为主等。中医则认为人是一个阴阳对立的有机整体，在治疗时"因人、因时、因地制宜"采取辨证论治，明辨虚实，治病求本，标本兼治，调节全身阴阳平衡。诊断时主要通过"四诊"整体审查患者的情况，无须借助现代辅助检查手段，耗时少。医者四诊合参后，针对老年人多病共存的患病特点，一人一方，加减灵活，疗效更加突出。"喝中药"是老百姓对于中医治疗手段最普遍的认识。② 因此老年人也易于接受中药治疗。在治疗老年病方面，因多病共存等特点，所以不能局限于西医和中医单独治疗，应结合两者优势共同发挥作用。

---

① 杨逸淦、莫全毅、古艳湘：《近现代老年病发病机制学说浅述》，《中医临床研究》2019年第18期，第9~11页。

② 夏鹏飞、余莉萍、甘盼盼等：《各家学说中寓含的中医治疗老年病特点探讨》，《辽宁中医药大学学报》2013年第5期，第218~220页。

二 社区老年性疾病中医健康养生服务现状

中医学以其独特的理论框架和诊疗体系，在医疗健康领域展现出显著优势。其整体观思维、辨证施治理念以及传统养生理论具有鲜明的学科特色，与《黄帝内经》所倡导的"未病先防、既病防变"的预防医学思想一脉相承。[①] 根据国务院办公厅《"十四五"中医药发展规划》的政策导向，中医药在消化系统疾病、心脑血管疾病、肾脏疾病、恶性肿瘤及外周血管疾病等领域的治疗优势得到官方确认，文件特别要求强化中医药在常见病、多发病及慢性病防治中的特色应用。[②]

我国慢性病健康管理研究仍处于发展阶段，尚未建立系统化、标准化的理论框架。现阶段主要探索形成了以下几种特色管理模式：包括"互联网+"中医健康管理平台、心身整合干预模式、KY-3H 健康管理方案，以及具有中医特色的"四位一体"和"五位一体"综合管理模式。[③] 社区则有"三级医院—社区一体化"中医管治结合服务、居家和社区医养结合服务、中医医联体家庭医生服务等模式。[④⑤⑥] 老年人群是慢性病的主要患病人群，其病理特点普遍表现为正气亏虚兼有血瘀证候。流行病学调查显示，老年人群慢性病总体患病率高达 75.1%，且以 1~3 种疾病并发的复合型慢性病最为常见。在老年慢性病谱中，患病率排名前五位的依次为：高血压、心血管

① 黄雪莹、张宁、石凯峰等：《"三级医院—社区一体化"中医管治结合方案干预糖尿病肾脏疾病患者 60 例实施效果评价》，《北京中医药大学学报》2024 年第 1 期。

② 《国务院办公厅关于印发"十四五"中医药发展规划的通知》，《中华人民共和国国务院公报》2022 年第 11 期，第 8~21 页。

③ 王天城、黄千梦、孙婷婷等：《中医慢性病健康管理服务模式现状、问题及对策研究》，《中医药管理杂志》2023 年第 12 期，第 147~149 页。

④ 黄雪莹、张宁、石凯峰等：《"三级医院—社区一体化"中医管治结合方案干预糖尿病肾脏疾病患者 60 例实施效果评价》，《北京中医药大学学报》2024 年第 1 期。

⑤ 董俊彤：《〈居家和社区医养结合服务指南（试行）〉》发布》，《中医药管理杂志》2023 年第 22 期，第 80 页。

⑥ 邵佳佳：《中医医联体家庭医生服务模式在老年慢性病管理中的实践》，《中医药管理杂志》2023 年第 23 期，第 130~132 页。

疾病、类风湿性关节炎、糖尿病及骨质疏松症。[①] 慢性病病程迁延，患者往往需要长期药物治疗，而中医病机具有"久病必虚""久病入络"的特点，加之长期用药引发药物不良反应（如便秘、睡眠障碍、消化系统功能紊乱等），形成恶性循环。这一现状促使更多老年患者转向中医药干预。中医特色疗法（如中药调理、针灸治疗等）注重气血调和、脾胃养护，能有效改善上述临床症状，显著提升老年慢性病患者的生活质量。[②]

三 社区老年性疾病中医健康养生服务的运用

（一）高脂血症的中医健康养生

血脂过高可引起脂质代谢紊乱，胆固醇（total cholesterol，TC）被视为动脉粥样硬化的重要致病因素。[③] 同时，升高的低密度脂蛋白胆固醇（low density lipoprotein-cholesterol，LDL-C）或 TC 水平是动脉粥样硬化性心血管疾病（Atherosclerotic Cardiovascular Disease，ASCVD）发生和进展的核心病理机制。[④] 据预测，2010~2030 年间，我国人群总胆固醇（TC）水平的上升将引发约 920 万例新增心血管疾病事件。[⑤]

作为传统养生保健的八段锦，其强身健体的功效已被认可，并将其和常规疾病管理模式相结合，在慢性病的防治中已取得较好疗效。

---

① 陈红：《老年人健康状况及其影响因素分析》，河北大学硕士学位论文，2017。
② 李艳、王一珉：《中医适宜技术在社区的运用》，《中医临床研究》2023 年第 6 期，第 146~148 页。
③ 冯莹印、高晓、宋金玉等：《高脂血症与颈动脉粥样硬化斑块的关系研究》，《医学信息》2022 年第 13 期，第 89~93 页。
④ C Baigent, Keech A, Kearney P-M, et al., "Efficacy and Safety of Cholesterol-lowering Treatment: Prospective Meta-analysis of Data from 90, 056 Participants in 14 Randomised Trials of Statins" [J]. Lancet, 2005, 366 (9493): 1267-1278.
⑤ A Moran, Gu D, Zhao D, et al., "Future Cardiovascular Disease in China: Markov Model And Risk Factor Scenario Projections from the Coronary Heart Disease Policy Model-china" [J]. Circ Cardiovasc Qual Outcomes, 2010, 3 (3): 243-252.

项丽虹等①研究发现，高脂血症患者在家庭医生常规管理以外，依据身体状况制定方案进行八段锦养生保健锻炼，平均 1~2 天 1 次，每次约半小时。12 个月后，患者 TC、甘油三酯（triglyceride，TC）、LDL-C 水平均显著低于对照组及干预前。王兴②在社区研究中发现，在慢性病患者基础治疗上开展中医体质辨识及养生指导。患者的临床症状和体征及血压水平、血脂水平和体质均得到了较为明显的改善，说明在家庭医生签约服务体制下对患者实施中医体质辨识及养生指导效果显著，具有可行性和进一步发展。张丹婷③指出，患者在社区医生通过中医药健康教育和与中医相关知识的宣传指导下，高脂血症患者采取饮用山楂茶、穴位保健（涌泉等）等措施后，痰湿型高脂血症患者较干预前减少，同时患者 TC、TG、LDL-C 水平均显著低于非干预组，提示中医药健康管理服务可改善患者的症状。

家庭医生及养生指导促进了中医药健康养生文化的创造性转化与创新性发展，落实了中医药进社区的政策，高脂血症患者生化指标得到改善。

（二）糖尿病的中医健康养生

2 型糖尿病（type 2 diabetes mellitus，T2 DM）是一种由多因素引发的胰岛素分泌绝对缺乏或生物效应相对不足所致的慢性代谢障碍性疾病，其核心病理特征为持续性血糖升高。④ 中国糖尿病患者达 1.164 亿人，预计到 2030 年时，65 岁以上糖尿病患者人数将增长到 5430 万。⑤⑥ 血糖控制欠佳，可出

① 项丽虹、高中、林亦好：《八段锦对社区老年高脂血症人群血脂影响的效果研究》，《智慧健康》2022 年第 25 期，第 169~172 页。
② 王兴：《家庭医生开展中医体质辨识及养生指导临床观察》，《光明中医》2019 年第 12 期，第 1793~1794 页。
③ 张丹婷：《中医药健康管理服务干预痰湿质高脂血症患者的效果》，《中国当代医药》2019 年第 20 期，第 159~162 页。
④ J. Harreiter, Roden M.：Diabetes Mellitus：Definition, Classification, Diagnosis, Screening and Prevention（Update 2023）［J］. *Wien Klin Wochenschr*, 2023, 135（Suppl 1）：7-17.
⑤ 吕若琦：《最新版"全球糖尿病地图"里的中国景象》，《江苏卫生保健》2020 年第 2 期，第 56 页。
⑥ 《中国 2 型糖尿病防治指南（2020 年版）（上）》，《中国实用内科杂志》2021 年第 8 期，第 668~695 页。

现诸多并发症，累及脑、心、肾、神经等组织，严重影响患者的生存质量。中医药养生可有效阻止糖尿病进程。黄雪莹等[①]研究发现，对糖尿病肾病患者实施"三级医院—社区一体化"中医管治结合方案进行临床干预，包括中医辨证养生（饮食、运动、个体辨证诊疗等）、慢病管理等方式，干预6个月后，患者试验组 LDL-C、TG、糖化血红蛋白的达标率均高于对照组，且效果优于单纯西医治疗和门诊随访的管治方案。说明此种方案及中医健康教育的可行性。万修伟等[②]在社区中发现，对糖尿病患者采用情志、饮食（膳食搭配、中药茶饮）调理，未病先防（体针、腹部推拿按摩、耳穴埋豆等）、健康教育等方式，3年后，观察组空腹血糖（FPG）、餐后2小时血糖、LDL-C、TG 等指标均优于对照组，观察组总体发病率小于对照组。此外，史海[③]研究指出，DM 患者在规范药物治疗基础上，针对糖尿病患者的个体化辨证分型，制定精准的中医药干预策略：科学选用中成药及中药配方，结合辨证施膳指导、运动处方等非药物疗法，同时开展包含四季养生调摄、经穴按摩、中药足浴等易学易用的中医适宜技术健康教育，提升患者自我健康管理能力。3个月后，观察组患者空腹血糖、自我管理能力评分、生存质量评分均高于对照组。

社区卫生服务机构通过模式创新，构建了以全科医师为核心的中医药糖尿病健康管理体系。基于中医辨证分型理论，实施个体化的中药疗法结合中医特色技术干预方案，显著提升了糖尿病健康管理的精准性和临床疗效。

（三）高血压的中医健康养生

我国老龄化问题日益凸显，同时老年人群的健康问题也面临重大挑战。

[①] 黄雪莹、张宁、石凯峰等：《"三级医院—社区一体化"中医管治结合方案干预糖尿病肾脏疾病患者60例实施效果评价》，《北京中医药大学学报》2024年第1期，第107~115页。

[②] 万修伟、侯树爱、赵静等：《中医"治未病"理论在社区卫生服务站对糖尿病前期人群护理管理中的应用》，《齐鲁护理杂志》2023年第16期，第83~86页。

[③] 史海：《全科医生主导的中医药健康管理服务流程在糖尿病患者中的应用实践》，《中医药管理杂志》2023年第13期，第138~140页。

作为常见慢性病之一的高血压病，在老年人群中的发生发展给家庭及社会带来了诸多不良影响。[1] 中医治疗高血压以平抑肝阳为基本治则，并遵循"实则泻之，虚则补之"的辨证原则：对实证患者施以息风清热、化瘀祛痰之法；对虚证患者则重在补益气血、滋养阴液。[2] 马进良[3]在原发性高血压患者接受药物治疗基础上，同时增加针灸（风池、神门、百会、曲池、合谷、内关、足三里、三阴交等）、耳穴贴压（内分泌、耳背沟和降压点）、中药枕、中药（辨证选方）及八段锦、太极拳等中医养生保健措施。干预后发现，观察组患者血压水平明显得到改善，且未见明显的不良反应。郑丽杰等[4]研究发现，家庭医生团队为高血压患者实施具有中医药特色的健康教育工作，系统性地普及高血压中西医发病机制及中医养生保健知识，解析生活方式对疾病的负面影响，阐释长期血压控制不良的并发症风险等。在规范用药指导的基础上，整合运用针灸、推拿等中医适宜技术进行综合干预。两年后，虽生活方式改变不明显，但患者并发症发病率较低，舒张压好于基线水平。同时建议将中医师纳入家庭医生签约服务体系，充分发挥中医药"未病先防、既病防变"的特色优势，为居民提供预防保健服务。任玲等[5]指出，高血压患者联合足浴、穴位按摩、八段锦、太极拳及中医相关知识培训等措施。12 个月后，患者血压控制效果、吸烟、饮酒、高盐饮食的比例均低于对照组。

由此看出，社区医师运用中医健康管理干预措施，能有效调控患者血压水平，优化高血压综合管理成效，同时提高疾病认知度并促进健康行为转变。

① 王玺玺、侯淑涓：《社区老年居民体质特点及其与高血压的相关性研究》，《江西中医药大学学报》2023 年第 6 期，第 53~56 页。
② 张钰欣、刘金涛、梁晋普等：《基于数据挖掘的名老中医治疗高血压病共性及差异分析》，《环球中医药》2023 年第 10 期，第 1996~2005 页。
③ 马进良：《中医适宜技术治疗社区老年原发性高血压患者疗效观察》，《婚育与健康》2023 年第 14 期，第 115~117 页。
④ 郑丽杰、常明、荣超：《中医"治未病"视角下杭州市家庭医生签约服务对高血压患者管理的效果评价研究》，《浙江中医药大学学报》2023 年第 9 期，第 1073~1077 页。
⑤ 任玲、贺飞：《社区全科医生中医健康管理模式对高血压患者行为方式的影响》，《中医药管理杂志》2023 年第 9 期，第 123~126 页。

（四）冠心病的中医健康养生

《中国心血管健康与疾病报告 2021》[①] 显示：心血管疾病依然是我国居民健康的首要威胁，在各类致死病因中居首位，约40%的死亡病例由心血管疾病导致。推算中国心血管疾病现患人数为3.3亿，其中冠心病人数为1139万。基于"生物—心理—社会医学"模式的中西医结合诊疗体系，在心血管疾病防治中展现出独特优势。该体系整合了中药疗法、针灸治疗等多元化干预手段，通过艾灸、针刺、穴位贴敷、推拿及膳食调理等综合措施，在心血管疾病的三级预防中均取得显著成效：既能在疾病前期有效防控危险因素，又能在疾病后期促进功能康复。[②] 黄波等[③]发现，冠心病症候前期患者在加用中医养生方法（饮食、中药茶饮、拔罐等）进行综合调理后，观察组的冠心病知识知晓率、遵医依从性提高，血糖、血脂等各项生化指标得到改善。杨果[④]采用中医药综合干预方案（包含中药治疗、中医特色疗法及运动指导）对社区冠心病患者实施健康管理。随访数据显示，干预6个月后，患者气虚证候评分较基线水平显著改善；延长观察至12个月时，气虚、阴虚、阳虚、血瘀、痰浊、热蕴、寒凝等多维度证候评分及抑郁量表评估结果均呈现统计学意义的下降趋势。王有雷等[⑤]在研究中指出，冠心病心绞痛患者在常规护理基础上，结合健康教育和中医辨证护理（情志、食疗等）方案的观察组患者胸闷、胸痛、心悸、头晕目眩等症状及西雅图心绞痛量表评分均优于对照组。

① 马丽媛、王增武、樊静等：《〈中国心血管健康与疾病报告 2021〉关于中国高血压流行和防治现状》，《中国全科医学》2022 年第 30 期，第 3715~3720 页。

② 肖荟、田鑫、张春祥等：《中医全科医学在心血管疾病防治中的作用与模式》，《中华全科医学》2023 年第 2 期，第 175~179 页。

③ 黄波、李翠娥、陈颖等：《中医养生方法在冠心病症候前期预防中的应用》，《世界最新医学信息文摘》2017 年第 45 期，第 168~170 页。

④ 杨果：《中医健康管理模式下冠心病心绞痛中医证素演变特点的观察性研究》，新疆医科大学硕士学位论文，2022。

⑤ 王有雷、张琪瑶：《健康教育结合中医辨证护理在社区冠心病心绞痛患者中的应用》，《西北民族大学学报》（自然科学版）2020 年第 4 期，第 45~48 页。

中医药、针灸及养生食疗等方法可有效治疗心血管疾病。冠心病常合并其他慢性疾病，经过中医药养生调理，患者临床症状及生化指标得到改善，患者的生活质量提高。

四　总结及展望

中医药在老年病康复和保健方面发挥着重要作用。社区康复中心利用针灸、推拿、茶饮等中医理疗或辅助手段，帮助老年人缓解疼痛、改善功能、提高生活质量。同时，还开展中医养生保健知识讲座和技能培训，提高老年人的自我保健能力。中医养生方法对机体有独特的影响，具有活血行气、平衡阴阳等功效，从而达到延缓病情发展、提高患者生存质量的目标。因此，展现了社区老年患者掌握中医健康养生知识和方法的重要性。同时，社区及上级医疗机构应根据实际情况，将中医药干预慢性病的优势进一步扩大。但目前，社区中医药养生保健服务仍有诸多不足：一是社区医护人员专业知识及社区中医药服务人才相对不足，尤其是高水平的中医医师和中药师短缺；二是社区慢病管理病种较少，主要集中于高血压、糖尿病等疾病，应增加其他疾病如甲状腺功能亢进、慢性肾炎、湿疹等的中医药养生保健服务；三是社区卫生服务覆盖不均，不同地区、不同社区之间的中医药服务水平和质量存在差异；四是资金投入不足，中医药服务需要一定的资金投入，但部分社区因资金短缺而无法充分开展中医药服务。相信在未来的方案中，中医药会将"整体调节"与"个体化诊疗"的学科优势与特色充分发挥，加强中医药科技创新和成果转化工作，推动中医药与现代科技深度融合，提高中医药服务的科技含量和水平。

产业经管

T23　中医药健康旅游：中医药文化与旅游在"身体"的融合*

杨琪　万子峰　杨潼**

摘　要　中医药健康旅游是当前促进中医药文化创造性转化和创新性发展的路径，也是旅游的一种分支类型。本文分别分析了中医与身体、旅游与身体的联系，确认"身体"为二者融合的关键概念，并提出中医药健康旅游要突出"身体在场"的发展对策，在具体发展过程中应树立"身心一体"的整体观、强调中医药健康旅游中的身体实践，以及坚持身心健康的双重目标。本文在厘清中医药文化与旅游二者融合逻辑的基础上，针对性地提出发展对策。

关键词　中医药健康旅游　身体　旅游具身体验

近年来，国家相继印发《中医药发展战略规划纲要（2016—2030年）》《关于促进健康旅游发展的指导意见》《关于促进中医药传承创新发展的意见》《关于加快中医药特色发展的若干政策措施》等文件，明确提

---

* 本文系基金项目：河南省卫生健康委员会"河南省中医药文化与管理研究项目"（项目编号：TCM2022018）、"具身视角下的河南省中医药健康旅游的发展现状和对策研究"阶段性成果。

** 杨琪，社会学博士，河南警察学院公共基础教学部讲师，主要研究方向为文化人类学、旅游与文化遗产；万子峰，云南大学社会学专业博士研究生，主要研究方向为都市社会学、社会文化人类学；杨潼（通讯作者），河南省中医院主治医师，主要研究方向为中医药防治脑病。

出要推动中医药健康服务与旅游产业有机融合，以促进中医药传承发展。中医药文化是中华文明的瑰宝，随着社会的发展，人们对健康的需求越来越高，对中医药文化的认知度和认可度也不断提升。据统计，2021 年全国中医类医疗卫生机构总诊疗人次高达 12.0 亿①。而在现代性的"推拉"作用下，人们对旅游的需求也日益高涨，希望通过旅游获得身体的放松与心灵的洗涤。我国拥有丰富的中医药健康旅游资源，又有着巨大的市场潜力，应实现其良性发展，即在旅游过程中旅游者获得相关中医药文化知识，达到修身养性、康养疗愈的目的，同时又能使中医药文化在旅游发展过程中实现传承传播。

一 中医药健康旅游的概念和研究现状

国内关于中医药健康旅游的研究最早可以追溯至 2000 年，早期被称为"中医药旅游"。王景明等将中医药旅游作为生态旅游的分支，定义其为一种集旅游与中医药于一体的交融性产业，是中医药的延伸和旅游业的扩展②。田广增认为，中医药旅游是旅游发展到一定阶段后，以中医药的深厚文化内涵、独特理论体系和内容为基础，以各种医疗和健身方法、药材观赏、购买和使用为基本吸引物而产生的一种新的旅游方式③。2014 年《国务院关于促进旅游业改革发展的若干意见》明确提出了"中医药健康旅游"这一概念，是中医药健康旅游研究统一名称的节点。至今学界虽暂未就此形成统一的定义，但已达成了一定共识：中医药健康旅游是以"中医药文化"为核心内容的旅游项目，并以医疗健身、休闲娱乐、文化传承为目的。笔者分别从供给和需求两方面对其进行概念界定：从供给角度来讲，中医药健康旅游是前往以中医药文化资源为核心旅游吸引力的目的地；从需求角度来讲

---

① 2021 年我国卫生健康事业发展统计公报：（2022-07-12）［2023-09-28］，https：//www.nhc.gov.cn/wjw/c100381/202207/6aa5c4c7db614cceab727599675a4929.shtml。
② 王景明、王景和：《对发展中医药旅游的思考与探索》，《经济问题探索》2000 年第 8 期。
③ 田广增：《我国中医药旅游发展探析》，《地域研究与开发》2005 年第 6 期。

是游客希望体验、了解中医药文化，追求身体健康的旅游活动。

从既往研究来看，研究问题多聚焦于中医药健康旅游的开发、发展现状、现存问题和对策等现实层面，但基于理论的思考较少，暂未触及中医药与旅游融合发展的内在逻辑。笔者认为，中医药健康旅游研究作为一个近年来的新兴议题，需要从理论视角剖析中医药文化与旅游的融合逻辑，才能更有针对性地提出发展对策。本文提出，"身体"是中医药与旅游融合的关键点，在分别梳理"中医与身体""旅游与身体"的相关研究基础上，探讨中医药健康旅游中的"身体在场"。

二 中医与身体：以身体建构的宇宙

身体是医学研究的对象。中医是以古代朴素唯物论和辩证法思想为指导，经历了长期的医疗实践而形成的医学理论体系，强调身体的整体观念，以身体感为基础的诊疗方法和"形与神俱"的康健目标。本节主要从中医的理论基础、诊疗方法和健康标准三个维度来探讨中医与身体的内在联系。

中医基础理论由中医学的自然观、生命观、人体观、疾病观、方法论等内容范畴构成。"整体观念"是中医学理论体系的基本特点之一，贯穿于中医生理、病理、诊断、治疗、养身等各个方面，认为人体是一个整体，人与自然、社会环境相统一。具体可从"气一元论"思想、"天地人三才说"、"阴阳学说"和"五行学说"等代表性的中医哲学基础来窥知。

"气一元论"于中医的"天地生人，以成其形"思想、精气神理论、形神一体观有重要影响。气一元论认为，精气为宇宙万物生成的共同物质基础，由于精气的渗透和沟通，宇宙才成为有机整体。而人作为宇宙万物之一，亦由精气所构成。精是人体的本原，人体诸脏腑、形体等均是由精化生、由气推动和调控人体的各功能活动，神则为人体生命活动的主宰及其外在总体表现的统称。精、气、神三者之间相互依存、相互为用：精可化气，气能生精，精与气相互化生；精气生神，精气养神，精与气是神的物质基础，而神又统驭精与气①。

"天地人三才说"最早提出于《周易·系辞下》："有天道焉，有人道焉，有地道焉""是以立天之道，曰阴曰阳；立地之道，曰柔曰刚；立人之道，曰仁曰义"（《易传·说卦》）。中医继承了这一学说，发展了"天地人三才一体"的医学模式，认为天地人是统一的整体。《黄帝内经》中的"天人观"，将理论体系从宏观角度进行天、地、人三才分类，人虽在天地之间，受其五运六气之化的影响，但人具有"夫大人者，与天地合其德"的特质，人在天地之间明道取法，是三才的核心②。

"阴阳学说"是中国古代朴素的辩证唯物的哲学思想，认为阴阳是天地万物的总纲，天阳地阴相交后万物产生。阴和阳构成了整体，既对立又可互相转化。《素问·阴阳应象大论》提到："阴阳者，天地之道也，万物之纲纪，变化之父母，生杀之本始，神明之府也"。《素问·宝命全形论》提到："人生有形，不离阴阳"。中医认为，人体的每一处组织结构都可以用阴阳划分，而人体的正常生理功能是阴阳双方对立统一、协调平衡的结果。"阴阳学说"也指导着中医疾病的诊断和治疗，有"阴胜则阳病，阳胜则阴病。阳胜则热，阴胜则寒"（《素问·阴阳应象大论》）"阳虚则外实、阴虚则内热；阳盛则外热、阴盛则内寒"（《素问·调经论》）等指导理论。

"五行学说"认为宇宙万物由"木、火、土、金、水"五种元素构成，且之间相生相克。中医将其应用于人体，来解释生命运行和疾病产生的机理。中医认为，人体是以五脏为中心的有机整体，分别对应五行：肝属木、心属火、脾属土、肺属金、肾属水，并根据五行归属和生克规律指导疾病的治疗。《素问·灵兰秘典论篇》提到，"五脏六腑等十二官是一个统一整体，不得相失"。五脏之间相互滋生、相互制约，并且通过经络的作用，把其与六腑、五官、四肢百骸等全身组织器官联系起来，并通过脏腑组织本身的功能之间的协同作用，完成人体功能活动，维持生理平衡。

---

① 孙广仁：《中医基础理论》，中国中医药出版社，2007，第 5 页。
② 郑涵、鲁明源：《中医理论体系中的三分法》，《中医杂志》2020 年第 9 期。

《素问·阴阳应象大论》道："以我知彼，以表知里，以观过与不及之理，见微得过，用之不殆。"司外揣内、见微知著、以常衡变、因发知受是中医诊断的基本原理。中医是建立在精密细微的身体感基础上的一门技术①，诊疗过程其实是医患双方诊疗的身体相遇，医生与患者的身体感相互交织、反馈、形塑②。

望闻问切是中医诊察的基本方法，是中医诊断基本原理的体现，也是医、患关于身体感的互动。"望诊"是医生运用视觉观察患者的神、色、形、态、舌象、头面、四肢、皮肤等。强调人体是一个内外统一的整体，体内脏腑的生理病理变化可反映于外，即所谓"有诸内，必形诸外"（《孟子·告子下》），观察人体外在的生理病理征象，可推知体内脏腑的变化，即所谓"视其外应，以知其内脏"（《灵枢·本藏》）③。"闻诊"包括听声音和闻气味两个方面，一是通过听觉诊察患者的语言、呼吸、咳嗽等声音，二是通过嗅觉诊察患者因病产生的异常气味等。"问诊"是医患间以语言为媒介、以身体感为内容的互动，医生通过询问获知患者的病史、自觉症状、生活习惯等，病人将自己躯体和情志方面的痛苦诉予医生。"切诊"是医生通过触按患者的脉搏和肌肤、手足、胸腹、腧穴等，以探测脉象变化及异常征象。因聚焦于精密细微的身体感和医患的身体互动，强调"一人一方、千人千方"，病同人异、因人制宜，而并非依赖于有普适标准的指标、数据和影像，中医的诊疗过程注定无法通过离身或虚拟的方式实现。脉诊时医生对不同患者"寸、关、尺"部位进行确认，细微感知不同脉象和力度。中医治疗时定穴、通络的医患身体互动，以及患者能动性的自我察觉，都以身体感为基础。诊疗过程中医生与病人身体互动，都体现出身体感的联结性与内证性的特征④。

中医讲求"和"，"和"的思想深植于中医理论，成为影响中医理法方

① 和少英、姚伟：《中医人类学视野下的具身性与多重世界》，《思想战线》2020年第2期。
② 雷宇：《身体相遇：中医针灸中病人身体感的人类学考察》，《开放时代》2021年第3期。
③ 孙广仁：《中医基础理论》，中国中医药出版社，2007，第3页。
④ 雷宇：《身体相遇：中医针灸中病人身体感的人类学考察》，《开放时代》2021年第3期。

药、指导辨证诊治的重要依据。中医认为，理想的体质应是阴阳平和之质，即《素问·调经论篇》所说：“阴阳匀平……命曰平人”，《素问·生气通天论篇》中的“阴平阳秘，精神乃治”。进一步来说，“和”将“形与神俱”作为具体的健康标准①，而“状态”是中医健康认知的逻辑起点②。《黄帝内经》首篇《素问·上古天真论》便提出了“形与神俱”的健康观，强调生命的形体与精神的整体性，人体的正常生命活动和健康标准是形与神的协调统一状态。

《类经·藏象类》说“形神俱备，乃为全体”。形与神是统一的整体，形态、机能、心理之间具有内在的相关性③，其精髓表现为形为神之舍、神为形之主、形神两相倚。人的精神心理是“神”的重要内容，一方面，人的精神心理状态直接影响着身体机能，“神伤”可致“形伤”。正如《刘子新论·清神》所言：“神静而心和，心和而形全；神躁则心荡，心荡则形伤”。在中医理论中，情绪和心理状态对脏腑器官有相应的影响，《三因极一病证方论》将喜、怒、忧、思、悲、恐、惊列为致病内因，并有“喜伤心、怒伤肝、思伤脾、忧伤肺、恐伤肾”之说；另一方面，形是神的物质基础，正如范缜于《神灭论》中所言“形存则神存，形谢则神灭”。形体健康情况会影响精神心理，会出现由“形伤”导致“神伤”的过程。当生命机体处于阴阳失衡、气血津液失常、脏腑功能失调之时，均可导致情志异常。

三　旅游与身体：以具身体验为本质

体验是旅游的本质④。体验产生于实践活动、物理环境，以及活动中嵌

---

① 孙广仁：《中医基础理论》，中国中医药出版社，2007，第 198 页。
② 李灿东、李思汉、詹杰：《中医健康认知与健康管理》，《中华中医药杂志》2019 年第 1 期。
③ 孙广仁：《中医基础理论》，中国中医药出版社，2007，第 197 页。
④ 谢彦君：《旅游的本质及其认识方法——从学科自觉的角度看》，《旅游学刊》2010 年第 1 期。

入的社会意义，并受到参与者个人情绪和心理状态的影响①。20 世纪 60 年代以后，旅游体验研究成为西方旅游学术界的重要领域。早期旅游体验研究强调视觉中心主义，如 MacCannell 提出，"体验"（experience）一词具有类科学的起源，与"实验"（experiment）一词有相同的词根。它暗示了一种最初的怀疑主义或是虚无主义，它们通过与一些直接的第一手资料相关联而转化成特殊的信仰或感情②，并假设旅游的主导模式是"观光"，优先考虑视觉；Urry 提出的"旅游凝视"（gaze）理论，更放大了视觉感官。直到 1994 年，芬兰学者 Veijola S. 以日记的形式记录了虚构旅程中与 MacCannell、Urry、Ann Game 等多位社会学家的对话和自反性的独白。探讨旅游情境中的身体③，被认为是身体理论于西方旅游研究的发轫之作；同年 Rodaway 提出了感官地理（Sensuous geography）概念，探讨身体、感官与地方的关系，认为感官体验通常是复杂的感官共同工作过程，提供一系列关于身体所经历的环境的"线索"④。随后，西方旅游学界开始关注体验与身体的关联，明确指出了"游客体验的具身本质"⑤，"具身是旅游体验研究的新范式"⑥。

　　2017 年前后，国内旅游学界也逐渐开始讨论身体之于旅游的意义，在引介西方相关研究的同时，开展本土化的研究拓展。目前，国内相关研究成果集中于吴俊等、樊友猛、谢彦君等学者。吴俊等建构了"旅游者具身体验研究框架"，强调身体、感知与情境间相互作用影响游客对旅游目的地地

① Ooi C. , Theory of Tourism Experiences, The Management of Attention// O'dell T, Billing P. （eds. ）, *Experiencescapes：Tourism, Culture and Economy*. Copenhagen：Copenhagen Business School Press, 2005, pp. 51-52.

② MacCannell D. :《旅游者：休闲阶层新论》，张晓萍等译，广西师范大学出版社，2008，第 26 页。

③ Veijola S. , Jokinen E. , "The Body in Tourism", *Theory, Culture & Society*, no. 3, 1994, pp. 125-151.

④ Rodaway, P. , *Sensuous Geographies：Body, Sense and Place*, New York：Routledge, 1994, p. 25.

⑤ Andrews H. , "Feeling at Home：Embodying Britishness in a Spanish Charter Tourist Resort", *Tourist Studies*, no. 3, 2005, pp. 247-266.

⑥ Cohen S. , Cohen E. , "New Directions in the Sociology of Tourism", *Current Issues in Tourism*, no. 2, 2019, pp. 153-172.

方意义的认知①；樊友猛讨论了旅游具身范式，提出了游客基于"体物入微"的过程实现对环境的理解，以及外界环境通过身体机制"缘身而现"，并建构了旅游具身体验研究体系②；谢彦君等在理论研究的基础上，得出具身体验是身体、场景和互动三个维度形成协同作用的连续谱系③。并将此转向总结为"旅游即观光，观光即看景"的旧范式和"旅游即体验，体验须具身"的新范式④。旅游体验研究经历了从视觉主导、关注主观意向到具身视角的系统性解读。"具身"克服了"身心二元"的划分。强调感知、情感、认知等建立在活生生的身体之上⑤。旅游具身体验强调旅游过程中身体的在场，身体是感知旅游空间、参与旅游情境、理解旅游实践的方式。

Ateljevic I. 和 Hall D. 将旅游研究具身转向的关注点总结为：在旅游体验和旅游展演中对感官意识的承认；将身体视为我们面对世界的方式，身体定义了主体性、身份认同和体验实践；并强调批判视角的反身性情境。身体不再被看作一个毫无疑问的、自然的、存在于心灵之外的生物实体，而是一个社会话语中复杂建构的对象⑥。根据以上观点，笔者从以下两个维度讨论旅游体验与身体的关系。

旅游是多感官体验的过程。Quan S. 和 Wang N. 提出，从某种意义上说，旅游是一种审美和感官存在，由于身体是感官的主要场所，旅游则是庆祝身体欲望的活动⑦。Edensor 认为，旅游过程就是一个多感官体

① 吴俊、唐代剑：《旅游体验研究的新视角：具身理论》，《旅游学刊》2018 年第 1 期。
② 樊友猛：《旅游具身体验研究进展与展望》，《旅游科学》2020 年第 1 期。
③ 谢彦君、胡迎春、王丹平：《工业旅游具身体验模型：具身障碍、障碍移除和具身实现》，《旅游科学》2018 年第 4 期。
④ 谢彦君：《呵护"姆庇之家"，重塑乡村旅游可持续发展新理念》，《旅游学刊》2017 年第 1 期。
⑤ 樊友猛：《旅游具身体验研究进展与展望》，《旅游科学》2020 年第 1 期。
⑥ Ateljevic I., Hall Dl, "The Embodiment of the Macho Gaze in South-eastern Europe: Performing Femininity and Masculinity in Albania and Croatia" //Pritchard A, Morgan N, Ateljevic I, et al. eds. *Tourism and Gender: Embodiment, Sensuality and Experience.* Wallingford: Cabi Publishing, 2007, p. 138.
⑦ Quan S., Wang N., "Towards A Structural Model of the Tourist Experience: An Illustration from Food Experiences in Tourism", *Tourism Management*, no. 3, 2004, pp. 297-305.

验的过程①。在我们的旅游实践过程中，除了视觉主导的观光活动外，还会与声景（sound scape）、嗅景（smell scape）、味景（taste scape）等其他旅游景观相遇。

感官是人类接触和获取外界信息的基本手段。感官直接参与了认知，认知根植于感官②。旅游是多感官共同参与的过程，例如到某地旅游时，基于视、听、嗅、味、触五感，旅游者可以看到当地的自然景观、建筑景观、道路街景、旅游商品、舞台表演等；感受到旅游地安静或嘈杂的环境，欣赏到音乐、戏曲等声景；嗅到新鲜的空气、美食的香气、寺庙香火的味道；品尝到酸甜苦辣咸的地方特色美食、饮下冰爽的饮料或温热的汤羹；感受地方的温度湿度、触摸到清凉的溪水和坚硬的山石。甚至在一些旅游情境下，还会依靠旅游想象的力量，获得旅游叙事中的感官体验，如 Chronis A. 的研究，游客在葛底斯堡战地旅游过程中，通过景观、叙事和置地（emplacement）的旅游想象，感受到了当年战场上炎热窒息的环境、嗅到了硝烟的味道、听到枪弹从耳边划过的声音③，从而获得了自身对于战地旅游的体验。

尽管在旅游体验中，无法否认多感官参与存在，但在既往研究中学者对视觉以外的其他感官较为忽视④，并且在旅游规划策划、目的地形象塑造、旅游营销、旅游产品设计等方面都对其他景观关注不足。旅游研究的"具身转向"是对"视觉的绝对主导"（tyranny of the visual）⑤的取代，也是对旅游体验中多感官的承认。

身体对旅游地的建构与感知。在旅游实践过程中，旅游者通过身体来建构和感知旅游空间、地方和景观。对于旅游者来说，旅游是从惯常地到旅游

---

① Edensor T., "Staging tourism: Tourists as performers", *Annals of Tourism Research*, no. 2, 2000, pp. 322-344.
② 吕兴洋：《目的地形象的感官营销思考》，《旅游学刊》2018 年第 3 期。
③ Chronis A., "Moving bodies and the staging of the tourist experience", *Annals of Tourism Research*, no. 11, 2015, pp. 124-140.
④ 刘爱利、刘福承、刘敏等：《国内外旅游声景研究进展》，《旅游学刊》2016 年第 3 期。
⑤ Waitt G., Duffy M., "Listening and Tourism Studies", *Annals of Tourism Research*, No. 2, 2010, pp. 457-477.

空间的身体移动。列斐伏尔认为，空间的生产开端于身体的生产，身体是空间的基础和起点。梅洛庞蒂也提出，没有身体就没有空间。人的一切活动都必须凭借身体，同时也必然要经历空间，身体是衡量空间的天然标准，是人与地方环境的重要基础与媒介，更是解读人地关系的起点和终点[①]。Crouch 总结了身体参与空间的三种方式：人多感官地把握世界；身体被空间"包围"，并以多维度与空间相遇；借助身体，个体通过周围的空间来表达自己，从而改变其意义[②]。

身体实践构成了自我与地方之间的对话。身体通过感知构成了空间，将一个无差别的空间转变为一个有意义的地方[③]。Casey 较早地强调了地方与身体之间的纠缠，认为身体和地方的命运是相连，没有身体就没有地方[④]，身体与地方的联结是通过具身和感知来实现。而身体与地方相互作用的一个主要功能是导航，即空间定向[⑤]。通过运动的身体，通过一种或多种连贯的路径把地方链接起来[⑥]。在这里身体功能是提供一个"空间架构"，按照三维二元结构来组织上下、左右、前后等方向，并依赖地标等其他标志定位自己。比如，在游览某些旅游景观时，旅游者需要身体的定位，从某个观景点、某个方位或视角，穿越某个线路才能感受到地方魅力。

谢彦君认为旅游的本质是体验，是一种"畅感受"（flow）[⑦]；杨振之从现象学的视角出发，以海德格尔存在论为基础，认为旅游是人存在于世界上

---

① 蔡少燕：《身体与空间解读：基于人文地理学的透视》，《地域研究与开发》2021 年第 5 期。

② Crouch D., "Places around Us: Embodied Lay Geographies in leisure and Tourism", *Leisure Studies*, no. 2, 2000, pp. 63-76.

③ 蔡少燕：《身体与空间解读：基于人文地理学的透视》，《地域研究与开发》2021 年第 5 期。

④ Casey E. S., *Getting back into Place: Towards A Renewed Understanding of the Place-world*, Indiana University Press, 1993, p. 10.

⑤ Casey E. S., *Getting back into Place: Towards A Renewed Understanding of the Place-world*, University Press, 1993, p. 28.

⑥ Chronis A., "Moving Bodies and the Staging of the Tourist Experience", *Annals of Tourism Research*, no. 11, 2015, pp. 124-140.

⑦ 谢彦君：《基础旅游学（第三版）》，中国旅游出版社，2011，第 1~40 页。

的一种方式，由于日常生活已难以寻找到诗意，所以人们要去旅游，旅游的本质便是"诗意地栖居"①。

持旅游仪式论的学者将旅游视为一种"朝圣"，是一种经历分离、阈限、融合的体验，认为旅游结束之后能得到积极的、正面的变化。如 Turner V. 将旅游看作一种通过仪式，认为阈限阶段中超越世俗社会关系的"夷平"（leveling）状态在参与者中间营造出一种别样的兴奋之情与亲密的联系，即"共睦态"（communitas）②；Jafari 提出"跳板隐喻"（the metaphor of the springboard）③来形容旅游者在旅行过程中获得释放和激励再回到平常生活中的状态；纳尔逊·格雷本也是坚定的"旅游仪式论"拥护者，他认为旅游是神圣的旅程，"在功能和象征意义上等同于其他习俗，可以赋予生活新的意义和内涵"④。

在中国的语境中，中文"旅游"二字也与宗教有着渊源⑤，"行万里路"与"读万卷书"的意义收获往往是对举的，谢彦君将此类旅游实践总结为"寻找精神家园的遁世性旅游体验"⑥。身游和游心是旅游的一体两面，从古至今中国人便将自身寄情于山水景观，庄子的"乘物以游心""道法自然"、孔子的"仁者乐山，智者乐水"都被认为是人与自然情感联系的至高境界。旅游被称为生命体的"最佳代偿机制"，通过身体实践获得对目的地的认知和轻松、愉悦的心理状态。

四　中医药健康旅游的"身体在场"

前文中分别对中医、旅游的基本理论范式、实践方式路径以及目的和收

---

① 杨振之：《论旅游的本质》，《旅游学刊》2014 年第 3 期。
② 参见〔美〕纳尔逊·格雷本《人类学与旅游时代》，赵红梅等译，广西师范大学出版社，第 378 页。
③ Jafari J. , "Tourism Models: the Sociocultural Aspects", *Tourism Management*, no. 2, 1987, pp. 151-159.
④ 〔美〕纳尔逊·格雷本：《人类学与旅游时代》，赵红梅等译，广西师范大学出版社，第 73 页。
⑤ 龚鹏程：《旅游的精神文化史论》，河北教育出版社，2001，第 152 页。
⑥ 谢彦君：《旅游体验研究》，东北财经大学博士学位论文，2005，第 113 页。

获进行了分析，可以发现"身体"于二者的关键地位（见表1）。而就中医药健康旅游来说，二者的交集也应是处于核心位置的"身体"，强调并在实践中突出"身体的在场"才是发展中医药健康旅游的关键。

表 1　中医和旅游中的"身体"

项目	理论范式	实践方式/途径	目的/收获
中医	身体是一个整体	基于"身体感"的诊疗方法	形与神俱
旅游	"身心合一"的具身转向	通过身体建构和感知目的地	身游与游心

中医药健康旅游发展要坚持"身心一体"的整体观。一方面，这是中医药文化的理论基础所决定的，可以用"我是身体"来概括。中医的身体是一种自足的身体、互体性身体和"形神一体"的身体，与西方"我是一个身体"相区别①；同时，这也是旅游"体验需具身"新范式的研究转向，强调旅游实践中的身体在场，承认旅游体验中多感官的存在，以及身体的主体性和身份认同。

"身心一体"的整体观要求中医药健康旅游开发过程中要突出身体的关键地位，这里的身体具有多重角色：是旅游实践的主体，是感官和认知的主体，是体验探索的主体，是中医诊疗的对象又是医患交互的主体。相比其他旅游类型，中医药健康旅游更需要警惕"身体缺位"和"具身障碍"，这样才能保证游客的感官唤醒和情感浸入，进而提供高质量的旅游体验。

调动多感官参与。传统的旅游模式以"视觉"为主导，就笔者的田野调研情况来看，目前的中医药健康旅游目的地多以静态的陈列馆形式对中医药文化进行展示。具体形式主要通过图文展板简介中医药文化，通过陈列诊疗器具科普中医诊疗方法，以橱窗展示中药标本等，其他感官体验较少。中医药文化中丰富的身体感知都被忽视了，如中草药的气味和味道、不同脉象的触感、刺激穴位的酸胀感、艾灸的温热感，以及"气"于身体的微妙感

---

①　张再林：《"我有一个身体"与"我是身体"——中西身体观之比较》，《哲学研究》2015 年第 6 期。

受等都没能有效呈现。

因此，中医药旅游开发及产品设计时不能仅停留在传统的以视觉为主导的观光阶段，要充分调动多感官的力量，突出身体的核心地位。首先，在旅游空间和景观塑造上，要考虑到身体的定位功能，将"天—地—人"和"阴阳""五行"观念内化其中，并通过步道、标识、叙事等进行引导。通过身体对周遭空间的感知，获得对中医药文化基本理念的认知。其次，通过细分不同的场域来建构旅游情境，如中药炮制情境、中医诊疗情境等，给旅游者提供置地、置身的旅游体验，充分调动旅游者"五感"和想象的力量从而使其获得更为沉浸式体验。

增加展演、互动类体验项目。中医"身体符号"诸如气血、阴阳、经络、藏象等，并非高度抽象的具身概念，而是人身体生命直接的征候和象征[①]。但非专业的游客仅凭借陈列馆式的文字、图像介绍很难获得此类的身体感知，也难以理解中医药文化特有的奥秘。传统景区的运营模式对文化层面的交往互动较为忽视，难以令游客通过深层次的文化体验产生情感认同，从而影响了中医药文化的传承传播。

因此，中医药健康旅游需要从"静态展示"到"活态展演"，即通过中医药文化传承人的现场活态展演以及游客的参与互动来实现。中医药文化博大精深，在有限的旅游空间中肯定无法完全呈现，并且不是所有内容都适合放在旅游的"台前"。所以首先要选择参与性、可行性较强的部分，如可以邀请相关传承人或从业者来现场展示中药炮制技术，游客则可以体验中药种植、采摘和炮制中较为容易的部分环节；其次，可以在旅游过程中开展较为简单基础的、大众化的诊疗互动，可以让游客感受到中医中的身体感，能够对中医文化中的经络、脉象、穴位等有更具身化的认知；最后，可以延伸开发其他相关体验项目，如中药饮品和药膳制作、推拿按摩、温泉疗养等健康产业。

中医药健康旅游应兼具中医药于个体"神形"的疗愈功能与旅游之于

---

① 张再林：《中医"身体符号"系统的特征及其意义》，《学术月刊》2010年第10期。

身心的放松娱乐效果，以实现"身心俱愉"为首要目标。首先，依托于地方中医药健康旅游资源，规划设计合理的旅游空间景观、旅游线路和步道，令游客在"一步一景，步移景换"的过程中得到适当的身体运动，同时也能获得"乐山乐水"体验，从而开阔心胸、平和心境、释放压力；其次，充分调动多感官的力量，开发参与感强、体验感强的中医药健康旅游项目，让游客可以在娱乐愉悦的体验过程中，感受中医药文化的魅力，并收获康养保健的相关知识；最后，"身心俱愉"的旅游实践还可以让游客从短暂的旅游过程中获得长久的认知、感知和情感记忆，创造持久的价值，从而利于自我的身心塑造、疾病预防，激发游客对中医药文化的认同。

中医药健康旅游融合了中医"形与神俱"的健康标准与旅游"身游和游心"的双重增益，通过此类旅游实践，不仅可以通过旅途中身体的运动来疏通经络、舒展筋骨，还能调和"情志"，以更好的精神面貌投入日常工作生活，甚至达到"治未病"的效果。

五 小结

"身体"是中医药健康旅游发展的关键，"身体在场"符合中医药文化的内核和精髓，并顺应了旅游体验研究的范式转向和强调身体体验的发展趋势。中医药文化和旅游的融合势在必行，这是时代发展要求和市场需求所共同决定的，同时也是中华优秀传统文化创造性转化、创新性发展的优选路径。而具体的发展模式应该在明确融合逻辑的基础上，有的放矢地开发运营，即在"身体在场"的基础上，调动多感官，推行体验性强、参与性强的中医药健康旅游项目。从而扩大中医药文化的受众范围，提高其知名度和认可度，让中医药文化真正地"活"起来，实现良性传承发展。

T24　中医中药国际化的经验与典型案例分析

李晓晨　李明秀　吴丽丽　秦灵灵　刘铜华[*]

摘　要　在全球化背景下，中医中药的国际化进程备受关注，其经验和典型案例不仅展示了中医药的独特价值，也反映了中国传统医学在全球健康治疗和文化交流中的重要作用。"中医中药世界行"是中医药国际化与推广的重要活动，本文通过对相关经验和典型案例的分析，论述中医药在全球范围内的传播和影响，及其在促进文化交流、提升国际认同度方面的重要性。

关键词　中医药　国际化　文化交流

引　言

在全球化背景下，中医中药的国际化进程备受关注，其经验和典型案例不仅展示了中医药的独特价值，也反映了中国传统医学在全球健康治疗和文化交流中的重要作用。本文将深入探讨几个关键方面，包括国际市场的拓展策略、跨文化交流中的挑战与应对，以及中医药在国际医学界被认可与合作中的角色[①]。

---

*　李晓晨，北京中医药大学中医学院在读博士研究生，主要研究方向为中医药防治内分泌代谢性疾病基础实验；李明秀，成都中医药大学中医内科学在读博士研究生，主要研究方向为内分泌代谢疾病的基础与临床；吴丽丽，博士，北京中医药大学副研究员，硕士生导师，主要研究方向为中医药防治内分泌代谢性疾病；秦灵灵，博士，北京中医药大学副研究员，硕士生导师，主要研究方向为糖尿病及其并发症基础和临床防治；刘铜华，北京中医药大学教授，主任医师，博士生导师，主要研究方向为内分泌代谢疾病的基础与临床防治。

① 张瑞祥：《顺应社会需求 发展中医中药》，《亚太传统医药》2005年第4期，第21~23页。

首先，中医中药在国际化过程中的经验包括如何利用科技创新提升中医药的国际竞争力和市场认可度。通过现代科技手段，如大数据分析、人工智能辅助诊疗等，中医药能够更精准地定位和满足不同国家和地区的健康需求，提升其在国际市场上的应用价值和竞争力[1]。

其次，本文将探讨中医药在跨文化交流中面临的挑战与应对策略。考虑到不同文化背景下民众的医疗理念和健康观念存在差异，中医药如何通过有效的教育和交流机制，促进其在全球范围内的理解和接受，是国际化过程中的重要议题[2]。

最后，分析几个典型案例，例如中药在治疗特定疾病上的成功应用、国际合作中的模范项目以及中医药在国际医学界标准制定中的参与和影响。这些案例不仅展示了中医药在实际应用中的效果和优势，也反映了中国传统医学在全球健康治疗中的潜力和发展空间。

通过深入分析这些经验和案例，我们可以更好地理解中医中药国际化的现状、挑战和前景，为其未来发展提供理论和实践指导。这不仅有助于加强中医药在国际医学界的地位和影响力，也为推广和传承中华优秀传统文化贡献了重要的思想和实践价值[3]。

一　中医药国际化的重要性

中医药国际化是指将中医药文化、理论、实践和产品推广到全球范围，提升其在国际社会中的认可度和影响力。随着全球化的深入和人们对传统医学的重视，中医药国际化的重要性日益凸显。首先，中医药为广大患者提供

---

[1]　徐晓婷、沈远东：《匈牙利中医药立法对中医国际化传播的启示》，《中医药文化》2018年第 1 期，第 80~86 页。

[2]　杨悦、马海英、李野：《中药国际化营销观念的思考》，《中国药房》2005 年第 20 期，第 12~14 页。

[3]　王勤、郭花玲、程延安等：《践行科学发展观，振兴中医中药学》，《中医学报》2012 年第 10 期，第 1319~1320 页。

了不同于西方医学的治疗方案，尤其是在慢性病、功能性疾病和亚健康状态等领域①。通过国际化，中医药能够为全球范围内的人民提供更为多样化的健康选择，增强全球健康体系的整体效能。例如，针灸在某些国家已成为常用的治疗手段，为患者提供了更为有效的疼痛管理方案②。中医药承载着丰富的中华文化，通过国际化活动，可以使更多的人了解和接受中医的哲学思想、文化背景和实践方式。这种文化的传播不仅有助于提升中医药的国际形象，也促进了中西文化的相互理解与融合③。在全球化背景下，各种文化的交流愈加重要，中医药作为中国的传统文化代表，其国际化有助于提升国家软实力。通过标准化和规范化的实践，中医药的国际化可以提升其在世界范围内的认可度。许多国家和地区在立法和学术研究中开始接受中医药的产品和服务。提升国际认可度能够进一步促进中医药的合法化与规范化，提升中医药在国际医疗体系中的地位，为中医药开拓更大的国际市场提供基础④。中医药的国际化不仅能提升其文化价值，还能带动相关产业的发展，包括药品制造、保健品、医疗旅游等。发展中医药产业能为国家和地区创造经济效益，吸引投资，促进当地就业。其次，中医药在国际市场上的推广和销售，也为中医药从业者创造了更多的机会⑤。

　　当今世界面临诸多健康挑战，如慢性病的增加、药物耐药性、疫情暴发等。中医药具有特色的治疗方案，例如整体调理、个体化治疗等，对于全球健康问题能够提供有效的补充和帮助。中医药国际化可以增强全球社会在公共卫生方面的响应能力和应对策略。中医药国际化鼓励科学研究与

---

① 白剑峰：《进一步彰显中医药独特优势》，《人民日报》2024 年第 19 期。
② 金爱慧、杨梦诗、张引：《中医药与西医药联合应用在医院手术室患者镇痛管理中的优势》，《中医药管理杂志》2024 年第 7 期，第 107~109 页。
③ 王申和：《中医国际化是中国走向世界的窗口》，《人民论坛》2016 年第 34 期，第 28 页。
④ 李庆：《中医药国际化视野下的中医院校汉语国际教育人才培养模式研究——以成都中医药大学为例》，《成都中医药大学学报》（教育科学版）2021 年第 3 期，第 30~32+66 页。
⑤ 张苹、尹永田、陈莉军：《中医院校护理硕士研究生的国际化人才培养探析》，《中国医药导报》2019 年第 18 期，第 171~173 页。

跨国合作①。通过国际合作，可以引入现代科学技术、理论和方法，对中医的诊疗方法、药物成分及其机制进行更深入的研究，提升中医药的科学性与有效性。这不仅能推动中医药本身的发展，也为全球医学的进步提供新的参考和借鉴。随着全球消费者对自然疗法和传统医学的关注日益增加，中医药的国际化能够满足这一市场需求，尤其是在现代人对健康和生活方式愈加重视背景下，中医药相关产品（如中草药、营养补充剂、养生指导等）逐渐成为国际市场的重要组成部分②。因此中医药国际化是时代发展的必然趋势，既是对传统文化的传承与发展，也是对现代全球健康需求的积极响应。通过国际化，中医药不仅能够发挥其独特的健康价值，也能够在全球文化交流中占据一席之地，为推动人类健康和谐发展做出新的贡献。因此，进一步推动中医药的国际化进程，不仅符合全球健康需求，也能为中医药的未来发展创造更多机遇③。

二 中医中药世界行的经验分享

中医中药世界行是推动中医药国际化的重要活动之一，旨在通过多种形式将中医药文化、理论和实践介绍给世界各国，增强中医药在国际范围内的认知度和影响力。以下是关于中医中药世界行的一些经验分享。首先通过文化交流与传播等方式，举办讲座、研讨会、展览等不同的活动形式，让不同国家和地区的人们了解中医药文化，增强对中医药的认同感④。其次在活动中，可以邀请中医药专家、学者以及成功的中医药从业者分享他们的经验和见解，以及中医药的基础理论、应用案例和科学研究成果，促进文化的深入

---

① 彭亮、于隽、刘迈兰等：《从印度针灸推拿学术交流看中医国际化教育传播与发展》，《按摩与康复医学》2017 年第 18 期，第 88~90 页。
② 李璐莎、乔巧华、吴丽红等：《基于 Delphi 法的外籍人士对中医治疗"知信行"问卷研究》，《中国全科医学》2020 年第 32 期，第 4135~4140 页。
③ 邝慧玲、黄桃园：《中药国际化存在的问题与对策》，《中医药管理杂志》2009 年第 7 期，第 586~588 页。
④ 落楠：《变中医药资源优势为发展优势》，《中国医药报》2024 年第 1 期。

交流。或在国外的医疗机构举办中医药展览，展示中医药的发展历程、治疗方法和实际案例。通过现场演示，如针灸、推拿等疗法，帮助观众直观理解中医药的实践方式①。

同时在国外开展义诊活动，为当地居民提供免费的中医咨询和治疗服务。这不仅能让当地人体验中医的疗效，还能增加他们对中医药的信任。例如，派遣中医师团队前往非洲、欧洲等地，开展为期数天的义诊，解决当地居民的健康问题，提升其对中医药的认可度。常见的活动包括联合医院、学校等机构，提供免费的中医咨询和治疗服务②。并与当地医院、诊所等医疗机构达成合作，建立中医药的诊疗点，提供中医治疗的选择。这种合作可以帮助中医药更好地融入当地医疗体系，同时也提高了中医药的专业性和权威性。

与此同时，加强对国外的中医药从业者和爱好者专业教育与培训，专门开设培训课程，系统介绍中医药的基本理论、诊断方法和治疗技术。通过实践学习，帮助学员掌握基本的中医治病技能，从而增强他们的实操能力③。鼓励中外高等院校之间的合作，设立与中医药相关的交流项目，推动学生与教师的互访，培养未来的中医药专业人才。建立国际合作的研究平台，为中医药的全球推广提供人力、智力支持，并将中医多数课程与现代医学知识相结合，以便于更好地进行中西医结合的实践④。

另外，应促进政府间的合作与支持，促成各国政府在中医药领域的政策沟通，推动中医药的合法化和规范化。通过政策支持，建立中医药的国际标准，以维护其治疗安全性和有效性。在国际上树立中医药的专业形象，促成

① 赵丛苍、祁翔、曾丽：《中医药对外交流的医学考古学观察》，《中原文化研究》2023年第1期，第54～63页。
② 张思文、姜庆丹：《中医药国际科技创新交流与合作的障碍与路径研究》，《卫生软科学》2023年第10期，第52～57页。
③ 张阳：《探析医学国际交流对中医药国际推广的作用》，《商业观察》2022年第29期，第60～62页。
④ 沈云辉、王硕、郑林赟：《澳大利亚中医药教育现状及对中医药国际化传播的思考》，《中国中医药现代远程教育》2020年第17期，第6～8页。

政府间的政策沟通和支持①。

中医中药世界行的经验表明，只有通过全面的传播、实际的参与、专业的教育、政策的支持和文化的适应，中医药才能在全球范围内取得更大的接受度与影响力。结合这些经验，中医药的国际化将更为顺利，为世界人民的健康贡献更多的智慧和力量②。

三　典型案例分析

针灸是中医药的重要组成部分，近年来，在美国获得了越来越多的认可。一些调查显示，美国民众对针灸疗法的接受度逐年上升，许多人将其作为缓解疼痛和治疗慢性病的替代疗法。例如美国国立卫生研究院（NIH）开始对针灸进行研究，加大对针灸疗效的评价与证据收集，从而推动针灸在医疗保险体系中的应用③。多所美国高等院校设立中医学位课程，如加州大学伯克利分校和新英格兰中医药学院，不仅教授针灸技能，还结合现代医学知识，提高了专业化水平④。美国针灸和东方医学协会（AAAOM）为针灸从业者提供了专业支持，包括继续教育和职业认证，从而提高了针灸的专业性和公众信任度⑤。

非洲地区在医疗资源和疾病控制方面面临重大挑战，中医药的引入为改善当地的卫生状况提供了新的可能性。中医药的自然疗法得到了当地居民的欢迎。在非洲某些国家，中医药义诊活动吸引了大量当地居民，尤其是在消

① 闵玲：《中医药文化对外传播交流人才培养模式研究》，《中国中医药现代远程教育》2021 年第 6 期，第 176～178 页。

② 魏明珠、田静、邹苏：《中医药资源助力构建人类卫生健康共同体》，《南京中医药大学学报》（社会科学版）2022 年第 3 期，第 155～160 页。

③ 陈少宗、张擎宇、李爱华等：《针灸的国际传播与针灸的实用价值、科学价值》，《医学与哲学》2024 年第 9 期，第 74～78 页。

④ 王点凡、张宗明：《从美国针灸流派的产生发展看中医针灸理论的国际传播——以 TCM 针灸流派和医学针灸流派为例》，《医学与哲学》2023 年第 8 期，第 64～67 页。

⑤ 梁潆荧、孙喆：《中医针灸在英国的传播与发展研究》，《国际公关》2023 年第 11 期，第 128～130 页。

化系统疾病、慢性疼痛等领域，取得了明显的治疗效果①。许多中医师自愿前往非洲进行义诊，提供诊断和治疗服务。例如，某些中医团队在非洲国家（如坦桑尼亚）开展的义诊活动，不仅解决了当地居民的健康问题，还普及了中医药知识。同时在南非建立的中医医疗中心不仅提供中医治疗服务，还开展中医师的培训工作，培养当地专业人才②。

在欧洲，尤其是在德国和法国，中医药作为替代和互补疗法逐渐受到关注，越来越多的医疗机构接受中医药的治疗方式。德国有多所高等院校开设中医药课程，其中一些大学与中国的中医药院校建立了合作关系，培养中医药领域的专业人才，同时对中医药的合法化进行了一系列政策的推动，允许注册的中医师合法行医③。这样的政策使得中医药得以在法律框架内运作，促进了中医在当地的普及。德国也建立了中医药学会（DÄGfA）等专业机构，为中医药推广提供平台，定期举办研讨会和培训课程，提升了公众对中医药的认知④。通过这些交流，中医药的针灸和草药在当地的认可度显著提升，越来越多的人开始接受科学的中医治疗。

以上典型案例展示了中医药在不同国家和地区的国际化过程中所采取的有效策略。通过科研支持、教育合作、政策推动、义诊活动、文化传播以及科技结合等多方面的努力，中医药逐渐在全球范围内找到了自己的立足之地⑤。未来，继续深化这些经验与实践，将为中医药的全球化和可持续发展铺平道路。

---

① 许岩、刘国秀、史楠楠等：《我国中医药在非洲发展现状与合作战略思考》，《世界中医药》2022年第18期，第2669~2673+2680页。

② 李东成、李永明、陈业孟：《构建海外"中医社会健康学"的探讨及SWOT分析》，《中华中医药学刊》2024年第7期，第16~22页。

③ 高静、郑晓红：《基于海外传播平台的文明交流互鉴助推中医药国际传播与文化认同》，《中医药导报》2020年第13期，第207~210页。

④ 张雪洋：《从德国传统与补充医学史看中医药国际化》，《学术探索》2024年第5期，第94~100页。

⑤ 严冬：《习近平文明交流互鉴思想与中医药文化国际交流传播研究》，云南中医药大学硕士学位论文，2021。

四　总结与建议

中医药的推广成功离不开如下方面。

1. 科学验证与临床实证

中医药的有效性和安全性在现代科学研究和临床试验中得到了验证，例如通过随机对照试验等严格的科学方法，验证其药效和治疗效果。这些研究为中医药在医学界的认可和应用提供了坚实的科学基础①。

2. 政策支持与法律规范

政府层面的政策支持和法律规范对中医药的发展至关重要。政策可以包括经济支持、技术指导、市场准入等方面，为中医药的研究、生产和推广提供必要的支持和保障②。

3. 公众接受度与文化认同

中医药深植于中国文化传统中，被广大民众视为传统医疗的重要组成部分。公众对中医药的接受度和认同感影响着其在日常健康管理和疾病治疗中的实际应用程度③。

4. 国际交流与合作

国际对中医药的研究与合作不断深化，促进了其在国际医学领域的传播和认可。跨国合作可以加速中医药现代化和国际标准化的进程，推动其在全球范围内的应用和发展④。

5. 教育培训体系的完善

中医药人才培养的质量和数量直接影响其未来发展的可持续性。加强中

---

① 夏瑾：《中医药在巴拿马：可探索多样的合作与交流》，《中国青年报》2021 年第 10 期。
② 叶治东、王乐鹏：《国际学生中医药文化接触对其中医导向行为的影响研究》，《亚太传统医药》2024 年第 5 期，第 6~13 页。
③ 汤小娇：《蒋熙德（Volker scheid）的中医文化研究及其路径探析》，浙江中医药大学硕士学位论文，2023。
④ 张明阳：《中医药国际人才评价制度构建研究》，北京中医药大学硕士学位论文，2023。

医药教育的内容更新、师资培训和学术交流，培养更多具备现代医学理念和技能的中医药专业人才，是推动行业发展的重要保障①。

未来发展方向则应加强科技创新与中医药融合：结合现代科技如人工智能、大数据分析和基因组学等，发展个性化中医药治疗方案。利用科技手段提升中医药诊断的精准度和治疗效果，推动其在慢性病管理和个性化健康服务中的应用②。国际化战略与市场拓展：加强国际标准的制定与推广，提升中医药产品和服务的国际竞争力。开展跨国临床试验、制定国际标准，促进中医药在全球医疗市场的认可和应用。健康管理与预防医学：中医药在健康管理和疾病预防中的潜力巨大。强调整体健康观念和疾病早期干预，开发中医药的预防保健产品和服务，满足人们对健康管理日益增长的需求③。生物技术与药物研发：运用现代生物技术手段，探索中药活性成分的作用机制，开发新型中药制剂和治疗方案。注重药物安全性和疗效评估，推动中药现代化和标准化。教育体系与行业标准：加强中医药教育体系建设，推广符合国际标准的教学内容和培训体系，培养具备全球视野和国际竞争力的中医药专业人才④。同时，推动中医药行业标准化建设，提高产品质量和服务水平。

综上所述，中医药的推广成功与未来发展需要综合考虑科学验证、政策支持、公众认同、国际合作等多方面因素，并在现代科技和国际化发展的大背景下不断创新和进步，以实现其在全球健康医疗领域中的持续发展和应用⑤。这些努力将有助于构建人类卫生健康共同体，在现代医学的背景下实现中医药的更好发展。

---

① 陈媛、文博昕、王祎：《以中医药文化为纽带和桥梁 打造高校海外文化统战品牌——以成都中医药大学为例》，《中医药管理杂志》2023 年第 13 期，第 228~230 页。
② 陈建洪：《"互联网＋中医＋海外远程平台"建设的实践与探索》，《福州大学学报》（哲学社会科学版）2022 年第 6 期，第 48~54 页。
③ 黄璐琦：《中医药科技创新基础研究重点方向思考》，《中国科学基金》2024 年第 3 期，第 383~386 页。
④ 钟锭、刘金红、周良荣：《中医药政策发展脉络回顾与展望》，《中医药管理杂志》2022 年第 19 期，第 206~209 页。
⑤ 吴滨江：《疫情后期及后疫情时代国际中医发展趋势及思考（英文）》，《Chinese Medicine and Natural Products》2023 年第 1 期。

Table of Contents & Abstracts

Cultural Development

Abstract: As an important carrier and living specimen of traditional Chinese culture, the culture of Traditional Chinese Medicine (TCM) has profoundly influenced the Chinese nation with its unique health-preserving concepts, diagnostic and therapeutic techniques, and ways of thinking. With the formal proposition of the concept of Chinese modernization, the vitality and potential of TCM culture urgently need to be further explored and studied. Based on the essential requirements of Chinese modernization and the inherent value attributes of TCM culture, this paper elucidates the health, cultural, and economic values of TCM culture under the new circumstances of the modern era, highlighting its contemporary significance for Chinese modernization.

Keywords: Chinese Modernization; TCM Culture; Modern Technology; Cultural Confidence; TCM Industry

Abstract: As one of the treasures of Chinese civilization, traditional Chinese medicine has a profound theoretical system and a long foundation of practice, and has made indelible contributions to the world medical cause. The empowerment of new formats has endowed the cultural inheritance and development of traditional Chinese medicine with strong endogenous momentum, contributing to the continuous inheritance of traditional Chinese medicine's spiritual culture, promoting the dissemination of traditional Chinese medicine's behavioral culture, and enabling the innovative optimization of traditional Chinese medicine's image culture. In the endeavor to promote and foster the continuation and advancement of traditional Chinese medicine culture, the new business form is also faced with the lack of compound human resources, the insufficiently close combination of the two, the development of traditional Chinese medicine cultural resources needs to be strengthened, and the communication mode of traditional Chinese medicine culture needs to be innovated. It is necessary to cultivate compound talents with the help of new forms of business, strengthen the integrated development and protective development of new forms of business and traditional Chinese medicine culture with the help of new technologies, and realize the two-way interaction of cultural exchanges with the help of new media and new platforms, in order to establish a firm basis for the premium preservation and enduring progression of traditional Chinese medicine culture.

Keywords: Traditional Chinese Medicine Culture; New Business Forms; Cultural Heritage; Innovative Development

Medical Philosophy

T 6   **If Traditional Chinese Medicine is "Zhuo Ran Independent", it Must Surmount the "Hard Core Barrier" of Western Medicine**

Ni Shufang, Cao Xiaoyun, Cao Dongyi, Zhang Peihong and Lu Qingyu / 45

Abstract: TCM and Western medicine have different views on the disease. Western medicine, based on the "structural determinism", ignores the "nuclear homogeneity" of the living structure, the instability and temporariness of the reticular structure of cells, and the "fragmented" name of the disease, which inevitably brings about the disastrous consequences of "whole-body targeting". It lays too much emphasis on the exclusiveness and permanence of the disease, only seeing the "being" of the material, but not seeing that the "being" of the disease is generated from the "non-being". Although most of the names of TCM diseases are based on the subjective feeling of the human body, emphasizing that pain is the disease, and not paying attention to the "pathological structure" of the disease, it is based on the temporariness and transformability of the disease, which is the view of the world and the view of the disease of the generation, and takes the "non-being" as the foundation. The emphasis on both TCM and Western medicine requires TCM to stand out.

Keywords: Traditional Chinese Medicine; Western Medicine; Disease View

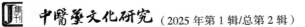
T 7　Discussion on the Value of Urban Closed Community Under the COVID-19 Epidemic Based on the Concept of "Treating the Future Disease" in Chinese Medicine　　Li Yingli，Gong Yuxia / 56

Abstract：The concept of "Treating the Future Disease" in Chinese Medicine has a long history and plays an important role in guiding the treatment of various diseases in China. Through the continuous development, improvement, and summary of successive generations of medical doctors. The concept of "Treating the Future Disease" mainly includes four categories："prevention before disease onset, preventing disease before it occurring, preventing disease from changing, and preventing recurrence." From 2020, novel coronavirus pneumonia has become a pandemic in China and even the world seriously threatening human health and property safety. At that time, there was no specific drug and vaccine that had not yet been popularized, and the practical value of "closed community" in novel coronavirus pneumonia was prominent. This article mainly discusses how closed communities, guided by the theory of " Treating the Future Disease ", effectively prevent the rapid spread of the epidemic and improve the prognosis of infected patients. To provide reference for the prevention and control of modern infectious diseases in closed communities from the perspective of traditional Chinese medicine, it has long-term significance for improving China's public health emergency management system.

Keywords：Treating the Future Disease；Novel Coronavirus Epidemic；Closed Community

T 8　A Study on the Academic State of the Substantive New Interpretation of the Six Channels in the Republic of China Period.

Research Group / 69

Abstract：Research objective：To systematically sort out and analyze the relevant research viewpoints of "Six Channels essence" in the periodicals of the Republic of China, summarize the research characteristics of this period, and explore its significance to the academic development of traditional Chinese medicine. Methods：Based on the literature mining technology, the articles about the essence of the Six Channels were searched and screened in the database of Periodicals of the Late Qing Dynasty and the Compilation of Journals of Modern Chinese Medicine, and the contents were analyzed and summarized. Results：The doctors of the Republic of China have different views on the essence of the Six Channels, there are at least 10 views；Among them, "Six Channels disease syndrome theory" is the mainstream. Some doctors agree or merge the two views. Conclusion：On the basis of inheriting the classics, doctors in the Republic of China have made some innovations in the study of the essence of the Six Channels, which has the characteristics of clarifying the importance of the essence of the Six Channels and applying the new science to study the essence of the Six Channels, which provides a valuable reference for the modern Six Channels theory.

Keywords：The Essence of the Six Channels；Modern Periodicals；Western Learning Spreads to the East

Medical History and Cultural Museam

Abstract: Traditional medicine-related intangible cultural heritage serves as a core component of the cultural gene pool of the Chinese nation, embodying profound cultural significance and scientific foundations. Its essence exhibits multi-dimensional and composite characteristics: it encompasses the spiritual and cultural heritage of tradition, practical wisdom in the field of medical technology, as well as historical and cultural research, scientific and technological innovation insights, and socio-economic development value dimensions. In the context of globalization and modernization, the impact on traditional Chinese medicine intangible cultural heritage is inevitably growing. Since the 11th Five-Year Plan, China has made significant progress in the protection of traditional medicine intangible cultural heritage, but the challenges faced by representative projects of traditional Chinese medicine intangible cultural heritage in their actual transmission cannot be ignored. Compared to neighboring countries in East Asia such as Japan and the republic of Korea, as well as China's Macao region, legal protection for intangible cultural heritage in China's mainland is severely lacking. Therefore, the protection of TCM intangible cultural heritage requires the application of legal means, and efforts must be made from multiple aspects including legislation, law enforcement, judiciary, and compliance to establish a systematic, comprehensive, and robust legal protection system for the inheritance, innovation, and development of TCM intangible cultural heritage, and to construct a legal protection mechanism for TCM intangible cultural heritage.

Keywords: Traditional Chinese Medicine; Intangible Cultural Heritage Protection; Inheritance and Innovation; Legal Guarantees

Abstract: Chinese medical philosophy has played a foundational role in shaping Japan's traditional medical system. The assimilation of Chinese medical texts in Japan evolved through three developmental phases: initial compilation of source materials, fragmentary translations of classical texts, and subsequent systematic scholastic interpretation. Focusing on the transmission history of *Shanghan Lun* (*Treatise on Cold Damage Disorders*) in Japan, this study examines the historical trajectory of its dissemination while conducting a critical analysis of the evolutionary characteristics and underlying contextual factors at different stages. The research aims to establish an innovative cross-cultural analytical framework for overseas promotion strategies of Chinese medical canons, while providing fresh perspectives to enhance the global dissemination and academic dialogue surrounding traditional Chinese medicine (TCM) culture.

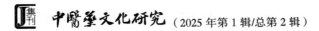

Keywords：*Shanghan Lun*（*Treatise on Cold Damage Disorders*）；Japantranslation；Representative Translations

Abstract：Rouge is a kind of traditional plant dye，which has been extensively utilized in medicine as early as the Jin Dynasty. While its cosmetic effects have already been investigated by the contemporary academic circles，the exploration of its medicinal value has insufficient so far. This paper reviews the related literatures in classics，studies the evolution of rouge from cosmetic to medicine and its spread from the Western Regions to the Central Plains in ancient China. On this basis，the paper discusses the unique therapeutic effects of rouge recorded in ancient literatures，like，in the treatments of skin diseases，gynecological diseases，and the effects as a cosmetic medicine. Comparing with the clinical and pharmacological research of rouge in modern academia，the paper also intends to explore the potential therapeutic value of rouge，so as to provide a documentary basis and reference value for modern drug development and clinical application. From the multidisciplinary perspectives of medicine，history，ethnology，sociology and other disciplines，the paper studies the spread and medicinal history of rouge，discusses its role as a medium in the process of exchanges and blending of various ethnic groups in China，figures out the development history of Traditional Chinese Medicine with Pluralistic integration and seeks a new perspective for scholars to study the medicine spread on the Silk Road. Referring to the theory of unite multi-culture of Chinese nation，it also explains the integrated pluralism of Chinese medicine.

Keywords：Rouge；Traditional Chinese Medicine；Medicinal History；Silk Road；Cosmetic

Abstract：The shamans（wu）and shaman-physicians（wu yi）of China's Pre-Qin period generally reflect the scholarly consensus of "shaman-physician homology". However，they cannot be simplistically equated with either the concept of "shaman-physician homology" or the concept that "medicine originated from shamanism".

The shamans and shaman-physicians of Pre-Qin China never entirely severed their ties to shamanistic influences across the whole Pre-Qin period，from shaman and political leader，to shaman and shaman shaman officials（the shaman holding bureaucratic position），then to shaman officials，and finally to shaman physicians or shaman physicians and physicians. shaman-physicians. This trajectory underscores that the shamans and shaman-physicians of Pre-Qin China reflect markedly unique political influence and contain cultural connotations compared to their counterparts in other ancient civilizations. This distinctiveness stems from two primary factors：on one hand，it was contingent upon socio-political transformations across different historical periods or developmental stages; on the other, it was intrinsically linked to the evolution and progressive refinement of political institutions and bureaucratic systems. Significantly, the relationship between shamans and shaman-physicians did not follow a singular linear progression but rather unfolded along a parallel, interconnected trajectory.

Keywords: Pre-Qin period; Wu (Shaman); Wu Yi (Shaman Physician)

T 13　**The Origin Essence and Related Issues of Disease Conditions in the "Maijie" Chapter of the Suwen**　　　　　　　　　　　　　　　　　　　　　　　　　　　　Sun Jiran／153

Abstract: The "Maijie" chapter of the *Huangdi Neijing Suwen* is quite difficult to interpret. In recent years, there have been several important breakthroughs, but the research on the origin and essence of the related disease conditions in this chapter still leaves many unresolved mysteries. This is an urgent issue that needs to be addressed in the teaching of the *Huangdi Neijing* and the organization of classical texts. This paper clarifies the origin of the disease conditions described in the "Maijie" chapter of the *Huangdi Neijing Suwen* by comparing it with early texts such as the medical books unearthed from Mawangdui, including *Yinyanshiyimai Jiujing* as well as *Maishu* in the bamboo slips from the Zhangjiashan Han tomb, and pre-Qin classics like *Liji* and *Guanzi*. The author propose three key points necessary for elucidating the essence of these disease conditions. The first point is that one must conduct textual criticism using medical texts unearthed from Han tombs and early medical literature concerning the content of the disease conditions. The second point is that one must distinguish between the original text that describes the disease conditions and the interpretations of that conditions using ancient theories that were prevalent at the time. The third point is that one must comprehensively analyze the disease conditions using knowledge from modern medicine.

Keywords: "*Maijie*" *Chapter of the* Suwen; *Yinyanshiyimai Jiujing*; Zhangjia Shan'Maishu; Disease Conditions

Educational Inheritance

T 14　**Implementation and Practical Education Strategies of Traditional Chinese Medicine Culture Courses in Primary and Secondary Schools**　　　　　　Yan Jun, Wang Xiaoqing／183

Abstract: Traditional Chinese medicine culture is a treasure of Chinese traditional culture. The initiative 'Introducing Traditional Chinese Medicine Culture into Schools' is an important measure for schools to implement the principle of 'moral education and talent cultivation'. Chengdu Jinli Primary School implements new Three Kingdoms traditional cultural education, which includes 'National Literature', 'National Medicine', and 'National Arts', providing a unified curriculum that covers body, mind, and art. Education is a cause related to life, and education that cares about life growth must 'follow the way'. The school uses traditional Chinese medicine enlightenment education as its distinctive feature, adheres to the principle of 'holistic development', taps into resource advantages, and truly implements moral education and talent cultivation. Through actions, it answers the fundamental question of 'what kind of people to cultivate, how to cultivate them, and for whom to cultivate them'.

Keywords: Traditional Chinese Medicine Culture; Primary and Secondary Schools; Nurturing People

T 15　**Investigation and Research on Traditional Chinese Medicine Culture in Fifth-tier Cities into Primary and Secondary Schools**

　　——*Take Ziyang City as an example*

Li Dan, Zhang Guoqiang, Li Feng, Wang Jun and Fang Junhua / 194

Abstract: Traditional Chinese medicine, as an important carrier of Eastern civilization, deeply integrates classical philosophy wisdom with thousands of years of health practice experience, and has the dual value of ideological enlightenment and health governance. With policy guidance and resource support, the knowledge system of traditional Chinese medicine has been gradually included in the basic education curriculum framework. Although discipline communication has shown a systematic development trend in recent years, it still faces real challenges such as insufficient standardization and uneven regional coverage. This study takes primary and secondary school students and teachers from many schools in the fifth-tier cities of Ziyang, as the research objects. It uses literature method and questionnaire survey method to systematically explore the current situation of traditional Chinese medicine culture entering primary and secondary schools, actively explore countermeasures and suggestions for promoting traditional Chinese medicine culture into primary and secondary schools, and provide ideas for the fifth-tier cities to enter primary and secondary schools, and at the same time makes certain research contributions to promoting traditional Chinese medicine culture into primary and secondary schools.

Keywords: Traditional Chinese Medicine Culture; Primary and Secondary Schools; Ziyang City

Cultural Communication

T 16　**A Study on Country-Specific Strategies for theInternational Dissemination of Traditional Chinese Medicine from the Perspective of Precision Communication: Current Status, Challenges, and Strategies**　　Wang Lepeng, Li Jingge / 217

Abstract: In the context of globalization, traditional Chinese medicine (TCM), as an important component of China's excellent traditional culture, is facing unprecedented opportunities and challenges in its international dissemination. Based on the precision communication, the study creatively proposes the country-specific strategies by analyzing the current situation and challenges of TCM international communication. Combining with the cases of Malaysia, Iran, and the United Kingdom and the United States, it summarized and explored the experience and inspiration for the TCM international communication in the new era, in order to maintain the flexibility and practicality of the strategies and continuously seek optimization in practice. The country-specific strategies for the international dissemination of TCM guided by the theory of precision communication aims to solve the challenges of cultural conflicts, language barriers, and regulatory restrictions in the current dissemination through differentiated and localized communication strategies, so as to promote the wider, deeper, and more accurate dissemination of TCM on a global scale, and to enhance its international recognition and acceptance.

Keywords: traditional Chinese Medicine; International Dissemination; Precision Communication; Country-specific Strategies

Abstract: This paper analyzes the current status and challenges in the communication of Traditional Chinese Medicine (TCM) culture. Based on the necessity of its dissemination in the new era, it proposes a series of innovative communication strategies, including entertainment-oriented marketing, youth-oriented products, digital empowerment, and international promotion. The study aims to provide new perspectives for spreading TCM culture, facilitate its global application and recognition in healthcare, and strengthen its worldwide influence. The proposed approaches seek to promote cultural inheritance and innovative development of TCM while addressing modern society's pursuit of health and well-being, ultimately contributing Chinese wisdom to global health governance.

Keywords: Traditional Chinese Medicine Culture; Cross-Cultural Communication; Digitalization

Abstract: In the context of the evolving global landscape, identifying effective strategies to leverage the opportunities presented by the Belt and Road Initiative and to promote the international dissemination of Traditional Chinese Medicine (TCM) within the framework of a Global Community of Health for All has become a critical endeavor. This study, under the thematic framework of "TCM Going Global," adopts a comprehensive methodological approach incorporating literature review, questionnaire surveys, and in-depth interviews to examine the China – Hungary "TCM Bridge" initiative. It introduces the conceptual framework of the "TCM Bridge," highlighting its substantive connotation as a vehicle for advancing the principles of extensive consultation, joint contribution, and shared benefits through the international communication of TCM, aligned with the vision of a shared future for mankind. The "TCM Bridge" is thereby positioned as a bridge of health, friendship, peace, and well-being. The paper further analyzes the specific practices undertaken in the China – Hungary case across three dimensions: governmental coordination, everyday communication networks, and talent development. From a cross-cultural communication perspective, it also explores the generalizable pathways for constructing "TCM Bridges" in overseas contexts. The study concludes by underscoring the significance of this model in enhancing the global visibility of Chinese culture, reinforcing cultural confidence, fostering mutual learning among civilizations, and contributing to the realization of a Global Community of Health for All.

Keywords: Community of Human Health; External Communication of Traditional Chinese Medicine; "Bridge of Traditional Chinese Medicine"; "Belt and Road"; World Tour of Traditional Chinese Medicine

T 19　**Study on the English Translation of the Tore Terms of the** *Compendium of Materia Medica* **from the Perspective of Ecological Translation**　　　Luo Xuanxiao, Zhang Zihao and Luo Dijiang / 260

Abstract: In the contemporary era when Chinese culture is embarking on its journey of "going global", the external dissemination of traditional Chinese medicine knowledge and culture still confronts a multitude of challenges. As a homegrown Chinese translation theory, ecological translatology has unfurled a brand-new perspective for translation studies. The application of its distinctive three-dimensional transformation strategy to the English translation research of the core terms "yin", "yang", "qi" and "five elements" in "Compendium of Materia Medica" is precisely an already palpable solution to these conundrums, providing a practical avenue for the continuation of the textual life of core terms in the target language ecology. Through comprehensive and multi-faceted inductive analysis, the most adaptable translation is chosen to attain a state of equilibrium and harmony between the source language and the target language at the language level, cultural dimension, and communicative aspect, with the intention of providing paradigm precedence for the translation of classic traditional Chinese medicine. By virtue of the three-dimensional transformation strategy of ecological translatology, the cultural life of traditional Chinese medicine is reincarnated anew in the new era and new context, presenting a verdant tendency and a resplendent stance. Like still water seeping and spreading to the domain of Western medicine, it converges into the river of world medicine.

Keywords: *Compendium of Materia Medica*; Eco-translatology; Adaptive Transformation

T 20   **Discussion on the Construction of Traditional Chinese Medicine Culture Under The Mode of Integration of Medical Care and Elderly Care in Public Hospitals**

Zhang Shunyu, Chen Li and Zhou Zhou / 272

Abstract: Sichuan is well-known for its reputation as the hometown of traditional Chinese medicine and the treasure house of Chinese herbs. Traditional Chinese medicine hospitals are extremely important carriers and media for inheriting and promoting traditional Chinese medicine culture. This paper analyzes and studies the achievements and current situation of the construction and dissemination of traditional Chinese medicine culture in Sichuan province-level traditional Chinese medicine hospitals, explores the shortcomings, and puts forward countermeasures and suggestions for reference.

Keywords: Traditional Chinese medicine; Hospital of TCM; Cultural construction; Sichuan Province

Health and Wellness Rearch

T 21   **The Position and Role of Traditional Chinese Medicine Health Promotion and Education in Healthy China and the Path of Implementation**   Research Group / 285

Abstract: Since the 20th CPC National Congress, the CPC Central Committee with Comrade Xi Jinping as the core has put forward the strategy of "Healthy China", of which the promotion of the inheritance and development of Chinese medicine is an important part. State support for the development of traditional Chinese medicine has gradually increased, and the importance and support of traditional Chinese medicine has been unprecedentedly increased, ushering in a new historical opportunity for the development of traditional Chinese medicine, and the comprehensive promotion of health promotion and education in traditional Chinese medicine is a matter of great urgency. In this paper, we will discuss the status and role of TCM health promotion and education in a healthy China, and put forward some specific ways of implementation for reference.

Keywords: Traditional Chinese Medicine; Health Promotion and Education; Healthy China.

T 22   **General Situation of Community Health Care Service of Traditional Chinese Medicine for Senile Diseases**   Li Qingsong, Liu Tonghua / 295

Abstract: With the intensification of population aging, geriatric diseases have become one of the key issues of social concern. Traditional Chinese medicine, as the treasure of Chinese traditional medicine and an important carrier of Chinese excellent traditional culture, has the advantages of multiple levels, multiple approaches and should not rebound. It plays an important role in the prevention, treatment and rehabilitation of senile diseases. The elderly patients in the community self-care, scientific health conceptare also increasing. At the same time, the community through traditional Chinese medicine cultural knowledge lectures, traditional Chinese medicine experience, the compilation of traditional Chinese medicine science manuals, traditional Chinese medicine appropriate technology promotion and other forms into the community to carry out traditional Chinese medicine knowledge publicity and education, further enhance the community elderly residents of traditional Chinese medicine health care awareness, and promote the development of community health service system. The purpose of this paper is to summarize the current status, characteristics, service mode and effectiveness of Chinese medicine service for geriatric diseases in community, and to discuss its future development direction, in order to provide reference for improving the level of community geriatric health service.

Keywords: Community; Senile Diseases; Traditional Chinese Medicine; Health Maintenance

Industrial Management

T 23　**Traditional Chinese Medicine Health Tourism: The Integration of Traditional Chinese Medicine Culture and Tourism in the "Body"**　　　　　Yang Qi, Wan Zifeng and Yang Tong / 307

Abstract: As a current path to promote the creative transformation and innovative development of traditional Chinese medicine culture, traditional Chinese medicine health tourism is also a branch type of tourism. Based on clarifying the integration logic of traditional Chinese medicine culture and tourism, targeted development strategies are proposed. This is the issue discussed in this article. This article analyzes the relationship between traditional Chinese medicine and the body, tourism and the body, confirms that "body" is the key concept for the integration of the two, and proposes that traditional Chinese medicine health tourism should highlight the development strategy of "body presence" and establish "body presence" in the specific development process. The holistic view of "integration of body and mind" emphasizes the physical practice in traditional Chinese medicine health tourism, and adheres to the dual goals of physical and mental health.

Keywords: Traditional Chinese Medicine Health Tourism; Body; Tourism Embodied Experience

T 24　**Experience and Typical Case Analysis of Internationalization of Traditional Chinese Medicine**
Li Xiaochen, Li Mingxiu, Wu Lili, Qin Lingling and Liu Tonghua / 321

Abstract: In the context of globalization, the internationalization process of traditional Chinese medicine (TCM) has drawn considerable attention. Its experiences and typical cases not only demonstrate the unique value of TCM but also reflect the significant role of traditional Chinese medicine in global health treatment and cultural exchange. This paper explores "World Tour of TCM" as an important activity for the internationalization and promotion of TCM. Through the analysis of relevant experiences and typical cases, it discusses the dissemination and influence of TCM on a global scale, as well as its importance in promoting cultural exchange and enhancing international recognition.

Keywords: Traditional Chinese Medicine; Internationalization; Cultural Exchange

约稿函

　　《中医药文化研究》学术集刊是全国第一个集中医药文化、传播、智库领域学术研究于一体的综合性出版物，也是一个能够体现中医药文化高地建设水平的国际化高端学术交流和论文发表平台。

　　《中医药文化研究》学术集刊旨在通过加强中医药文化研究，追求文化历史价值，点燃思想火花，传播中医药文明智慧，增强中医药话语权，以造福人类健康事业。

　　《中医药文化研究》学术集刊由四川省中医药管理局主管，四川省中医药科学院、四川省中医药文化发展促进会联合主办。立足四川，聚集全国优质学术资源共建中医药文化高端学术研究平台。

　　《中医药文化研究》学术集刊由毛嘉陵（中医药传播学开创者、北京中医药大学研究员、四川省中医药科学院中华中医药文化研究院院长、四川省中医药文化发展促进会创会会长）领衔主编。

　　《中医药文化研究》学术集刊由社会科学文献出版社（中国社会科学院主管，学术集刊第一品牌出版机构）出版。

　　《中医药文化研究》学术集刊每年出版两辑。

　　在此，特邀请您为本集刊撰写学术文稿。

一　宗旨

　　加强中医药文化研究，增强中医药话语权，造福人类健康事业。

二　研究领域

中医药传播研究涉及以下相关学术领域：中医药、中医药文化、中医药传播、哲学、心理、思维、管理、历史、语言、古文字、翻译、文献、教育、广告、战略、未来、知识产权、政策咨询等。

三　常设栏目

（一）事业发展

征稿范围：中医药发展宏观与热点问题的研究。

（二）医学哲学

征稿范围：中医药文化核心价值体系、天人合一、整体观、健康观、生死观、哲学、自然辩证法、心理、审美、中医思维。

（三）医史文博

征稿范围：中医药发展历史、文献、文物、博物馆、考古、古代语言文字、医古文。

（四）名医流派

征稿范围：古今中医药名家学术思想、学术传承、从医经历、中医药学术流派、民间中医药。

（五）教育传承

征稿范围：学术传承、新生入学教育、高等教育、教学体制、课程设置、人才培养与评价。

（六）新闻传播

征稿范围：中医药传播学、报刊、出版、互联网、新媒体、自媒体、广告、翻译、古代中医药的现代化。

（七）养生科普

征稿范围：与中医药相关的书法、绘画、文学、音乐、影视剧的创作与评论、处方医案、艺术医学、艺术养生。

（八）产业经管

征稿范围：中医药医疗、药企、文化产业、医疗旅游、康养的经营、管理、品牌、投融资、版权、专利、商标。

（九）文化建设

征稿范围：医院文化、企业文化、校园文化、医德医风、医患关系、医患交流、医疗纠纷。

（十）前沿创新

征稿范围：中医药发展的新思路、新方向，中医药研究的新方法、新方案，大数据、人工智能、复杂性科学、未来学、预测学。

（十一）实战案例

征稿范围：中医药传播、对外交流、医患沟通、广告宣传等方面案例的总结、分析和研究。

（十二）信息发布

征稿范围：学术论坛的论文、学术课题成果、临床诊疗信息、中医药行业发展数据、中医药新书。

四　编写要求

学术集刊的内容应当体现集刊本身的定位，符合国家的法律规范、学术共同体内部的惯例以及出版社的政策要求，写作风格上应当以准确传达信息为归依。

（一）内容要求

集刊文章应要件齐全、写作规范，具有原创性、首发性、学术性、创新性，符合学术规范和集刊定位。没有抄袭、剽窃等学术不端行为，遵循相关政策法律规定，不存在政治、宗教和民族敏感性和其他不宜内容。

1. 原创性

作者提供的文稿内容必须是自己思考和研究的成果，并且是用自己的话语进行表述的。

2. 首发性

作者承诺该文稿没有在其他书刊发表过。

3. 学术性

学术性指对某学科知识和研究领域内的问题进行理性思考和分析，最后提出观点和得出判断与结论，具有严谨性和客观性。文稿内容都应是学术文章，所涉及内容及撰写方法必须符合逻辑和学术规范。

4. 创新性

作者提供的文稿内容不能老生常谈炒陈饭，要打破固有的思维模式，从新的角度去发现问题、用新的方法和思路去解决问题，最后得出具有创新性的结论。

（二）写作要求

1. 一般要求

学术文章的行文应平实、理性、客观，不带有强烈感情色彩，遵循基本的文字规范和中文语句表达逻辑，正确运用标点、数字、相关符号、时态，使用外文时应符合相应语言的规范和逻辑，准确传达所要表达的意思。

行文应题文相符、结构严谨、用词准确、语言通顺、文字简洁、符合逻辑、无错别字、标点正确、数字用法得体。

2. 注释特性

（1）必要性。仅应在必要的时候加注释。

（2）相关性。注释的内容应当与被注的内容紧密相关，不可偏离行文论述的宗旨。

（3）准确性。注释应准确，不可有讹误，尤其是引文注。

（4）完整性。注释应当完整，尤其是引文注，首次出现时应要件齐全。

（5）一致性。通常整篇文章只有一种类型的引文注，即页下注形式。

（6）可读性。注释必须与行文相契合，避免打断正常行文。

3. 重要原则

社会科学的经验研究报告，应遵守两条重要原则：充分的证据性和报告的清晰性。

（1）经验研究的报告应该是可被证明的，要提供充足的证据来证明结论的正确性。

（2）经验研究的报告应该是清晰、一目了然的，应在探究和实践中运用明确的逻辑来指导整个过程，从最初的兴趣、选题、疑问或研究问题的发展，到定义、收集和分析数据或经验证据，一直到研究产生明确的结果。

（三）字数要求

文化、战略、传播是本集刊重点栏目，文字控制在 10000~25000 字；

管理、产权、前沿、论坛、成果、案例是本集刊的特色栏目，文字控制在 6000~18000 字。

（四）学术不端行为

学术不端行为的基本表现如下。

（1）编造数据和数据造假。

（2）逐字复制：在没有获得许可也没有使用引号标注的情况下，逐字复制他人作品超过 10% 文章的一个重要段落及章节。

（3）不当改写：在一个段落或者章节内，超过一个句子被改写或者句子结构被调整，而未标明正确出处。

（4）使用他人作品中的一些元素，比如图、表格，而未标明出处。

（5）自我抄袭，即作者在自己的文章里使用自己发表过的内容，但没有做恰当的引用注释。

（6）重复出版，即把同一项研究成果在两个或多个期刊同时投稿出版，或者几年后再结集出版，而不做任何说明。

五　投稿事宜

（1）本集刊要求必须是与中医药相关的文化、战略、传播、管理、产权、前沿、论坛、成果、书评、案例等方面的稿件。

（2）稿件一经录用，稿酬从优。

（3）来稿切勿一稿数投。因经费和人力有限，恕不退稿，投稿 1 个月内作者会收到评审意见。

（4）热诚欢迎国内外学者将已经出版的论著赠予本集刊编辑部，备"书评"栏目之用，营造健康、前沿的学术研讨氛围。

（5）作者应保证对其作品具有著作权并不侵犯其他个人或组织的著作权。译作者应保证译本未侵犯原作者或出版者的任何可能的权利，并在可能的损害产生时自行承担损害赔偿责任。

（6）主办方、编委会、主编在收录稿件时，通过与作者签署《著作权许可使用协议》的方式来获得作者授权，以避免法律风险。

（7）本集刊实行专家匿名审稿制度，收到稿件 1 个月内无论是否刊用，均会答复作者。

（8）来稿请注明作者真实姓名、工作单位和联系方式。

（9）来稿请使用 Word 文档通过 Email 投稿，投稿邮箱：rtcmc2024@163.com。

欢迎投稿，相互交流，共同提高。

图书在版编目（CIP）数据

中医药文化研究 . 2025 年 . 第 1 辑：总第 2 辑 / 毛嘉
陵主编 . -- 北京：社会科学文献出版社，2025.6.
ISBN 978-7-5228-5655-1

Ⅰ . R2-05

中国国家版本馆 CIP 数据核字第 2025CD2804 号

中医药文化研究（2025 年第 1 辑/总第 2 辑）

主　　编／毛嘉陵

出 版 人／冀祥德
责任编辑／陈　颖
责任印制／岳　阳

出　　版／社会科学文献出版社·皮书分社（010）59367127
　　　　　 地址：北京市北三环中路甲 29 号院华龙大厦　邮编：100029
　　　　　 网址：www.ssap.com.cn
发　　行／社会科学文献出版社（010）59367028
印　　装／三河市龙林印务有限公司

规　　格／开　本：787mm×1092mm　1/16
　　　　　 印　张：22.25　字　数：319 千字
版　　次／2025 年 6 月第 1 版　2025 年 6 月第 1 次印刷
书　　号／ISBN 978-7-5228-5655-1
定　　价／118.00 元

读者服务电话：4008918866